Chancen und Strategien des digitalen Lehrens und Lernens in den Gesundheitsfachberufen

Gordon Heringshausen ·
Ulrike Morgenstern · Denny Paulicke ·
Andreas Schönfeld

Chancen und Strategien des digitalen Lehrens und Lernens in den Gesundheitsfachberufen

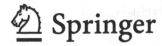 Springer

Gordon Heringshausen
Pädagogik und Soziales, Akkon
Hochschule für Humanwissenschaften
Berlin, Deutschland

Ulrike Morgenstern
Pädagogik und Soziales
Akkon Hochschule für
Humanwissenschaften
Berlin, Deutschland

Denny Paulicke
Pädagogik und Soziales
Akkon Hochschule für
Humanwissenschaften
Berlin, Deutschland

Andreas Schönfeld
Pädagogik und Soziales
Akkon Hochschule für
Humanwissenschaften
Berlin, Deutschland

ISBN 978-3-662-68868-7   ISBN 978-3-662-68869-4   (eBook)
https://doi.org/10.1007/978-3-662-68869-4

Die Deutsche Nationalbibliothek verzeichnet diese Publikation in der Deutschen National-
bibliografie; detaillierte bibliografische Daten sind im Internet über https://portal.dnb.de abruf-
bar.

Planung/Lektorat: Sarah Busch
Springer ist ein Imprint der eingetragenen Gesellschaft Springer-Verlag GmbH, DE und ist ein
Teil von Springer Nature.
Die Anschrift der Gesellschaft ist: Heidelberger Platz 3, 14197 Berlin, Germany

Das Papier dieses Produkts ist recycelbar.

Vorwort

Ich weiß es noch, als ob es gestern war … mein erstes Seminar habe ich seinerzeit mit einer Handvoll selbstgestalteter Folien, einem Overheadprojektor und der bekannten Abdecktechnik frontal gestaltet. Meine Lehrinhalte notierte ich mit farbiger Kreide auf der grünen Tafel und die Seminarteilnehmer schrieben alle fleißig mit. Meine ersten Kopien waren handgeschrieben und der glänzende silberne Moderatorenkoffer war seinerzeit mein Lieblingsbegleiter. Das ist nun mittlerweile fast dreißig Jahre her… kaum zu glauben, aber es hat doch wunderbar funktioniert. Es gelang mir damals – und es gelingt mir im Übrigen seitdem immer noch – eine spannende und interaktive Lehre auf Augenhöhe mit Teilnehmenden zu gestalten und Lernende zu begeistern. Allerdings verstauben meine Overheadfolien seit langem im Keller, gleich neben meinem alten verbeulten Moderatorenkoffer. Denn die Welt der Lehre hat sich längst gewaltig verändert. Die Digitalisierung hat all unsere Lebens- und Arbeitswelten in den letzten Jahren in einem rasanten Tempo transformiert und uns als Lehrende förmlich mitgerissen. Insbesondere in der Aus-, Fort- und Weiterbildung der Gesundheitsfachberufe, ob an Hochschulen, Gesundheitsfachschulen oder an Fortbildungseinrichtungen erlebe ich seit vielen Jahren einen spürbaren Wandel, der durch innovative Technologien und zunehmend digitale Lehr- und Lernmethoden vorangetrieben wird. Dies war auch der Auslöser für dieses Buch.

In unserem Team am Fachbereich Pädagogik an der Akkon Hochschule für Humanwissenschaften wissen wir seit jeher um die Bedarfe der Gesundheitsfachberufe und begleiten seit Jahren erfolgreich Studierende aus dem Gesundheitswesen auf dem Weg zur Akademisierung. Gemeinsam mit Frau Professorin Ulrike Morgenstern, Herrn Professor Denny Paulicke und Herrn Professor Andreas Schönfeld war es mir daher ein wichtiges Anliegen unsere Erfahrungen und zugleich unsere perspektivischen Ideen für eine gelingende Lehre zu formulieren und mit Ihnen zu teilen. Daher widmet sich dieses Buch der Erkundung der vielfältigen Chancen und der wirksamen Strategien, die sich im Zuge dieser digitalen Revolution für das Lehren und Lernen in den Gesundheitsfachberufen eröffnen. Die Herausforderungen,

vor denen das Gesundheitswesen steht, erfordern eine kontinuierliche Anpassung und Weiterentwicklung in der Aus-, Fort- und Weiterbildung. Dabei
bietet die Digitalisierung unseres Erachtens nicht nur neue Werkzeuge, sondern auch die Möglichkeit, Bildungsinhalte effektiver und zugänglicher
zu gestalten. Wir haben uns deshalb zum Ziel gesetzt, Einblicke in die aktuellen Entwicklungen und bewährten Methoden im Bereich des digitalen Lehrens und Lernens zu liefern. Dabei legen wir den Fokus explizit auf
die berufsspezifischen Anforderungen und Potenziale der Gesundheitsfachberufe.

Dieses Fachbuch ist aber nicht nur eine Sammlung von Wissen, sondern
auch als eine Art Methodenkoffer zu betrachten, der mit der Aufforderung
verbunden ist, sich selbst in der eigenen Rolle des Lehrenden stetig zu reflektieren und offen zu sein für kontinuierliche Veränderungen und die Innovationen von morgen. Das Buch soll dazu beitragen, einen Raum für den
Austausch von Ideen zu schaffen und die Gestaltung der digitalen Bildungslandschaft in den Gesundheitsfachberufen aktiv mitzugestalten. Tauchen
Sie gemeinsam mit uns ein in die faszinierende Welt der digitalen Lehr-
und Lerntransformation in den verschiedensten Handlungsfeldern der Aus-,
Fort- und Weiterbildungskontexte der Gesundheitsfachberufe. In einer Zeit,
in der digitale Technologien den Takt der Innovationen vorgeben, steht die
Gesundheitsbildung vor der Herausforderung, sich diesen notwendigen Veränderungen anzupassen. Dieses Buch nimmt Sie mit auf eine Reise durch
verschiedene Themenbereiche, in denen wir jeweils versuchen die Chancen
und Strategien des digitalen Lehrens und Lernens in den Gesundheitsfachberufen darzustellen. Gerne gebe ich Ihnen einen ersten Überblick:

Da die digitale Transformation von Lehre in den Gesundheitsfachberufen
nicht aufzuhalten ist und die revolutionäre Kraft der Digitalisierung die
Ausbildungslandschaft der Gesundheitsfachberufe durchzieht, beschreibt
Herr Professor Paulicke im ersten Kapitel daher wie digitale Transformation
nicht nur den Lehrplan und die Lehrinhalte, sondern auch die Struktur der
Ausbildung selbst verändert und die Weichen für eine zukunftsweisende
Bildung stellen kann.

Vor diesem Hintergrund muss sich selbstverständlich auch die Pädagogik
neu ausrichten und insbesondere die Potenziale zur Gestaltung des digitalen
Lehrens und Lernens erkennen. Der digitale Wandel erfordert nämlich nicht
nur technologische Anpassungen, sondern auch eine grundlegende Überprüfung pädagogischer Ansätze und der eigenen pädagogischen Haltung.
Frau Anne-Marie Lachmund und Herr Professor Schönfeld werfen dazu im
zweiten Kapitel einen Blick auf die Chancen und Gestaltungspotenziale,
die sich durch eine neu ausgerichtete Pädagogik in der digitalen Lehr- und
Lernwelt ergeben.

Die Innovation in der digitalen Lehre bringt aber nicht nur neue Werkzeuge hervor, sondern inspiriert auch zu neuen Lehr- und Lernmethoden.
Im Kapitel drei erfahren Sie von Herrn Professor Schönfeld, wie innovative methodische Ansätze die Effektivität der Wissensvermittlung und
Kompetenzentwicklung in den Gesundheitsfachberufen steigern können. Er
stellt Ihnen dazu einen gut gefüllten digitalen Methodenkoffer mit Konzepten, Ideen und Tools vor.

In meinem Kapitel vier schauen wir zusammen auf die lernende Bildungsorganisation im Kontext der Aus-, Fort- und Weiterbildung der Gesundheitsfachberufe. Im Fokus des Kapitels steht die dynamische Flexibilität und Anpassung von Bildungsorganisationen an die Herausforderungen der digitalen Ära. Wie können Bildungseinrichtungen flexibel gestaltet werden, um den sich ständig verändernden Anforderungen gerecht zu werden? Diese Frage versuche ich im vierten Kapitel zu beantworten.

Frau Professorin Morgenstern taucht im fünften Kapitel mit Ihnen und mit ihren Kolleginnen Frau Professorin Meggi Khan-Zvornčanin und Frau Hanna Schwendemann in die edukative Forschung als der notwendige Begleiter stetiger Weiterentwicklung der Digitalisierung in der Gesundheits- und Pflegepädagogik ein. Mit ihnen erkunden Sie die Rolle der Forschung als der Motor für kontinuierliche Weiterentwicklung in der Aus-, Fort- und Weiterbildung. Sie geben Ihnen Antworten auf die Frage: Wie können wissenschaftliche Erkenntnisse dazu beitragen, die Digitalisierung in den Gesundheitsfachberufen voranzutreiben und wie lassen sich diese Erkenntnisse für den Praxisalltag nutzen?

Die Förderung von Vernetzung, Austausch und immersiver Reflexionsmöglichkeiten durch digitale Lehr- und Lernprozesse steht im Fokus des sechsten Kapitels als Gemeinschaftsarbeit von Anne-Marie Lachmund, Jenny-Victoria Steindorff und Herrn Professor Paulicke. Da digitale Technologien nicht nur den Zugang zu Wissen, sondern auch die Vernetzung von Lernenden und Lehrenden und die Einbettung in Reflexionsprozesse ermöglichen, erfahren Sie u. a. hier, wie in digitalen Lehr- und Lernprozessen der Erwerb immersiver Reflexionskompetenz in den Gesundheitsfachberufen gefördert werden kann.

Im letzten Kapitel widme ich mich dann noch einmal den digitalen Zukunftskompetenzen für Gesundheitsfachberufe. Ich versuche zu erörtern, weshalb wir als Lehrende und auch Lernende diese Art von Schlüsselkompetenzen benötigen und welche Fähigkeiten entscheidend sind, um den Anforderungen einer sich ständig wandelnden Gesundheitslandschaft gerecht zu werden? Ich stelle dar, wie sich „Digital Literacy" als notwendige Zukunftskompetenz sowohl für Lehrende und Lernende als auch für Bildungsorganisationen entwickeln lässt.

Wie Sie sehen, ist dieses Buch ist nicht nur eine informative Sammlung von Ideen und Inhalten, sondern eine Einladung zum Dialog und zur aktiven Teilnahme an der Gestaltung der digitalen Bildungslandschaft der Gesundheitsfachberufe. Ich sehe es als eine Roadmap für diejenigen, die die Zukunft der Bildungslandschaft der Gesundheitsfachberufe mitgestalten wollen. Seien Sie gespannt darauf und möge es Ihnen die nötige Inspiration bieten, die Chancen der Digitalisierung in den Gesundheitsfachberufen zu erkennen und zu nutzen um so eine moderne Bildung für die Gesundheitsexperten von morgen gestalten können.

Viel Spaß beim Lesen, herzlichst Ihr
Prof. Dr. Gordon Heringshausen

Inhaltsverzeichnis

Über die Autoren

Prof. Dr. sc. hum. Gordon Heringshausen, M.A. ist Gesundheits-
wissenschaftler und Erwachsenenbildner. Zudem ist er Lehrrettungsassistent, Notfallsanitäter, Praxisanleiter im Rettungsdienst und Syste-
mischer Therapeut & Coach und Klinischer Hypnotherapeut. Nach sei-
nem Erststudium Gesundheitsmanagement und dem sich anschließenden
Bachelorstudium der Gesundheitswissenschaften B.Sc. studierte er Management im Gesundheitswesen und schloss mit dem akademischen Grad
Master of Health Business Administration ab. Nach einem Studienaufent-
halt in Südafrika erforschte er im Rahmen seiner Promotion in einer bundesweiten Studie die gesundheitlichen Auswirkungen verschiedener Arbeits-
zeitmodelle im deutschen Rettungsdienst und wurde im Anschluss zum
Doktor der Gesundheitswissenschaften promoviert. Nach diversen therapeutischen Ausbildungen absolvierte er zudem das Masterstudium Erwachsenenbildung bei Prof. Rolf Arnold. Neben seinen Lehraufträgen an
der Steinbeis-Hochschule Berlin, der Hochschule Magdeburg-Stendal und
der Universität Bielefeld hat Herr Heringshausen zudem vielfältige Berufserfahrung in Bereichen der Industrie und der öffentlichen Daseinsvorsorge
erworben. Als Lehrrettungsassistent und Notfallsanitäter kann er auf über
zwanzig Jahre praktische Berufserfahrung in der Notfallrettung zurückgreifen. Zusätzlich zur Tätigkeit als Fachlehrer an berufsbildenden Schulen in Sachsen-Anhalt und als wissenschaftlicher Studiengangkoordinator
an der Hochschule Magdeburg-Stendal war er zudem als Bildungs-
referent für einen weltweit agierenden Gesundheitskonzern in München
tätig. Im Jahr 2014 folgte Herr Heringshausen dem Ruf auf die Professur für Gesundheitswissenschaften an die Akkon Hochschule für Humanwissenschaften Berlin. Er verantwortet dort seitdem als Lehrstuhlinhaber
und Studiengangleiter die pädagogischen Bachelorstudiengänge „Pädagogik im Gesundheitswesen B.A." und „Medizin-/Notfallpädagogik B.A.",
die sich ausschließlich an Gesundheitsfachberufe richten. Als Gesundheits-
wissenschaftler und Erwachsenenbildner liegt sein Forschungs- und Arbeits-
schwerpunkt in den Kommunikations- und Verhaltenswissenschaften mit
dem Fokus auf „Gesundheit im Arbeitsfeld der Gesundheitsfachberufe".

Prof. Dr. phil. Ulrike Morgenstern ist Professorin für Pädagogik im Gesundheitswesen an der Akkon- Hochschule in Berlin und leitet dort den Studiengang Gesundheits,-Pflege- und Medizinpädagogik M.A.

Zuvor war sie in den Jahren 2012–2021 als Professorin und Studiengangsleitung für die Bachelor- und Masterstudiengänge der Medizinpädagogik und Pflegepädagogik an der SRH Hochschule für Gesundheit in Gera, an der Medical School in Berlin und an der Internationalen Hochschule tätig.

Sie studierte zuvor Pflegepädagogik mit dem Schwerpunkt Biowissenschaften an der Humboldt- Universität in Berlin und arbeitete in den Jahren 1995–2012 als Diplompädagogin in der beruflichen Aus- Fort- und Weiterbildung der Gesundheitsberufe.

An der Universität Potsdam studierte sie zusätzlich ein allgemeinbildendes Fach (Sport Lehramt Sek. I/II) und schloss mit dem ersten Staatsexamen ab. Während des Studiums war sie wissenschaftliche Mitarbeiterin im Projekt „Integrative Motorik- und Kognitionsförderung der Kitas und Grundschulen" an der Universität Potsdam am Institut für Prävention und Sportmedizin, mit anschließender Promotion im Jahr 2007.

Prof. Dr. rer. medic. Denny Paulicke ist Professor für Medizinpädagogik an der Akkon Hochschule für Humanwissenschaften in Berlin. Außerdem ist er Leiter der Fach- und Forschungsgruppe „Digital Health Education" der AG Versorgungsforschung der Universitätsmedizin Halle (Saale) und zugleich als Innovations- und Projektmanager des dort ansässigen Großprojekts „Translationsregion für digitalisierte Gesundheitsversorgung" (TDG) tätig. Er ist ausgebildeter Logopäde sowie Gesundheits- und Pflegewissenschaftler (M.Sc.) mit pädagogischer Schwerpunktsetzung und arbeitete in verschiedenen Bildungs- und Forschungseinrichtungen des Gesundheitswesens sowie als Lehrbeauftragter in der beruflichen sowie hochschulischen Fort-, Aus- und Weiterbildung. Außerdem ist er als *Scientific Consultant* für den Projektträger VDI/VDE-IT tätig gewesen und konnte diverse Forschungslinien, u. a. für das BMBF sowie BMG aktiv mitgestalten und begleiten. Als Leitungsmitglied des „Institute for Applied Innovation in Healthcare" (ITAC) an der Akkon Hochschule für Humanwissenschaften verfolgt er diverse Forschungsschwerpunkte und Querschnittsthemen von Bildung und Versorgung, u. a. im Bereich der Digitalisierung und Evidenzbasierung. Als Mitglied diverser Fachgesellschaften und Organisationen, u. a. dem Netzwerk evidenzbasierte Medizin e. V. oder der Denkschmiede Gesundheit in der Stiftung für die Rechte zukünftiger Generationen setzt er sich für eine wissenschaftsbasierte Versorgung sowie eine zukunftsorientierte Gesundheits- und Bildungspolitik ein.

Prof. Dr. rer. medic. Andreas Schönfeld, M.Sc. studierte zunächst Bühnentanz und Tanzpädagogik und arbeitete mehrere Jahre als Tanzpädagoge an verschiedenen Theatern, bevor er 2001 seine Ausbildung zum Logopäden abschloss und bis 2021 in eigener Praxis tätig war. Berufsbegleitend erwarb er seinen Bachelor of Science in Health Care Studies an der Hamburger Fern-Hochschule mit Schwerpunkt „Patientenedukation

und Beratung" sowie seinen Master of Science in Gesundheits- und Pflege-
wissenschaft mit Schwerpunkt „Hochschuldidaktik" an der Medizinischen
Fakultät der Martin-Luther-Universität Halle-Wittenberg, wo er 2020 zum
Thema „Akademisierung in den Gesundheitsfachberufen Ergo-, Logo- und
Physiotherapie" promoviert wurde. Parallel dazu war er mehrere Jahre als
Gastdozent an seiner Alma Mater sowie an der Humboldt-Universität zu
Berlin tätig, bevor er 2021 seine Professur für Gesundheitspädagogik an
der Akkon Hochschule für Humanwissenschaften antrat. Dort beschäftigt er
sich in der Lehre neben gesundheitspädagogischen und gesundheitswissen-
schaftlichen Inhalten mit der Allgemein- und Fachdidaktik sowie mit dem
Lernen mit digitalen Medien in den Gesundheitsfachberufen. Als aktive
Co-Leitung des an der Akkon Hochschule ansässigen „Institute for Applied
Innovation in Healthcare (ITAC)" hat er dort seinen Forschungsschwerpunkt
in den Themenfeldern der Pflege, Gesundheit, Versorgung und Bildung im
Rahmen von Aktions-, Innovations- und Evaluationsforschung.

Abbildungsverzeichnis

Tabellenverzeichnis

Digitale (Lehr-) Transformation in den Gesundheitsfachberufen

Denny Paulicke

1.1 Entwicklungen der digitalen Transformation und deren Bildungsfundament im Gesundheitswesen

Die Digitalisierung hat in den letzten Jahrzehnten nahezu alle Bereiche unseres Lebens verändert. Mit steigender Dynamik gilt dies vor dem Hintergrund der mannigfaltigen Herausforderungen, wie dem demografischen Wandel oder der Fachkräftesicherung, im besonderen Maß für das Gesundheitswesen. Die Digitalisierung stellt dabei eine Herausforderung sowohl für die gesamte berufliche und hochschulische Bildung als auch für die Kompetenzentwicklung in den Gesundheits- und Pflegefachberufen dar. Dabei ist zu konstatieren, dass komplexer werdende, veränderte berufliche, organisatorische und technische Rahmenbedingungen auch zu einer Verschiebung bzw. zu einer Neujustierung der Kompetenzprofile der Gesundheitsfachberufe führen. Der digitalen Transformation wird dabei stets das Potenzial zugeschrieben, die beruflichen Anforderungen, Aufgaben-, Tätigkeits- sowie Berufsprofile nachhaltig zu verändern (Becka et al. 2020). Eine Neujustierung bzw. Restrukturierung von Tätigkeits- und Kompetenzprofilen sowie damit verbundenen sich wandelnden Anforderungen an die berufliche Fort-, Aus- und Weiterbildung werden im Zuge dessen zunehmend diskutiert (Lange und Wegner 2019).

Ein populärer und medial-präsenter Ansatz zur Bewältigung der Herausforderungen in der gesundheitlichen Versorgung wird unter dem Begriff der sogenannten „digitalen Transformation" diskutiert (Pfannstiel et al. 2018). Unter der „digitalen Transformation" wird dabei populärwissenschaftlich ein Prozess verstanden, durch den die gesundheitliche und pflegerische Versorgung mithilfe der Digitalisierung genuin verbessert wird (Elmer und Matusiewicz 2019). Begriffe wie „digitale Innovation", „smarte Dienstleistungen", „eHealth" und „digitale Transformation" werden häufig synonym und undifferenziert verwendet, ohne dass ihre didaktischen Implikationen klar herausgestellt oder berücksichtigt werden (Harig 2019; Elmer und Matusiewicz 2019). Dabei beinhaltet die digitale Transformation vor allem Veränderungsprozesse in Hinblick auf das Selbstbild, Werte und Haltungen und stellt somit pädagogische Kernpunkte in den Kontext des damit einhergehenden Kompetenzerwerbs sowie der sich verändernden beruflichen Rollen in den Gesundheitsfachberufen dar (Hofstetter et al. 2022). Häufig werden die Debatten um die Transformation des Gesundheitswesens jedoch von ökonomischen Parametern dominiert, wie etwa dem „personalsparenden Einsatz intelligenter Assistenzsysteme" (Elmer und Matusiewicz 2019, S. 69). Forderungen aus der wissenschaftlichen sowie pädagogischen Sphäre, die den Einsatz digitaler Technologien in der

G. Heringshausen et al., *Chancen und Strategien des digitalen Lehrens und Lernens in den Gesundheitsfachberufen*, https://doi.org/10.1007/978-3-662-68869-4_1

gesundheitlichen und pflegerischen Versorgung in Verbindung mit Qualitätsverbesserung und Kompetenzentwicklung fokussieren und dabei für die Integration digital-unterstützender Lehr- und Lernformate plädieren, finden sich bisher nur vereinzelt (Careum 2018). Das Kernproblem, das sich sowohl in der verbreiteten Technikzentriertheit als auch in der medial verstärkten Berichterstattung zum Thema „Digitale Transformation" manifestiert, besteht in einem verzerrten professionellen Selbstverständnis, das mit der „Digitalisierung" genuin einhergeht (Effizienzsteigerung, zeitliche Reduktion von patient*innenfernen Arbeitsintensitäten etc.) – besonders im Bereich der gesundheitlichen und pflegerischen Versorgung jedoch nur unzureichend reflektiert wird und kaum Teil der (professionellen) internen Diskussion ist, sondern zumeist extern aus anderen Disziplinen, die primär aus dem technischen oder ökonomischen Feld stammen, angestoßen und geführt wird. Potenziale, die mit dem Einsatz digitaler und assistiver Technologien einhergehen könnten (z. B. berufliche Attraktivitätssteigerung, Kompetenzgewinn, Empowerment-Entwicklung, Effektivitätssteigerung etc.), werden so oft konterkariert. Dies liegt u. a. daran, dass die Symbiose von notwendigen Entwicklungen in der Pflege und Versorgung, z. B. im Kontext grundlegender Anpassungen der Bildungsstrukturen der Gesundheitsberufe (u. a. Akademisierung) und der Digitalisierung in der Pflege- und Versorgungspraxis bisher kaum stattfindet – auch weil die Debatten selten aus den jeweiligen Professionen heraus initiiert und gesteuert werden und damit oft an der Zielgruppe bzw. Community vorbeigehen (Elmer und Matusiewicz 2019). Außerdem lässt sich feststellen, dass wenn Digitalisierung im deutschen Gesundheitswesen diskutiert wird, es häufig vor allem um Infrastrukturprojekte und Themen der IT-Sicherheit geht und bisher lediglich in Form der anfänglichen Etablierung einer elektronischen Gesundheitsakte gelebt wird (Daum 2022). Die Einführung der elektronischen Patientenakte (ePA) und der Gesundheitsinformationssysteme (GIS) stellt jedoch eine der grundlegendsten Veränderungen dar, die bisher kaum in der breiten Bevölkerung

aktiv genutzt werden (Krönke und Tschachler 2022). Dabei sollen die ePA und GIS es den Akteur*innen im Gesundheitswesen ermöglichen, den sicheren und schnellen Zugriff auf die medizinischen Daten ihrer Patient*innen zu erhalten. Dadurch sollen Informationen leichter geteilt, aktualisiert und ausgewertet werden, was zu einer verbesserten Patient*innenversorgung und demnach einer verbesserten Zusammenarbeit im interdisziplinären Team führen kann (Eckrich et al. 2015).

Bisherige Ansätze der digitalen Transformation haben auch die Art und Weise verändert, wie Patient*innen mit ihren Gesundheitsdienstleistenden interagieren. Telemedizinische Anwendungen (Telematikinfrastruktur) ermöglichen es Fachkräften, Patient*innen über Videokonferenzen zu untersuchen, Diagnosen zu stellen und Behandlungen zu empfehlen (Kubek 2020, S. 17). Dies kann bei einer entsprechenden Kompetenz- und Rollenzuschreibung besonders in ländlichen Gebieten oder für Patient*innen mit eingeschränkter Mobilität hilfreich sein. Darüber hinaus haben *Wearables* und digitale Gesundheitsgeräte die Fernüberwachung ermöglicht, sodass Patient*innen ihre Gesundheitswerte wie Blutdruck, Herzfrequenz und Blutzuckerspiegel bequem von zu Hause aus verfolgen können (Leyck Dieken 2021). Die Daten werden dann automatisch an die Gesundheitsdienstleistenden übermittelt, die so mögliche Probleme frühzeitig erkennen und geeignete Maßnahmen ergreifen können. Entscheidend hierbei wird es wiederum sein, die Akteur*innen zu befähigen, die so gewonnenen Informationen in Versorgungs- und Alltagsprozesse zu überführen. Dies betrifft sowohl die professionellen Gesundheitsfachberufe als auch die Bürger*innen, sodass ein individueller und sinnvoller Transfer gelingt und somit ein effektiver und zugleich von allen Beteiligten nachvollziehbarer Beitrag zur Gesundheitserhaltung oder -verbesserung zu erkennen ist (ebd).

Auch die Einführung von künstlicher Intelligenz (KI) und maschinellem Lernen (ML) im Gesundheitswesen hat die Diagnose und Behandlung von Krankheiten bereits revolutioniert. KI-Algorithmen können medizinische Bilddaten analysieren und dabei helfen, Tumore, Frakturen und andere Anomalien schneller und genauer zu identifizieren (Reumann et al. 2017). ML kann auch bei der Auswertung von großen Datenmengen helfen, um Trends, Risikofaktoren und mögliche Behandlungsstrategien zu erkennen (Hastie et al. 2009). Allerdings bleibt die Rolle der Fachkräfte in der Entscheidungsfindung und im Umgang mit sensiblen Patient*innendaten unerlässlich, da KI-Systeme ergänzend wirken und nicht den menschlichen Faktor ersetzen sollen (Bohnet-Joschko und Schmidt 2023). Zu den Entwicklungen explizit im Bereich Pflege wird hierzu auch im Abschn. 4.1 berichtet.

Die ausschnitthaft skizzierten Bereiche der digitalen Transformation im Gesundheitswesen bringen zwar in ihrer genuinen Beschreibung viele Vorteile mit sich, weisen aber auch Herausforderungen, wie u. a. im Bereich Datenschutz und -sicherheit auf, einem weiteren viel diskutierten Feld, wenn die Digitalisierung im Gesundheitswesen fokussiert wird. Besonders für die Gesundheitsfachberufe ergibt sich mithilfe dieser Betrachtung, dass ein verantwortlicher, reflexiver Umgang mit Daten sichergestellt werden muss, sodass die sensiblen Patient*innendaten angemessen geschützt werden, um unbefugten Zugriff und Missbrauch zu verhindern. Hier sind fortschrittliche Verschlüsselungstechnologien, sichere Datenübertragungsprotokolle und strengste Datenschutzrichtlinien unerlässlich, um das Vertrauen der Patient*innen in die digitale Gesundheitsversorgung aufrechtzuerhalten (Krönke und Tschachler 2022). Noch stärker wiegt hierbei allerdings die Frage nach dem Aufbau von reflexiven Kompetenzen, die dem verantwortlichen Handeln vorausgehen.

Die an dieser Stelle kurz beschriebenen Bereiche der digitalen Transformation des Gesundheitswesens stehen stets in direkter Verbindung und potenziellen Folgen für die Patient*innen. Siloartig gedacht und wie hier ausschnitthaft skizziert, beschränkt sich die digitale Transformation im Gesundheitswesen demnach – abstrakt formuliert – auf die großen Bereiche „Big Data", „Artificial Intelligence", „Computational Power" sowie „Data Security" (Harig 2019, S. 13). Wie der Transfer sowie damit verbundene translative und transformative Umsetzungsprozesse in den Versorgungsalltag gelingen soll, verbleibt jedoch unklar. Zugänge für die Gesundheitsfachberufe und somit für die Integration von digitalen Elementen in die berufliche Praxis werden häufig mit dem Hinweis der Notwendigkeit von Schulungen und Weiterbildungen versehen, die der Komplexität einer digitalen Restrukturierung nicht gerecht werden bzw. zu kurz greifen. Es bleibt bei der Betonung eines von allen Seiten zu konstatierenden Konsens eines genuinen technologisch geprägten Fortschritts, der mit der Innovationsgestaltung als Maß der Weiterentwicklung den Status Quo bildet.

Auf politischer Ebene sind verschiedene Initiativen zu verzeichnen, die die digitale Transformation im Gesundheitswesen antreiben sollen: Mit den digitalen Gesundheits- und Pflegeanwendungen (DiGa und DiPa) wurden Bausteine einer digitalen Gesundheitsversorgung geschaffen, die Bestandteil einer umfassenden e-Health-Infrastruktur sein sollen und eng mit den beschriebenen digitalen Elementen, wie der ePA, zusammenspielen (BMG 2023). Weder DiGas noch DiPas sind bislang umfänglich im Versorgungskontext implementiert, auch da deren Nutzenpotenziale nicht ausreichend belegt sind und deren Transferperspektiven in das Versorgungsgeschehen bei den Akteur*innen des Gesundheitswesens wenig bekannt sind (SVR 2021). Das Digitale-Versorgung-und-Pflege-Modernisierungs-Gesetz (DVPMG 2021) bildet die rechtliche Grundlage für DiPAs. Die DiPas stellen hierbei ein konkretes, potenzielles Anwendungsfeld von Pflegefachpersonen sowie Gesundheitsfachpersonen dar: DiPas können auf browserbasierten Webanwendungen oder auf mobilen Endgeräten verwendet werden. Allerdings müssen sie nach § 40a SGV XI einen pflegerischen Nutzen aufweisen, die im Wesentlichen durch die digitale Primärfunktion erreicht wird. Eine Rechtsvorschrift, die eine Definition des pflegerischen Nutzens der DiPas verbindlich formuliert, sollte bereits im Jahr 2021 vorliegen – diese steht jedoch bis heute aus. Es bleibt zu vermuten, dass der Nutzen nur bedingt im Sinne eines evidenzbasierten und damit integralen und nachhaltigen Versorgungsansatzes beschrieben wird (SVR 2021). Dabei sind die Nutzbarkeit und der Nutzung durch transformative Elemente, wie Erlernen, Weitergeben und Integrieren, konstitutiv miteinander verzahnt und definieren in diesem Sinn stets ein individuell zu erreichendes Outcome.

Die Digitalstrategie für das Gesundheitswesen und die Pflege der Bundesregierung (BMG 2023), die die verschiedenen skizzierten elementaren Bereiche der Digitalisierung aufgreift, hat die Chance verpasst, trotz des positiv hervorzuhebenden Ansatzes, die Strategie partizipativ mit Akteur*innen aus der gesundheitlichen Versorgung zusammen zu entwickeln, Versorgung und Bildung im Sinne eines transformativen Charakters grundlegend gemeinsam und vor allem neu zu denken. Die Konsequenz, weiterhin trotz politischer Bemühungen an bestehenden (tradierten) Rollen- und Kompetenzkonzepten festzuhalten und diese mit digitalen Elementen lediglich zu durchsetzen bzw. zu ergänzen, birgt die Gefahr, Potenziale, die sich für die gesundheitliche Versorgung für die Menschen in Deutschland ergeben könnten, nicht oder nur unzureichend zu entfalten, sondern ggf. sich sogar als konträr zu entpuppen, z. B. hinsichtlich der langfristigen Attraktivität der Gesundheitsfachberufe und der Fachkräftegewinnung. Dabei lässt sich mithilfe des internationalen Blicks feststellen, dass europäische Nachbarländer, wie bspw. Dänemark, sowohl in der Umsetzung als auch in der Etablierung digitaler Gesundheitsstrukturen wesentlich weiter sind (SVR 2021). Auch die World Health Organisation (WHO) skizziert den Rahmen eines digitalen Gesundheitswesens nicht als Erweiterung bestehender Strukturen, sondern als integrale Neujustierung der Versorgung, wobei *e-Health* das Fundament bildet. Dabei spielen Bildungskomponenten in allen Dimensionen und auf allen Ebenen für alle Akteur*innen im Gesundheitswesen eine entscheidende Rolle zur gelingenden Transformation von digitalen Entwicklungen in den Versorgungsprozess (WHO 2023). Der deutsche Wissenschaftsrat (2023) empfiehlt in Anbetracht der Herausforderungen

im Gesundheitswesen auch aufgrund der notwendigen digitalen Kompetenzen für den massiven Ausbau hochschulischer Qualifikationsmöglichkeiten in den Gesundheitsfachberufen, um für die Gestaltung eines digital transformatierten Gesundheitssystem zu befähigen und somit die Attraktivität der Gesundheitsfachberufe zu erhöhen (Wissenschaftsrat 2023, S. 9 ff.).

Somit zeigt sich, dass die Digitalisierung ohne die Ausbildung von grundlegenden Veränderungsfähigkeiten *(change skills)* in den Gesundheitsfachberufen ihre Potenziale nicht entfalten wird. Die Integration digitaler Komponenten in die Lehr- und Lernprozesse der Gesundheitsfachberufe sowohl als inhaltliche Querschnittskompetenz als auch als mediale und didaktische Umsetzungsbasis scheinen entscheidend.

Abb. 1.1 verdeutlicht, dass wir uns derzeit in einem Zeitabschnitt befinden, in dem reine Wissens- und Fähigkeitsvermittlung, die eng an berufsspezifisches Fachwissen geknüpft ist, nicht mehr ausreichend sein wird, um beruflichen Anforderungen in einer digitalisierten Arbeitswelt gerecht zu werden (Becka et al. 2020). Transformative Prinzipien könnten demnach ein Ansatz sein, Akteur*innen der gesundheitlichen Versorgung in der digitalen Transformation zu begleiten und mit Fähigkeiten auszustatten, um die Bereiche der Digitalisierung, wie KI, Robotische Systeme sowie Plattformen (ePa) synergetisch zu verstehen und Informationen zur Digitalisierung der Gesundheitsversorgung kompetenzorientiert an Patient*innen weiterzugeben, um einer individuellen Versorgung gerecht zu werden. Transformative Prinzipien, die aus der Erwachsenenbildung und Pädagogik stammen, können die Grundlage eines digitalen Transformationskonzeptes zur kompetenzorientierten Wissensvermittlung für die formelle Ausbildung in den Gesundheitsfachberufen als auch in der Versorgung bilden (Zeuner 2014; Dörner et al. 2010). Ausgehend vom Konzept des lebenslangen Lernens (Hanft 2013) wird dieser Ansatz als ein geeignetes Instrument beschrieben, um „nachhaltige Veränderungen" zu begleiten und zu steuern.

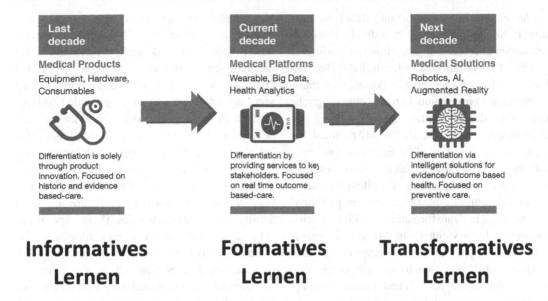

Abb. 1.1 Digitale Anwendung und deren Lehr- und Lernprozesse. (Eigene Darstellung in Anlehnung an Wilson 2020)

Kernelement des „transformativen Lernens" ist die reflexive Neubewertung erfahrungsbasierter Annahmen und Einstellungen, d. h. ein begleitender Prozess der Umdeutung bisheriger Erfahrungen (Mezirow und Arnold 1997, S. 4). Im Mittelpunkt steht die Ausprägung einer neuen Sinnperspektive, die durch eine „Lerndynamik" (intentionales, intuitives Lernen) entsteht und in einen Problemlösungsprozess eingebettet ist (Mezirow und Arnold 1997, S. 4; Mezirow 2009). Mithilfe der diskursiven und kritischen Auseinandersetzung in Lernprozessen von Erwachsenen nimmt diese Zielgruppe neue Bedeutungsperspektiven in Bezug auf den Lerngegenstand ein. Die eigene Erfahrung bildet dabei sowohl den Ausgangs- als auch den Endpunkt des Kompetenzerwerbs (Mezirow und Arnold 1997, S. 191).

Transformative Lernansätze, die ihren Ursprung in der Anwendung digitaler Elemente bereits in den Bildungsprozessen haben, können dort eingesetzt werden, wo die persönliche Ebene und die Lebenssituation mit neuen Herausforderungen konfrontiert werden und erhebliche Anpassungsleistungen an diese neuen beruflichen Herausforderungen vorgenommen werden müssen (Rosenberg 2014, S. 82). In diesem Sinne ist „Bildung" als lebenslange Habitustransformation – also eine nachhaltige positive Affinität, die sich im Verhalten widerspiegelt – zu verstehen, bei der sich individuell Lernende stets in einem Prozess der Erweiterung, Veränderung und Umstrukturierung befinden, der maßgeblich von gesellschaftlichen Entwicklungen beeinflusst wird (Kamis 2016; Mezirow und Taylor 2011). Dabei kann ein sogenannter „Resonanzraum", d. h. ein (in physischer oder digitaler Präsenz erlebbarer) Erfahrungs- und Wissensraum, in dem die Auseinandersetzung mit dem Themenfeld stattfindet, den Bezugsrahmen bilden und somit damit einen weiteren theoretischen Eckpfeiler einer „positiven Transformation" darstellen (Rosa 2016, S. 407). Mezirow (2009) begreift das transformative Lernen als Prozess, der in Phasen verläuft (Bewusstwerdung der individuellen Relevanz, bewusste Wahrnehmung und Kontextualisierung sowie die aktive Integration in das eigene Bewusstsein) und dabei stets die direkte Kontextualisierung zu individuellen Zielsetzungen und Handlungsspielräumen verfolgt.

Für Lernsituationen für digitale Technologien stellt der theoretische Ansatz des transformativen Lehrens und Lernens eine mögliche Grundlage der konzeptionellen Gestaltung von Bildungsprozessen dar, da die Möglichkeit besteht, vorhandene komplexe Einfluss- und Wirkfaktoren personen-, problem- und lösungsorientiert zu betrachten und vor allem für individuelle Lehr- und Lernarrangements zu gestalten.

Die digitale Transformation der Gesundheitsfachberufe hat – wenn sie im Sinne einer grundsätzlichen transformativen Erneuerung der Bildungsstrukturen gedacht und umgesetzt wird – das Potenzial, die Patient*innenversorgung zu revolutionieren und die Effizienz sowie die Effektivität des Gesundheitswesens zu steigern. Elektronische Patient*innenakten, Telemedizin, KI-Anwendungen und digitale Fortbildungsangebote sind nur einige Beispiele dafür, wie moderne Technologien das tägliche Arbeiten von Ärzt*innen, Pflegefachpersonen und anderen Gesundheitsfachkräften verbessern können. Es ist wichtig, dass die Implementierung dieser Technologien sorgfältig geplant und umgesetzt wird, um sicherzustellen, dass die Privatsphäre der Patient*innen geschützt und die menschliche Komponente der gesundheitlichen Versorgung gewahrt bleibt. Die digitale Transformation sollte als ein Werkzeug betrachtet werden, das die Fachkräfte unterstützt und bereichert, um eine qualitativ hochwertige Gesundheitsversorgung zu gewährleisten – die Bildungsstrukturen und deren inhaltlichen und didaktischen Komponenten bilden hierzu die Basis.

1.2 Zum aktuellen Stand digitaler Lehr- und Lernkonzepte in den Gesundheitsfachberufen

Die Digitalisierung selbst ist als ein andauernder Prozess zu verstehen, im Laufe dessen die durch Praktiken sowie kreative Umdeutung und Umgestaltung geschaffenen Neuerungen in ein soziales Gefüge eingeführt werden. Diese

Neuerungen werden stets als genuine Verbesserung interpretiert und sollen die Gesellschaft (oder einen Bereich dieser) mit einer nachhaltigen Wirkung verändern (Rammert 2010). In diesem Verständnis ist die Entwicklung von Lernprozessen und zu leitgebenden pädagogischen Prinzipien, wie dem lebenslangen Lernen, nicht zu trennen. Die zu unterstellende Analogie verdeutlicht die enge, sich gegenseitig bedingende Verzahnung zu den Lehr- und Lernprozessen in den Gesundheitsfachberufen und unterstreicht eine notwendige Auflösung einer thematischen Explikation des Themenspektrums „Digitalisierung" hin zu einem integralen Verständnis der Transformation, in dem sich die Berufe aufgrund ihrer generell notwendigen gesellschaftlichen Neuausrichtung entwickeln. Der Einsatz digitaler Technologien betrifft demnach sowohl den Bereich der Bildung als auch der Praxis der Versorgung (Hauck 2019, S. 63).

Für das Gesundheitswesen gelten die mit der Digitalisierung verbundenen Hoffnungen und Entwicklungen im besonderen Maß. Denn neben bspw. nahezu mystisch-aufgeladenen Berichten zu (pflege)robotischen Systemen, die aktiv im Versorgungsprozess unterstützen können – wozu bisher kaum evidenzbasierte Belege, geschweige denn konzeptionelle Umsetzungen vorliegen –, ist es vor allem die zeit- und ortsabhängige Kommunikation und deren Informationsfluss, die einen direkten Einfluss auf das Versorgungsgeschehen haben und in diesem Sinn „epochale Auswirkungen auf alle Menschen und das pflegerische Selbstverständnis" mit sich bringen (Friesacher 2010, S. 208; Hülsken-Giesler 2010, S. 332–333). Das Aufgreifen dieser grundlegenden Dialektik bildet im Bezug zur Digitalisierung einen wesentlichen Rahmen der Lehr- und Lernprozesse in Fort-, Aus- und Weiterbildung der Gesundheitsfachberufe. Zumeist wird diese jedoch im nicht ausreichenden Maß in der konzeptionellen Ausarbeitung von Bildungsarrangements mitgedacht und verbleibt aus diesem Grund häufig verborgen, was wiederum die pädagogische Durchdringung der Lerngegenstände seitens der Lehrenden erschwert und transformative Lerneffekte seitens der Lernenden nahezu behindert.

Digitale Medien und damit die Permanenz von Informationen haben in nahezu allen Lebensbereichen Einzug gehalten. Da die Digitalisierung die Gesellschaft bereits lange im Alltag begleitet, sind auch digitale Lehrformate (Onlinekurse etc.) per se nichts Neues (Hodges et al. 2020). Sie kombiniert das Präsenz-, Online-Lehren sowie das synchrone und asynchrone Hybrid-Lehren und stellt in erster Linie als Modifikation des bereits Bekannten mit Zuhilfenahme neuer Elemente eine Neuerung dar (Abschn. 1.3). Digitale Lehr- und Lernkonzepte in den beruflichen Ausbildungsstätten der Gesundheitsfachberufe sind erst anfänglich etabliert und dabei häufig abhängig von deren organisationalen Einbettung (u. a. größere Bildungsträger, die bereits Online-Plattformen nutzen). In vielen Ausbildungsstätten sind während der Corona-Pandemie digitale Unterstützungsmöglichkeiten als „Emergency Remote Teaching" kurzzeitig umgesetzt worden, die jedoch nur in wenigen Berufsfachschulen in die reguläre Struktur überführt worden sind (Hönsch 2022). Das zeigt, dass die berufsfachschulischen Institutionen dazu neigen (auch aufgrund mangelnder personaler und finanzieller Ressourcen), sich verstärkt an traditionellen, bewährten Modalitäten und Lernorten zu orientieren bzw. festzuhalten. Ausnahmen bilden hierbei Vorhaben, die häufig an persönlichen (intrinsischen) Motiven der Lehrenden gekoppelt sind oder durch Projektcharakter Erprobungsrahmen vorweisen, die durch ihre zeitliche Begrenzung und Sonderfinanzierung umgesetzt werden können, wie bspw. das Projekt „Digitale Medien in der generalistischen Pflegeausbildung – Schwerpunkt Altenpflege" (DiMAP) (Gasch und Maurus 2022). Dabei nehmen digitale Technologien im Allgemeinen schon heute eine bedeutsame Rolle bei der Planung, Gestaltung und Innovierung von Lehr-Lerngelegenheiten in verschiedenen Bildungskontexten ein (Hochschulforum Digitalisierung 2021; Kaspar et al. 2020). Der gelingende Einsatz digitaler Technologien in Lehr- und Lernprozessen ist dabei vor allem von Einstellungen, digitalen Kompetenzen und dem Zugang zu technologischer Ausstattung abhängig (Knezek et al. 2003).

Ein häufig auch in den Bildungsprozessen anzutreffender Trugschluss ist, dass „digitale Kompetenz" qua Lebensalter zugeschrieben werden kann und jüngere Menschen, die den größten Teil der Lernenden in den Gesundheitsfachberufen darstellen, aufgrund ihrer permanenten Auseinandersetzung mit digitalen Endgeräten sowie digitalen Medien, im besonderen Maß mit digitalen Elementen umzugehen wissen. Zwar haben jüngere Menschen tendenziell einen unbedarften und somit intuitiven Umgang mit Medien, sie können jedoch nicht als medienkompetent von Geburt an bezeichnet werden. Im Gegenteil: Die selbstläufige Annahme eines automatisierten digitalen Kompetenzaufbaus der nächsten Generationen, die sowohl den privaten als auch beruflichen Sektor betrifft, verstärkt intuitive, unreflektierte Muster und manifestiert laienhafte Vorstellungen von Wissenszugängen und Erkenntnismodalitäten, da sich deren Nutzungsverhalten vor allem auf Unterhaltungs- und Konsumaktivitäten sowie den Austausch über die sogenannten sozialen Netzwerke beschränkt (Ortmann-Welp 2020, S. 7). Der Begriff *digital native* bedeutet wörtlich „digitaler Eingeborener" oder „digitaler Ureinwohner" und wurde von Prensky (2011) erstmals genutzt, um einen Menschen, dessen Geübtheit im Umgang mit digitalen Medien darin begründet ist, dass er oder sie in eine von digitalen Medien geprägte Welt hineingeboren wurde, zu beschreiben. Die Verknüpfung der Geburt eines Menschen mit seinen Zugangsmöglichkeiten zu digitaler Technik heißt im Umkehrschluss, dass jeder Mensch, der im digitalen Zeitalter geboren werde, dessen technologische Errungenschaften nutzen kann und Fähigkeiten als „gegeben", als Routine betrachtet werden, die wenig reflektiert wird. Prensky (2011) schlägt dazu vor, nicht nur von den Zugangsmöglichkeiten zum Digitalen und dessen Verwendung als Kriterium anzulegen, sondern den kompetenten Umgang mit diesen, weshalb eher von *digital wisdom* die Sprache sein soll.

Die aktive Mediennutzung als Lernarrangement, Erfahrungen im Umgang mit Wikis, webbasierten Trainings oder virtuellen Klassenräumen, findet bisher kaum statt. In einer Studie unter Auszubildenden der Pflege (n = 415; im Mittel 21 Jahre) konnten diese Erkenntnisse bestätigt werden: Lediglich ungefähr die Hälfte der Lernenden konnte sich ein digitales Endgerät als aktive Komponente im beruflichen Alltag vorstellen (Buhtz et al. 2020). Deutlich wird hierbei, dass die von den Lernenden erlebbare und sinnvolle Integration von digitalen Technologien in den Versorgungsalltag entscheidend ist, um Mehrwerte und Anknüpfungspunkte für die eigene berufliche Professionalität zu internalisieren (ebd.). Die konzeptionelle Einbettung in (digitale) Lehr- und Lernstrategien kann dabei grundlegend sein.

Auch die allgemeine Studienlage belegt, dass Einsatz und Nutzung digitaler Technologien in Lernprozessen wesentlich durch individuelle Faktoren der Lehrenden (z. B. Einstellungen, Motivation und digitale Kompetenzen) sowie durch institutionelle Faktoren (z. B. Ausstattung mit digitalen Technologien) sowie deren konzeptionellen Einbettung (also einer kohärenten Zielführung zum Lerngegenstand) geprägt werden (Drossel et al. 2017; Rubach und Lazarides 2021). Grundlegend kann somit konstatiert werden, dass der Einsatz digitaler Technologien im Allgemeinen als lern- und leistungsförderlich einzuordnen ist, darauf verweisen Metaanalysen bspw. im Hinblick auf die Nutzung KI-basierter adaptiver Lernumgebungen (Kulik und Fletcher 2016).

Bzgl. des Einsatzes von digitalen Lehr- und Lernkonzepten in den Gesundheitsfachberufen liegen derzeit keine Übersichtsarbeiten, sondern lediglich einzelne Projekt- oder Fallberichte vor, die positive Tendenzen nahelegen (Gasch und Maurus 2022). Ebenso können bisher kaum gesicherte Aussagen bzgl. Effekten und (edukativen) Wirksamkeiten in Bezug auf die Anwendung von Modellen und Konzepten zum pädagogisch sinnvollen Einsatz digitaler Technologien in Lehr-Lernprozessen konstatiert werden (Voss und Wittwer 2020).

Deutlich wird jedoch, dass digitale Lehr- und Lernformate, die häufig mit individualisierten oder geclusterten Lern-Arrangements einhergehen (*blended learning* etc.), im höchsten Maß kompatibel mit sich verändernden Formen des Denkens und der Art und Weise, wie Aufgaben und Lerngegenstände angegangen werden, sind (non-lineares Denken, kreative Lösungen, kollaborative Sozialformen) (Moser 2019, S. 90). Dies bildet das Fundament, neue Resonanzräume – im pädagogischen Verständnis – zu eröffnen und für Wissens- und Kompetenzaufbau im transformativen Sinne zu nutzen (Endres 2020). Komponenten der Medienpädagogik und Mediendidaktik (Abschn. 1.4) können diese synergetische Verbindung verstärkt aufgreifen und das Lernen und Lehren mit Medien, die Medienerziehung sowie eine reflexive Form der Medienbildung justieren – auch da sich so neue, attraktive und für junge Menschen nachvollziehbare Zugangswege zu den Gesundheitsfachberufen skizzieren lassen könnten; denn die Anforderungen an Auszubildende in den Gesundheitsfachberufen steigen nicht nur durch die unlängst bekannten Herausforderungen (Stichworte: demografischer Wandel, Fachkräftemangel, Multimorbiditäten, steigende Zahl von psychischen Krankheitsbildern, klimabedingte Gesundheitsanforderungen etc.), sondern eben auch durch die digitale Transformation, die – entgegen permanenter Betonung des Entlastungs-Narratives durch Technologien – vor allem in der Einführungs- und Stabilisierungsphase zunächst komplexe, digitale Kompetenzen erfordert, um einen sinnhaften Einsatz digitaler Technologien in der Versorgung zu ermöglichen und vor allem langfristig zu etablieren. Grundlegende Diskussionen zu passenden Bildungsrahmen sind im Zuge dieser Debatte jedoch eher nicht vorzufinden, sondern werden häufig in den Bereich der Fort- und Weiterbildung verschoben. Dabei gilt es entsprechende Lehr- und Lernsituationen zu identifizieren, neu aufzustellen und z. B. in *Blended Learning-* und *Scaffolding*-Ansätzen (Abschn. 1.3 sowie 2) so zu integrieren, dass ein eigenständiges Erlernen des Einsatzes digitaler Technologien im Versorgungsgeschehen obligatorisch ist. Entscheidend hierfür sind kritisch-reflexive Kompetenzen, die nicht primär einzelne Technologien und deren Handhabung adressieren (denn diese sind durch eine stetige Dynamik austauschbar), sondern vor allem vor dem Hintergrund eines

Empowerment-Ansatzes, den Umgang mit digitalen Elementen in evidenzbasierten Entscheidungen mit Patient*innen betreffen. Umso bemerkenswerter (und zugleich selbstoffenbarend) ist es, dass das Thema „Digitalisierung" bisher bspw. in der schulischen Ausbildung der Pflege kaum bzw. nur in einem geringen Maße im Fokus ist. In der aktuellen Ausbildungs- und Prüfungsordnung finden bei der Auflistung der geforderten Kompetenzen zur Pflegefachfrau und zum Pflegefachmann lediglich die digitalen Pflegedokumentationssysteme Erwähnung (PflAprV 2018, S. 1592). Zwar haben die Länder vereinzelt Fachkommissionen zur Ergänzung gegründet und bspw. die Wichtigkeit und Nutzung moderner Informations- und Kommunikationstechnologien für das lebenslange Lernen betont (Ortmann-Welp 2020, S. 10), dennoch sind in den derzeitigen Ordnungen nur wenige Komponenten enthalten, die einen reflektierten Umgang und einen integralen Bezug von Digitalisierung und Versorgung auf Kompetenzebene adressieren (Hofstetter et al. 2022). Dies kann für alle Gesundheitsfachberufe konstatiert werden – mit Ausnahme akademischer Qualifizierungsniveaus, die im hochschulischen Kontext und damit auf mindestens DQR (Deutscher Qualifikationsrahmen)-Stufe 6 angesiedelt sind. Im hochschulischen Bereich besteht im Vergleich zu berufsfachschulischen Settings (DQR-Stufe 4) die Möglichkeit, auf Basis modularer Strukturen dynamischer auf gesellschaftliche Tendenzen und Themen verstärkt einzugehen und diese in einem gewissen Maß zu fokussieren. Außerdem können reflexive und transformative Kompetenzen gezielt durch systematische Lehrprinzipien aufgegriffen werden und vor dem Hintergrund bestehender Praxis-Konstrukte überdacht werden (Becker 2020). Am Beispiel der Digitalisierung wird demnach deutlich, dass die beruflichen Kompetenzanforderungen angesichts der skizzierten Veränderungsdynamiken reflektiert werden müssen. Gerade die Praxis und damit die patient*innennahe Versorgung unterliegen durch die Entwicklung, Implementation und Diffusion digitaler Technologien einem Transformationsprozess, der gesundheit-liches und fachliches Handeln in neue Arbeits- und Organisationskonzepte einbettet und hierüber neue Anforderungen an die Lehr und Lernprozesse konstitutiv definiert (Kuhlmey et al. 2019; Hergesell 2019). Beispielhaft für die kritisch-reflexive Kompetenz kann an dieser Stelle angeführt werden, dass ein „enger Technikbegriff", der „die künstlichen Gegenstände und Verfahren, den praktischen Zwecken dienen soll" nicht ausreichend erscheint, um das komplexe Verhältnis von digitalen Technologien und Versorgung in einer dialektischen Beziehung zu betrachten, um kritisch-reflexive Schlüsse für einzelne, partizipative Patient*innenbedürfnisse zu ziehen (Hülsken-Giesler 2008, S. 10). Ein breiter, weiterführender Begriff erschließt jedoch „jede regelgeleitete und planmäßig als Mittel eingesetzte Fertigkeit in beliebigen Bereichen menschlichen Handelns" (Friesacher 2010, S. 296). Ohne an dieser Stelle den Diskurs weiterzuführen, wird deutlich, dass es demnach nicht ausreicht, Grundkenntnisse zur Anwendung und Bedienung von digitalen Technologien und Tools, losgelöste Kompetenzen zur Beratung und Anleitung im Umgang mit digitalen Medien sowie Kenntnisse zur digitalen Kommunikation, zum Datenschutz, zur digitalen Ethik und zu spezifischen rechtlichen Aspekten vorzuweisen (Ortmann-Welp 2020, S. 10). Im Gegenzug bedarf es einer umfassenden und stets individuell-ausgerichteten reflexiven Durchdringung des eigenen Verständnisses sowie des Gesamtkontextes, in dem sich digitale Technologien entfalten sollen – dies gilt im besonderen Maß in der gesundheitlichen Versorgung. Diese metakognitiven Kompetenzen werden u. a. von Careum (2018) als *Future Skills* umfassend beschrieben. Sie beinhalten weit mehr als das Erlernen und Anwenden von digitalen Technologien sowie deren ethischen und datenschutzrechtlichen Komponenten auf Theorieebene.

Es lässt sich festhalten, dass die skizzierten transformativen Elemente (Abschn. 1.1) die notwendige synergetische Basis für diese durchdringende Reflexion legen können und in den Bildungsprozessen der Gesundheitsfachberufe entsprechend abgebildet sein müssen.

Umfassende damit in Verbindung stehende reflexive Medien- und Digitalkompetenzen sind dabei die Voraussetzung (Abschn. 1.4). Darüber hinaus ist die Umsetzung digitaler Lehr- und Lernpraktiken zugleich ein konstituierendes Element des Erlernens notwendiger Kompetenzen, die im Kontext der Digitalisierung des Gesundheitswesens zentral sind. (Digitale) Rahmenbedingungen sowie digitale Lehr- und Lernkonzepte bilden demnach die Ausgangslage, um integrale digitale Versorgungsprozesse (mit)gestalten zu können.

Alle internationalen, strategischen und leitgebenden Institutionen (u. a. WHO 2023; Careum 2018) sowie der deutsche Wissenschaftsrat plädieren für den zunehmenden Einsatz von digitalen Lehr- und Lernkonzepten, um folgende Potenziale zu entfalten (Wissenschaftsrat 2022, S. 59 ff.):

- Zusätzlicher Kompetenzerwerb: individuelle digitale Souveränität, kommunikative und soziale Kompetenzen, interkulturelle Kompetenzen
- Bildungszugang zu einem größeren Personenkreis durch zeit- und ortsunabhängige Lehr-Lern-Angebote
- erleichterter Bildungszugang für bestimmte Lernendengruppen, z. B. Berufstätige, körperlich beeinträchtigte Personen oder Menschen mit familiären Verpflichtungen
- flexibleres und stärker individualisiertes Lehren und Lernen, z. B. mithilfe personalisierter Lernumgebungen
- Qualitätsverbesserung und Effizienzsteigerung, z. B. durch Anreicherung des Campus-Managements mit digitalen Instrumenten und IT-Systemen.

Besonders für die Gesundheitsfachberufe gilt, das Zusammenspiel digitaler Lehr- und Lernformate und der Integration von Inhalten der digitalen Transformation in diese als Einheit zu verstehen. Sie bilden die Basis einer zunehmend wichtigeren reflexiven und kritischen (digitalen) Kompetenz, die zugleich Bedingung für notwendige *Skills* in der gesundheitlichen Versorgung des 21. Jahrhunderts darstellen.

1.3 Blended Learning und E-Learning Konzepte – personalisiertes, autonomes sowie kollaboratives Lernen ermöglichen

Die Gestaltung des Lernens im digitalen Zeitalter wird durch diverse Trends und Entwicklungen beeinflusst, die die Art des Lehrens und Lernens und auch die Möglichkeiten des Kompetenzerwerbs stetig verändern. Neue Formen des zeit- und ortsunabhängigen Lernens, durch die Lernende individuell in ihrem Lernprozess unterstützt werden können und darüber hinaus dazu beitragen, fortlaufend Fachkompetenzen auszubilden, sind hierbei grundlegende Komponenten (Leimeister und David 2019, S. 3). Vor dem Hintergrund der beschriebenen Herausforderungen, wie dem demografischen Wandel, erscheint besonders für die Gesundheitsfachberufe die fachliche Kompetenz, auf dynamische Veränderungen und gesellschaftliche Entwicklungen flexibel zu reagieren, als entscheidende Basis jeglicher Lehr- und Lernentwicklungen. Digitale Ansätze, die stärker bedürfnisorientiert, orts- und zeitunabhängig agieren, bieten hierzu die Chance, vorhandenes Wissen sowie die Erfahrungen aus dem praktischen und beruflichen Kontext zu akkumulieren sowie als Ressource zur Reflexion und Weiterentwicklung zu verstehen. Das modulare Einordnen und Bearbeiten von Wissenseinheiten im digitalen Raum kann hierbei eine wichtige Komponente für den Transfer darstellen, da es auf Basis von ‚Kritischem Denken‘, ‚Kollaboration‘ und ‚Kreativität‘ zu Problemlösungsstrategien (den sogenannten Kompetenzen des 21. Jahrhunderts) führt und somit eine abstrakte und zugleich konkrete Durchdringung von komplexen Lerngegenständen ermöglicht, die stets mit Praxistransfermodalitäten einhergehen (Mihajlovic 2019, S. 172). Lineare Vorstellungen von Lehr- und Lernarrangements, wie sie die formellen Strukturen und gesetzlichen Rahmen der berufsfachschulischen Ausbildung der Gesundheitsfachberufe zum großen Teil vorgeben, wirken in der Perspektive einer auf Digitalität durchdrungenen Gesellschaft nahezu tradiert und zeigen – trotz der beschriebenen politischen Bemühungen nach Anpassungen des Ausbildungskontextes (Abschn. 1.1) – ein grundlegendes Unverständnis der künftigen Rollen der Gesundheitsfachberufe in den Versorgungsstrukturen und -prozessen.

Grundlegend lässt sich festhalten, dass die digitale Lehre selbst dabei häufig durch den englischen Begriff *electronic learning,* kurz *E-Learning* im Sprachgebrauch ersetzt bzw. synonym verwendet wird (Leimeister und David 2019, S. 4). Die Definition des Begriffes ist unscharf, was auf die vielschichtige historische Entwicklung aus unterschiedlichen Richtungen zurückzuführen ist. Im weitesten Sinne wird mit E-Learning eine Lehre mit technologischer Unterstützung verstanden, die mithilfe einer spezifischen pädagogischen Fundierung auf die*den Lernenden ausgerichtet ist. Abhängig vom jeweiligen Digitalisierungsgrad werden verschiedene Ebenen in der allgemeinen Konstruktion und Organisation digitaler Lehr- und Lernangebote unterschieden. Die Spannbreite erstreckt sich hierbei von einer „klassischen Lehre ohne Digitalisierung" über digitale Serviceangebote und partiell digitalisierte Lehre bis hin zum*zur volldigitalen Studium oder Ausbildung (Abb. 1.2) (Nicholson 2007; Schmid et al. 2016).

Die Wahl der konzeptionellen Ausrichtung und damit verbundenen organisationalen Einbettung der digitalen Lehre ergibt sich hinsichtlich der Zielgruppen sowie der bestehenden Studien- und Weiterbildungsangebote. Dabei bestehen im Bereich des E-Learnings eine Vielzahl von Kombinationsmöglichkeiten, die je nach Zielsetzung sowie inhaltlicher didaktischer Ausrichtung umgesetzt werden können (Abb. 1.2).

Wissen und darauf aufzubauende Fähigkeiten als vorläufig anzuerkennen, geht zugleich mit der Verantwortlichkeit einher, reflektiert einzusehen, dass Lernen stets persönlich bedeutsam und selbstgesteuert erfolgen muss (Ortmann-Welp 2020, S. 4). Die Bedingungen für die auf die Eigenständigkeit des Lernens ausgerichteten Lehr- und Lernformen, in denen kritische Urteilsfähigkeit sowie individuelles Wissensmanagement konstitutiv sind, lassen sich u. a. im Bereich des *blended learning* finden (Arnold et al. 2018). Der Begriff des *blended learning,* also der Kombination aus traditionellem

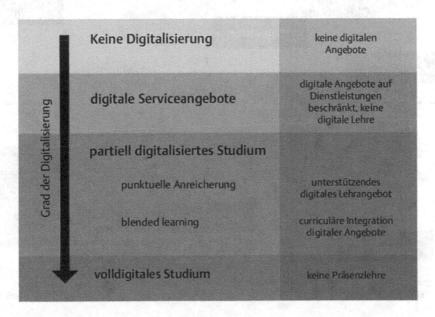

Abb. 1.2 Organisationsformen digitaler Lehrmöglichkeiten – hier anhand eines hochschulischen Beispiels. (Eigene Darstellung nach Schmidt et al. 2016)

Präsenzunterricht und Online-Lernangeboten, hat in den letzten Jahren auch in den Ausbildungsberufen an Bedeutung gewonnen (Eickelmann und Gerick 2018). Eine aktuelle Übersicht zu den verschiedenen Formen und Möglichkeiten, die unter dem Begriff des digitalen Lernens oder auch E-Learning subsummiert werden, bietet Goertz (2013, S. 11) (Abb. 1.3). Die Abb. 1.3 verdeutlicht auch die stets wachsende Heterogenität und Differenziertheit der Lernformen mit digitalen Medien, wobei die grün hinterlegten Formen neuere Entwicklungen repräsentieren. Dabei wird zwischen individuellen und kollaborativen Lernformen sowie in formellen und non-formellen Lernformen unterschieden, wobei hiermit die strukturellen sowie personellen Rahmenbedingungen gemeint sind, mit und unter denen das Lernen umgesetzt werden könnte (Abb. 1.3).

Grundlegend ermöglicht *blended learning* es den Lernenden demnach, zeit- und ortsunabhängig zu lernen. Dadurch können Lernende komplexe Lerngegenstände individuell und in ihrem eigenen Tempo bearbeiten. Zentral ist jedoch hierbei, dass es sich nicht um die bloße Übernahme von analogen Lerngegenständen in digitale Räumlichkeiten handelt, sondern dass Lernen sich jenseits von formalen Kontexten abspielt und in diesem Verständnis ubiquitär stattfindet (Ortmann-Welp 2020, S. 4). Neben den etablierten digitalen Lernformen über PCs oder Notebooks wird durch die Nutzung von digitalen Endgeräten, wie Smartphones oder Tablets, ein allgegenwärtiger Zugang zu digitalen Inhalten und Wissen ermöglicht und situatives, kontextbezogenes Lernen ermöglicht (Pastoors 2018, S. 105). Ein beiläufiges und somit informelles Lernen auf allen Ebenen und in allen

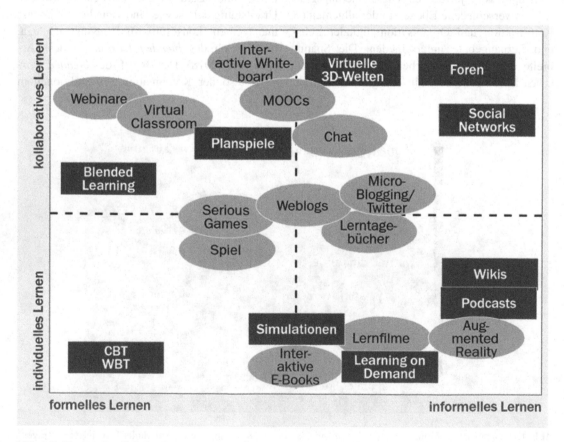

Abb. 1.3 Formen des digitalen Lernens (Goertz 2013, S. 11)

Gelegenheiten („Casual Learning") ermöglicht es so, das strukturell-gebundene formelle Lernen mit individuellen Reflexionsmechanismen anzureichern (Ortmann-Welp 2020, S. 14). Diese Form der intensiven und stetigen Auseinandersetzung mit Lerngegenständen durch die unmittelbare Verknüpfung mit der Lebensrealität der Lernenden entspricht aktuellen neurobiologischen und pädagogisch-psychologischen Erkenntnissen (Maier und Huber 2021). Die Inhalte und Wissenskonstellationen können demnach in authentischer Umgebung situiert angeboten werden und so nutzungsbezogen adaptiert und reflektiert werden (Ortmann-Welp 2020, S. 15). Dabei verwendete digitale Medien ermöglichen durch Adaption und Adaptierbarkeit ein passgenaues, selbstbestimmtes Lernen (Ortmann-Welp 2020, S. 16). Mögliche Fehler können so nachvollziehbar identifiziert und der Wissensstand durch individuelle Adaptation die nächsten Lernschritte anbieten, sodass eine Individualisierung sukzessive ermöglicht wird (ebd.)

Um die beschriebenen Potenziale optimal zu entfalten, bedarf es jedoch der systematischen und kontinuierlichen Integration als auch lernpsychologischen und didaktischen Überlegungen bei der Entwicklung und Einführung von E-Learning-Maßnahmen (Arnold et al. 2018, S. 124). U. a. sind hierbei vor allem kritisch-konstruktivistische (Knaus 2013) und subjektorientierte Lerntheorien (Ludwig 2005) anzuführen, die eine pädagogische Einbettung sowie Reflexion der didaktischen Entscheidungen ermöglichen.

Da E-Learning und *Blended-Learning*-Konzepte den Lernenden ermöglichen, theoretisches Wissen unmittelbar anhand der lebensrealen Bezug-Setzung zu reflektieren und in die Praxis umzusetzen, sollten sich abwechselnde Phasen der medialen Lehrgestaltung und der begleitenden Reflexion gegenseitig ergänzen und kohärent zueinander aufgebaut sein. Das bedeutet, dass das handlungs- und praxisorientierte Lernen, welches hierdurch fokussiert wird, durch Aufgaben flankiert wird, die einen konkreten Bezug zur beruflichen Lebensrealität der Lernenden aufweisen, sowie das Interesse, z. B. durch narrative Anker oder

authentische Problemsituationen, wecken (Ortmann-Welp 2020, S. 16). In diesem Verständnis bietet die durchdachte didaktische Fundierung digitaler Lehr- und Lernprozesse die Chance, Kompetenzen gezielt aufzubauen und deren Durchdringung für die Gesundheitsfachberufe in diversen Facetten zu ermöglichen und stellt so durch reflektierte Verantwortungswahrnehmung eine Schutzfunktion für Patient*innen dar (Nussbaumer 2008, S. 16 f.). Zur Verfügung stehende Medien und interaktive Lernmaterialien, wie bspw. Videos, Animationen, Simulationen etc., sollten stets durch die Kombination von verschiedenen Lehrmethoden durchdacht und umgesetzt werden (siehe hierzu auch Kap. 2 zum Thema *Flipped Classroom*). Konnektive Formen des Lernens sind hierbei eng mit konstruktivistischen Lernprinzipien durchsetzt, sodass der individuelle und kollektive soziale Kontext stets vom Lernenden eingebunden wird und so Wissensaustausch ermöglicht wird (Arnold et al. 2018, S. 134). Die so stattfindende Vernetzung und zugleich örtliche wie zeitliche Entgrenzung von Lehr- und Lernformen wird so in vollkommen neuer Form vereinfacht und ermöglicht (Ortmann-Welp 2020, S. 17). Die Lernenden sind zugleich aktiv Nutzende und Produzierende. Besonders deutlich wird das, z. B. in Online-Simulationen, der Nutzung von Plattformen (siehe Kap. 6) und in virtuell-gestützten Szenarien in Form von Fallstudien (Abschn. 6.2.3), die eine interaktive Umgebung bieten, in der Lernende ihre Fähigkeiten trainieren und komplexe Szenarien durchspielen können, bevor sie in reale klinische und andere versorgungsrelevante Situationen eintreten. Der dabei häufig verfolgte *blended-learning*-Ansatz (Abschn. 2.2.4) kann hierbei die interprofessionelle Zusammenarbeit explizit und überprüfbar fördern, da Lernende aus verschiedenen Gesundheitsfachberufen gemeinsam online an Projekten und Fallstudien bzw. Problembeschreibungen arbeiten können. Dies kann das Verständnis für die jeweiligen Rollen und Kompetenzen der verschiedenen Berufsgruppen für die spätere Zusammenarbeit im Berufsalltag erleichtern. Basis für die Umsetzung der E-Learning-Strategien sind Online-Lernplattformen, in denen die Lehrinhalte schnell und einfach aktualisiert werden können, um den neuesten wissenschaftlichen Erkenntnissen und medizinischen Entwicklungen gerecht zu werden. Die Lernenden haben so Zugang zu aktuellen Informationen und können so besser auf die Anforderungen der sich ständig wandelnden Gesundheitslandschaft vorbereitet werden. Die einzelnen Online-Plattformen und pädagogischen Differenzierungen werden im Kap. 6 beschrieben.

Digitale und medial-unterstützte Lehr- und Lernformen lassen sich wie folgt kategorisieren und grob unterteilen (in Anlehnung an Ortmann-Welp 2020, S. 17 f.):

- Digital-unterstützter Präsenzunterricht
- *Blended Learning* und spezifische Differenzierungen, wie bspw. *flipped* und *inverted classroom;* Integration von Podcasts, Vodcasts etc., Vlogs, Blogs, Erklärvideos, virtuell-gestützte Möglichkeiten
- Online-Kurs als eigenständiges und in sich geschlossenes Lehr- und Lernangebot, z. B. MOOCs (*Massive Open Online Courses*)
- Weiterführende *Learn-* und Online-Community (häufig informeller Erfahrungsaustausch)

Für alle beschriebenen digitalen Umsetzungsmöglichkeiten und medialen Formen bedarf es der Implementierung und Anwendung digitaler Technologien in der Lehre und in den Lernprozessen. In einer digitalisiert-durchdrungenen und sich stets verändernden Welt erfordert dies zusammengefasst nach Dombrowski et al. (2019) folgende Komponenten:

- die Bereitstellung von Inhalten und Infrastruktur
- neue Kompetenzen bei Lehrenden, Studierenden und administrativen Akteuren
- neue organisatorische Strukturen an der Hochschule
- dynamisch-adaptierbare neue Lehr- und Lernkonzepte.

E-Learning Konzepte und deren Konzeptionsmöglichkeiten (u. a. mit *blended learning*-Ansätzen) lassen sich aus zeitlichen Perspektiven einordnen und z. B. zum reinen „Fernlernen" abgrenzen. Dabei ist entscheidend, wie synchrone und asynchrone Lernphasen in Beziehung gesetzt und chronologische eingesetzt werden (Abb. 1.4).

Asynchrone Phasen betreffen hierbei vor allem die Selbstlernphasen der Studierenden, die mithilfe geeigneter didaktischer Möglichkeiten optimal von den Lehrenden begleitet werden. Die jeweiligen Anteile beider Bausteine können dabei in variablen Anteilen vertreten sein und an das Lehrziel entsprechend angepasst werden (Christensen et al. 2013). Die „klassische" Rollenverteilung zwischen Dozierenden und Studierenden wird teilweise aufgelöst und die Lehre stärker auf den Lernenden konzentriert, sodass entsprechende Potenziale der Digitalität der Lehr- und Lerngestaltung individuell und adaptiv entfaltet werden können. Somit wird zum einen sichergestellt, dass anwendungs- und kompetenzorientierte Vermittlungsformen (z. B. Lehrgegenstände, wie Methodik und Didaktik, Kommunikation etc.) auch weiterhin in präsenter Form stattfinden können und zum anderen ein hohes Maß an individuellem Lernen auf

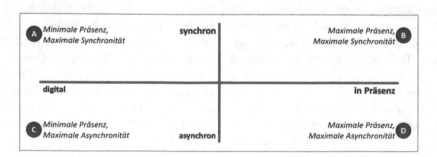

Abb. 1.4 Typologien digital-ausgerichteter Lehrformate (Beispiel der Universität Mainz)

Basis umfänglicher digitaler Elemente und didaktischer Möglichkeiten zur Verfügung gestellt und implementiert werden.

Der Begleitung der asynchronen Lernphasen durch die Lehrenden kommt eine besondere Rolle zu: Selbstlernphasen sind ein Teil jeder Ausbildung/jedes Studiums, sei es als Vor- oder Nachbereitung von Lehrveranstaltungen, als Prüfungsvorbereitung oder in Form von Hausaufgaben (Ademmer und Hammerschmidt 2018, S. 68). Die Lernenden eignen sich selbstständig und eigenverantwortlich den Lernstoff an und werden von den Lehrenden in ihren asynchronen Selbstlernphasen durch gezielte Aufgabenstellungen und Feedback begleitet. Da hierfür notwendige Selbststeuerungsfähigkeiten im Management der eigenen Lernzeit der Lernenden sehr individuell ausfallen können, sollte unterstützend auf einen mediendidaktischen Konzeptverbund, bestehend aus den Komponenten „student engagement" und „scaffolding", zurückgegriffen werden (Fong et al. 2021) (Scaffolding wird in Kap. 2 ausführlich beschrieben). Das Konzept des „student engagement" ist in Deutschland bisher kaum verankert, weist jedoch empirisch belegbare positive Auswirkungen, u. a. im Bereich Kompetenzerwerb der Studierenden auf sowie positive Effekte auf Bildungsinstitution selbst, auf (Trowler und Trowler 2010). Es handelt sich um ein komplexes, multidimensionales Konstrukt, das eine beständige Qualität der Interaktion, positive Emotionen und sowohl beobachtbare als auch nicht beobachtbare psychologische Ereignisse umfasst. Damit geht es weit über eine reine Aktivierung der Studierenden hinaus, denn das Modell legt offen, dass (digitale) Transformationsprozesse stets aus allen organisatorischen Perspektiven betrachtet und entsprechende Ableitungen getroffen werden müssen. Die drei grundlegenden Dimensionen, die hinsichtlich der Perspektive der Studierenden im Fokus stehen, sind (Schmidt und Mindt 2021, S. 117):

- Verhalten
- Emotionen
- Kognition

Alle drei Dimensionen bzw. deren Ausrichtung bilden die Basis für die Frage „how to engage" der Studierenden, sodass deutlich wird, wie Lehr-Lernsettings arrangiert und organisational eingebettet sein müssen, um „student engagement" zu fördern (Abb. 1.5).

Dabei werden in Bezug auf das „Verhalten" u. a. zuverlässige Vorbereitung, aktive Teilnahme, Anstrengung, Aufmerksamkeit, Fragen stellen und Beiträge liefern verstanden, die stets in einem Regelkanon eingebettet sind, die eingehalten werden und dabei als positive Indikatoren von den Studierenden verstanden werden (Schmidt und Mindt 2021, S. 118 f.). Gegenläufige Verhaltensformen, wie bspw. Abwesenheit, sollten explizit ausbleiben. Zur emotionalen Dimension sind nahtlos Übergänge im Modell angelegt (Abb. 1.5). Bspw. kann ein starkes Zugehörigkeitsgefühl sowohl die Voraussetzung als auch die Folge einer aktiven Beteiligung sein. Im Fokus der „emotionalen Dimension" stehen demnach die Auswirkungen von Gefühlen, die der Institution selbst, aber auch dem Lernprozess entgegengebracht werden: Spaß, Freude, Zufriedenheit, Enthusiasmus, Wertschätzung und Zugehörigkeitsgefühl stellen dabei explizite förderliche Faktoren des Lernens sowie des „student engagement" dar (Kahu et al. 2005). Hemmende Faktoren (Angst, Wut, Frustration etc.) wirken sich entsprechend negativ („disengagement") aus. Sowohl die positiven als auch die negativen Faktoren haben einen unmittelbaren Einfluss auf die zur „emotionalen Dimension hinzuzählende Volition sowie die intrinsische und extrinsische Motivation" (Persike 2019). Im Bereich der kognitiven Dimension (Abb. 1.5) steht vor allem die intensive Auseinandersetzung mit dem Lerngegenstand sowie dem Einsatz metakognitiver Strategien im Fokus, um eigene Ziele zu planen, zu überprüfen und zu evaluieren (Fredricks et al. 2004).

Alle drei Dimensionen „Verhalten", „Emotion" und „Kognition" sind nicht losgelöst voneinander zu betrachten, sondern interagieren mit- und untereinander sowie mit äußeren Bedingungen, wie bspw. der Lehr- und Lernumgebung, den *Peers* oder den institutionellen

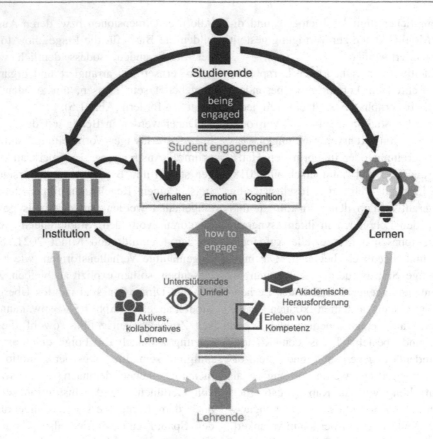

Abb. 1.5 Modell des „student engagement". (Nach Schmidt und Mindt 2021, S. 123)

Tab. 1.1 Exemplarische Umsetzungsvorschläge für ein „how to engage" auf der Verhaltensebene in Anlehnung an Brandhofer et al. (2020)

aktives und kolla- boratives Lernen	unterstützendes Umfeld	Erleben von Kom- petenz	akademische Her- ausforderung
• Digitale Foren • Diskursive For- men der Erarbei- tung ermöglichen • Initiierung von Diskussionen und lernenden- zentrierten Ar- beitsformen	• Lernpfade be- rücksichtigen He- terogenität • Strukturierung • Intervention z.B. durch Feedback, Foren, Peer-Evaluation • Wertschätzen und Aufgreifen von Fra- gen und Beiträgen	• Bedeutung der Aufgabe wird deutlich	• Aufgaben gehen über Reproduk- tion hinaus • Aufgaben sind authentisch

Rahmen und ggf. Besonderheiten (Abb. 1.5 und Tab. 1.1). Das Modell und die beschriebenen Kern-Dimensionen stellen insgesamt ein Ideal-bild dar, das u. a. sowohl durch Lernende als auch durch Lehrende beeinflusst wird. Sich daran zu orientieren und durch eine reflektierte

Form systemisch zu begleiten sowie im Rahmen der spiralförmig-ausgerichteten Curricula-Entwicklung (vgl. Abschn. 2.2.3) weiterzuentwickeln bildet die Ausgangslage der beschriebenen hochschulischen Lehr- und Lernausrichtung.

Die komplexe Verzahnung von digitalen Möglichkeiten und einer grundlegenden Individualisierung der Lehr- und Lernprozesse wird deutlich und verstärkt den zur Potenzialentfaltung notwendigen Fokus, resonanzpädagogische und differenzierte, individualisierte Didaktisierungsformen aufzugreifen. Entscheidend scheint dabei, die Dimensionen der Erwachsenenpädagogik als Fundament in der Lehrausrichtung zu betrachten: Den spezifischen, fachdidaktischen Differenzierungen und Kontextualisierungen, u. a. nach Greb und Schmuck (2013) oder Darmann-Fink und Sahmel (2023), kommen hierbei besonders in den Gesundheitsfachberufen eine bedeutsame Rolle zu, um digitale Formate sinnvoll und vor allem kohärent für die Lernenden einzubauen und umzusetzen.

Blended Learning sowie kombinierte E-Learning-Ansätze bieten vielfältige Möglichkeiten, die Ausbildung der Gesundheitsfachberufe zu bereichern und zu optimieren. Die Kombination von traditionellem Präsenzunterricht mit interaktiven Online-Lernangeboten ermöglicht es den Lernenden, flexibel und individuell zu lernen, praxisnahe Erfahrungen zu sammeln und sich auf die Anforderungen des Gesundheitswesens vorzubereiten. Durch die Integration von *Blended Learning* in die Lehr- und Ausbildungsprogramme besteht die Chance, die Gesundheitsfachberufe besser auf die Herausforderungen einer modernen und sich stetig verändernden Gesundheitsversorgung vorzubereiten. Entscheidend gilt es hierbei, die Potenziale zu erkennen und in resonanzbezogener, individueller-adaptierter Form zu implementieren und umzusetzen und so die Lernenden auf ihrer Lernreise zu unterstützen – stets mit der Zielsetzung, eine qualitativ hochwertige Gesundheitsversorgung sicherzustellen bzw. diese zu verbessern.

1.4 Medienpädagogik vor dem Hintergrund digitaler Transformation

Trotz einer nach wie vor wahrzunehmenden skeptischen Haltung gegenüber digitalen Medien im berufsschulischen Lernen werden digitale Medien zunehmend im Unterricht und in der Lehre eingesetzt (Ortmann-Welp 2020, S. 3). Weitreichende – zumeist negative – Konsequenz hat dabei vor allem die Verkennung, dass die bereits stattfindende digitale Transformation erheblichen Einfluss sowohl auf die Lebensrealität von Lernenden als auch für die damit in Wechselwirkung stehenden Bildungs- und Lernrealitäten der Schüler*innen hat (Krommer 2019, S. 81 f.). Die bloße externalisierte Betrachtung von digitalen Medien als austauschbares Werkzeug oder Hilfsmittel entbehrt demnach jeglicher Fundierung eines professionellen Verständnisses und damit einer notwendigen pädagogischen Durchdringung, um digitale Elemente als Chance der Transformation zu verstehen und somit als neu zu justierende Lehr- und Lernkultur in den Gesundheitsfachberufen etablieren zu können. Denn mithilfe einer reflexiven (digitalen) Kompetenz, durch die mediale Inhalte, deren Entwicklung und Nutzung sowie Rezeption in ihren wirkmächtigen Dimensionen erschlossen und reflektiert werden können, lassen sich Herausforderungen im Allgemeinen und explizit im Gesundheitswesen bewältigen. Medienkompetenz lässt sich demnach als Kulturtechnik einordnen, die es gilt als transversale Querschnittskompetenz in den Lehr- und Lernprozessen der Gesundheitsfachberufe zu integrieren. Derzeit lässt sich jedoch feststellen, dass Deutschland im internationalen Vergleich noch immer auf den letzten Plätzen rangiert, wenn es um die Medienkompetenz der Lernenden oder den Einsatz digitaler Medien im Unterricht geht (Eickelmann et al. 2018, S. 205 f.).

Mediale und digitale Kompetenz in den Fokus zu rücken und deren Aufbau didaktisch zu adressieren, lässt sich konstitutiv mithilfe der Disziplin der Medienpädagogik beschreiben. Zentral ist hierbei stets, Medien und Medienangebote zu erkennen und produktiv in allen Lebensbereichen in Lehr- und Lernprozesse zu integrieren, mit dem Ziel, die Lernenden zu einem sicheren und reflektierten Umgang mit Medien zu befähigen, d. h., dass sie lernen, welche Risiken bestehen und wie sie mit diesen ggf. umgehen bzw. diese vermeiden können (Süss et al. 2018, S. 83). Medien sind dabei grundlegend in erster Hinsicht Informations- und Kommunikationstechnologien und gleichzeitig Sozialisationsinstanzen, deren Rezeption durch gezielte Selektion, Gewichtung und thematische Fokussierung kulturellen Wissens umgesetzt wird (Groeben und Hurrelmann 2002, S. 14). Konstitutive Merkmale jener digitaler Medien sind dabei: Interaktivität, Virtualität, Digitalität, Multimedialität, Vernetzung sowie Entlinearisierung (Holly 2000, S. 87 f.). Um medienkompetent zu sein, müssen demnach medienspezifische, reflexive Verarbeitungsmuster geschaffen werden, die mit der Anwendung von unterschiedlichen Verarbeitungsstrategien einhergehen (zwischen den Medien – intermedial – als auch innerhalb des Mediums – intramedial). Dabei müssen zunächst medienangebotsadäquate Erwartungen aufgebaut werden, die stark an die Funktion gekoppelt sind, mit der die Lernenden das Medium zielgerecht nutzen möchten. Ziel muss es dabei sein, lebensnahe, positive Effekte zu maximieren (z. B. durch Schnelligkeit) und negative Aspekte zu vermeiden (wie z. B. Verwirrung, Enttäuschung, Zeitaufwand) (Groeben und Hurrelmann 2002, S. 169 f.). Während alltägliche (freizeitliche) mediale (laienhafte) Kompetenz vor allem durch eine gewisse Genussfähigkeit geprägt ist, spielt diese in beruflichen Lehr – und Lernkontexten lediglich eine untergeordnete Rolle, wenn bspw. anknüpfende Lebenswirklichkeiten der Lernenden aufgegriffen werden können. In der Pädagogik und Didaktik überwiegt hingegen in dieser Hinsicht die Distanzhaltung zu Medien, da sie mit der Kritik am Eskapismus einhergeht und bisher eher Aspekte wie Suchtgefahr fokussierte (Groeben und Hurrelmann 2002, S. 170). Ausgehend von diesem pädagogischen Grundverständnis müssen mediale Reflexionen stets mit der Fähigkeit der medialen Rezeptionsästhetik konsequent

zusammengedacht und -gebracht werden. Denn nur so lassen sich (fach)didaktische Ableitungen für die Gesundheitsfachberufe plausibel für Lehrende und Lernende erschließen, die die digitale Kompetenz in den Fokus der Versorgung von Patient*innen in einen funktionalen Zusammenhang bringen.

Grundlegend zum Aufbau digitaler Kompetenzen ist demnach zunächst, dass ein Verständnis der Lernenden (und zugleich Mediennutzenden) vorherrscht, dass sie sich in medialen Abbildungen und digitalen Räumen nicht um die Lebensrealität handelt. Groeben (2003) untermauert dazu die enge Verzahnung des zugrundeliegenden Verständnisses von Medienwissen und Medialitätsbewusstsein als mediale Konstruktion. Die konstruktivistische Reflektion lässt sich von diesem Verständnis nicht trennen und ist als konstitutiv für alle darauf aufbauenden Kompetenz-Dimensionen zu betrachten. Zu Medienwissen gehören die Unterkategorien (Groeben 2003):

- Wissen über wirtschaftliche, rechtliche und politische Rahmenbedingungen einzelner Medien
- Wissen über spezifische Arbeits- und Operationsweisen von bestimmten Medien bzw. Mediengattungen
- Wissen über die inhaltliche Bewertung der Intention von Medieninhalten

Darauf aufbauend erfolgt die Forderung, dass Mediennutzer*innen auch medienspezifische Rezeptionsmuster entwickeln können. Dabei soll diese Dimension einen weiten Bereich von technologisch-instrumentellen Fertigkeiten bis zu vergleichsweise komplexen kognitiven Formen umfassen (Groeben 2003). Die Dimension der medienbezogenen Genussfähigkeit stellt laut Groeben (2003) den entscheidenden motivationalen Faktor für die Aufnahme und Aufrechterhaltung von Medienrezeptionen dar. Denn es schließt sich direkt eine zentrale Teilkomponente der Medienkompetenz an, die er als medienbezogene Kritikfähigkeit beschreibt. Auf dieser Basis könnten dann im Rahmen einer analytisch-distanzierten Grundhaltung mediale Botschaften entschlüsselt und bewertet werden.

Andere definitorische Einordnungen zu Medienkompetenz, wie bspw. Baacke (2007) sie anführt, greifen ergänzend Aspekte, wie Medien-kritik (Analyse und bewusste Reflexion von Medienangeboten sowie der sozial verantwort-liche Umgang mit Medien im Hinblick auf das eigene Handeln); Medienkunde (Wissen über Medien, auch Sachkompetenz); Mediennutzung (Bedienung und Anwendung von unterschied-lichen Medien in der Praxis); Mediengestaltung (eigene Medieninhalte sollen so eingebracht wer-den, dass sich das Mediensystem inhaltlich und ästhetisch weiter entwickeln kann) auf und kon-kretisieren damit zentrale Aspekte, die unter Medienkompetenz zu verstehen sind. Schorb (2003) unterteilt dagegen digitale Medien-kompetenz in verschiedene Dimensionen:

- Orientierungs- und Strukturwissen, mit dem sich Menschen in der komplexen und kaum durchschaubaren digitalen Medienwelt orien-tieren können;
- Selbstbestimmter und kritisch reflexiver Um-gang mit digitalen Medien sowie mit digita-len Medienangeboten und -inhalten;

- Die Fähigkeit und Fertigkeit, digitale Medien als Kommunikationsmittel im Sinne einer ge-meinsamen Gestaltung von sozialer Realität nutzen zu können.

Den bisher umfassendsten Kompetenzrahmen digitaler Kompetenzen im Bereich der beruf-lichen Bildung stellt derzeit der DigCompEdu (2017) dar (Abb. 1.6).

Im DigCompEdu (Redecker 2017) wird vor allem die Interaktion, die Kommunikation und die Zusammenarbeit über digitale Technologien betont, durch die sich mediale und digitale Kom-petenz erschließt. Dabei spielen bspw. auch das Berücksichtigen der kulturellen Vielfalt sowie die Verwaltung der eigenen digitalen Identität eine zentrale Rolle. Weitere Schwerpunkte, die der EU-Kompetenzrahmen beschreibt, sind:

- *Digital content creation:* Das Erstellen, Be-arbeiten und Einarbeiten von digitalen In-halten unter Berücksichtigung von Urheber-rechten und Lizenzen stellt einen weiteren Bereich dar;
- *Safety:* Hier steht der Schutz von Geräten und persönlichen Daten und damit einher-gehend der Privatsphäre im Vordergrund. Ein

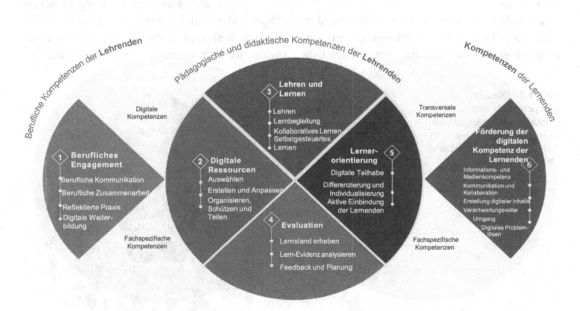

Abb. 1.6 Zusammenfassende, deutschsprachige Übertragung des DigCompEdu-Kompetenzrahmen in Anlehnung an Redecker (2017)

Bewusstsein über die Auswirkungen der digitalen Technologien auf die Umgebung aufzubauen, ist ein entscheidender Punkt;

- *Problem solving:* Das Identifizieren von Bedürfnissen und Problemen sowie das Lösen solcher steht hier im Fokus. Der Nutzen von digitalen Tools soll zudem die Innovation von Prozessen begünstigen.

Digitale Kompetenz wird in den von der EU verfassten einheitlichen Standards zunehmend zentraler aufgefasst und als Querschnittskompetenz beschrieben. So lässt sich feststellen, dass digitale Kompetenz als „Key Competence" bezeichnet wird und die zentrale Stellung künftiger Kompetenzen einnimmt (Abb. 1.7) (Vuorikari et al. 2022).

Digitale Kompetenz, wie sie hier auf Basis reflexiver, kritischer und medialer Rezeptionsfähigkeit beschrieben wird, zentralisiert sich vor allem durch eine wachsende Selbstbestimmung beim Lernen, wie es bspw. im Rahmen des „student engagement" (Abschn. 1.3) umgesetzt werden kann. Für die Lehrenden bedeutet dies, Aktivitäten zum autonomen, selbstgesteuerten Lernen zu moderieren und als Unterstützer*innen zu wirken (Ortmann-Welp 2020, S. 24).

Zentrale Gelingensbedingungen, um die skizzierte transformative Durchdringung der versorgungsspezifischen Themengebiete in den Lehr

und Lernprozessen der Gesundheitsfachberufe mithilfe digitaler Kompetenzen zu erreichen, sind somit u. a. im Zusammenspiel konstruktivistischer und kognitivistischer Grundlagen vorzufinden. Aspekte des kognitivistischen Lehrens und Lernens (Kerres 2018) mit und durch digitale Medien, wie Multimediaprinzipien (Kombination von Text, Ton und Bild), Modalitätsprinzipien (verbale Erläuterungen von Schemata oder Grafiken), Redundanzprinzip, Kohärenzprinzip sowie Personalisierungsprinzip, das u. a. die Handhabbarkeit und die Bedienbarkeit der digitalen Technologie aufgreift, stellen wichtige pädagogische Rahmenfunktionen dar, die stets im Kontext einer konstruktivistischen (Fach)Didaktisierung umgesetzt werden sollten. (Digitale) transformative Lehr- und Lernprozesse in den Gesundheitsfachberufen zu ermöglichen, bedeutet, selbstgesteuerte Lernbegleitung durch die Lehrenden mithilfe einer höchst individuellen Unterstützung umzusetzen und dabei den Fokus der Digitalität des Lernens als situativen, aktiven und sozialen Prozess zu verstehen, in dem konstruktivistische Ansätze optimale Lernbedingungen schaffen können. Die für das transformative Verständnis zentrale Kompetenz der kritischen Reflexionsfähigkeit ist in diesem Sinn nicht als eine dichotome Entscheidung zwischen „digital oder analog", sondern stets eine selbstständige Reflexion des*der Lernenden in einer digital durchdrungenen Lebens- und Berufs-

Abb. 1.7 Digitale Kompetenz als zentrale Querschnittskompetenz und deren Einzelkomponenten in Anlehnung an Vuorikari et al. (2022, S. 67)

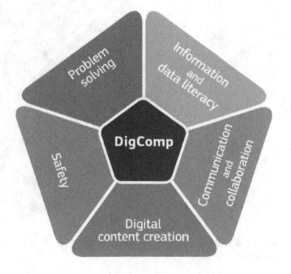

realität zu verstehen. Besonders für das Lernen und für die Kontextualisierung zur Gesundheitsversorgung bedeutet dies, humanistische Kenngrößen als Referenzpunkte zu verankern, die im Sinne des lebenslangen Lernens grundlegende Parameter der stetigen Weiterentwicklung und Ausdifferenzierung der Berufe als obligatorisch kennzeichnen.

Die Hinführung zu reflexiven, digitalen Kompetenzen sollte jedoch bereits in der primärschulischen Phase erfolgen, sodass in der beruflichen Ausbildung darauf aufgebaut und die digitalen Kompetenzen weiter hinsichtlich der notwendigen Kompetenzen in der Gesundheitsversorgung ausdifferenziert werden können. Eine nachträgliche Implementierung sowohl der medialen Ausrichtung als auch des dazugehörigen pädagogischen Grundverständnisses erscheint wenig zielführend, jedoch im Sinne einer Übergangsform notwendig (vgl. Schwedens Stellungnahme zur nationalen Digitalisierungsstrategie 2023).

Konstruktive Formen des Lehrens und Lernens im digitalen Raum lassen sich nicht ohne interaktive, digitale Plattformen und autonomiefördernde Medien verstehen – darauf wird im Kap. 6 ausführlich eingegangen.

Kritische Medienrezeption und dazu grundlegende Medienkompetenz wird sich im Zuge der Bedeutungszunahme von Künstlicher Intelligenz (KI) rasant weiterentwickeln müssen, um Medieninhalte kritisch zu hinterfragen und Fehlinformationen zu erkennen. Denn KI kann dazu beitragen, Desinformation zu verbreiten und falsches Wissen zu akkumulieren, da Algorithmen die Vorlieben der Nutzer*innen verstärken und zu einer Filterblase führen können und in der Folge eklatante Auswirkungen auf Gleichheits- und Diversitätswerte haben können. Die Differenzierung und Validierung der Quellen sind demnach weitere wichtige Aspekte, die in den Lehr- und Lernprozessen der Gesundheitsfachberufe aufgegriffen und vor dem Hintergrund versorgungsrelevanter Entscheidungsfähigkeit implementiert werden sollten.

Die Nutzung von KI-gestützten Tools (wie beispielsweise ChatGPT) im Gesundheitswesen bedeutet, die künftigen Kolleg*innen darauf vorzubereiten, mithilfe von bspw. *Prompt-Skills,* Evidenzen schneller und sicherer zu identifizieren und diese in versorgungsrelevante Entscheidungssituationen einfließen zu lassen. Dabei sind Datenschutz und der Schutz persönlicher Informationen der Patient*innen von großer Bedeutung. Lehrende müssen demnach vermitteln, wie ihre Daten online gesammelt und verarbeitet werden, und sie ermutigen, bewusste Entscheidungen über ihre digitale Präsenz zu treffen. Dies beinhaltet die Nutzung von Datenschutzeinstellungen, die Kenntnis der Daten, die sie teilen, und die kritische Bewertung von Plattformen und Diensten, die KI einsetzen. Die Nutzung von KI wirft auch wichtige ethische Fragen auf, die in den Lehr- und Lernprozessen der Gesundheitsfachberufe behandelt werden müssen. Lernende sollten verstehen, dass KI-Entscheidungen und -Empfehlungen nicht immer ethisch neutral sind und dass die Programmierer und Designer solcher Systeme eine Verantwortung haben, ihre Auswirkungen auf die Gesellschaft sorgfältig zu berücksichtigen. Ethische Dilemmata müssen hierbei erkannt werden und die eigenen Entscheidungen als Konsument*innen, Mediennutzer*innen und als Akteur*innen im Gesundheitswesen sollen kritisch hinterfragt werden.

Berufsspezifisches Fachwissen sowie etablierte, zum größten Teil stark tradierte Lehr- und Lernprinzipien werden hierbei nicht ausreichen, um beruflichen Anforderungen (und zugleich deren künftige Attraktivität) in einer digital-geprägten Arbeitswelt der Gesundheitsfachberufe gerecht zu werden. Fragen nach der künftigen Ausrichtung der Bildungsstrukturen und beruflichen Handlungsfähigkeit stehen vor dem Hintergrund der skizzierten transformativen Kompetenzen in wechselseitiger Abhängigkeit (Becka et al. 2020).

1.5 Fazit

Die Prozesse der Digitalisierung und die digitale Transformation sowie deren verschiedenen Komponenten im Gesundheitswesen sind untrennbar von Bildungs- und Versorgungsstrukturen. Die

Neujustierung der Gesundheitsfachberufe mithilfe einer Durchdringung von transformativen Kompetenzen, die sich in digitalen Lehr- und Lernstrategien widerspiegeln können, erscheint als Chance, um künftigen gesellschaftlichen Herausforderungen wie dem demografischen Wandel zu begegnen. Neue, dringend notwendige erweiterte Kompetenzprofile und Qualifizierungsaktivitäten lassen sich mithilfe der Anwendung von digitalen Lehr- und Lernmöglichkeiten kombinieren. Dadurch ermöglichen sie ein sensibilisiertes und integrales Verständnis der Lernenden zu digitalen Elementen, um digitale Potenziale auch in der gesundheitlichen Versorgung entfalten zu können. Die Kombination von Technologieverständnis, Datenschutz, ethischem Bewusstsein, Medienkompetenz und kritischer Rezeptions- und Reflexionsfähigkeit kann dazu beitragen, dass Lernende in den Gesundheitsfachberufen die Vorteile digitaler Möglichkeiten, wie KI oder telemedizinische Elemente, nutzen und gleichzeitig die Risiken kritisch hinterfragen können, um so einen wichtigen Beitrag einer professionellen Rolle im Gesundheitswesen zu einer informierten und reflektierten, digitalen Gesellschaft zu leisten.

Literatur

Ademmer, T. & Hammerschmidt, W. (2018). Projektbasiertes Lernen im Blended Learning-Format – Marketing-Kommunikation als Running Case. In: Waldherr, F. & Walter, C. (Hg.), Tagungsband zum Forum der Lehre an der TH Ingolstadt. Forum der Lehre – Digitale Akzente setzen 2018.

Arnold, P., Kilian, L., Thillosen, A., & Zimmer, G. (2018). Handbuch E-Learning. Lehren und Lernen mit digitalen Medien (5. Aufl.). Bertelsmann. Bielefeld.

Baacke, D. (2007). Medienkompetenz. In: Baacke, D. (Hg.). Medienpädagogik. De Gruyter. Oldenburg.

Becka, D., Bräutigam, C. & Evans, M. (2020). „Digitale Kompetenz" in der Pflege: Ergebnisse eines internationalen Literaturreviews und Herausforderungen beruflicher Bildung, Forschung Aktuell, No. 08/2020, Institut Arbeit und Technik (IAT). Gelsenkirchen.

Becker, W. (2020). Prozess der Pflegedokumentation und Auswirkungen der Digitalisierung. In: Kubek, V./Velten, S./Eierdanz, F./Blaudszun-Lahm, A. (Hg.): Digitalisierung der Pflege. Zur Unterstützung einer besseren Arbeitsorganisation. Springer Vieweg. Berlin, 119–130.

BMG (2023). Gemeinsam Digital. Digitalisierungsstrategie für das Gesundheitswesen und die Pflege. Bundesministerium für Gesundheit. Berlin. https://www.bundesgesundheitsministerium.de/fileadmin/Dateien/3_Downloads/D/Digitalisierungsstrategie/BMG_Broschuere_Digitalisierungsstrategie_bf.pdf (abgerufen am 25.10.2023).

Bohnet-Joschko, S. & Schmidt, L. (2023). Chronische Wunden digital versorgt. „Smart Dressings", Telemedizin und KI im Einsatz. Pflegezeitschrift, 76(5).

Brandhofer, G., Buchner, J., Freisleben-Teutscher, C. & Tengler, K. (Hg.) (2020). Tagungsband zur Tagung Inverted Classroom and beyond. BoD. Norderstedt, 28–48.

Buhtz, C., Paulicke, D., Hofstetter, S. & Jahn, P. (2020). Technikaffinität und Fortbildungsinteresse von Auszubildenden der Pflegefachberufe: eine Onlinebefragung. HBScience 11, 3–12. https://doi.org/10.1007/s16024-020-00337-5.

Careum (2018). Gemeinsame Erklärung zur digitalen Transformation in der Pflege. Careum Dialog: Digital – Ambulant – Partizipativ. https://www.careum.ch/documents/20181//263261//Erklaerung+Careum+Dialog+2018 (abgerufen am 20.07.2023).

Christensen, C.M., Horn, M.B. & Staker, H. (2013). Is K-12 Blended Learning Disruptive? An introduction to the theory of hybrids. The Clayton Christensen Institute. https://www.christenseninstitute.org/publications/hybrids/ (abgerufen am 20.07.2023).

Darmann-Finck, I. & Sahmel, K.H. (2023). Pädagogik im Gesundheitswesen. Springer. Berlin.

Daum, M. (2022). Digitalisierung und Technisierung in der Pflege in Deutschland. Aktuelle Trends und ihre Folgewirkungen auf Arbeitsorganisation, Beschäftigung und Qualifizierung. DAA. Hamburg.

Drossel, K., Eickelmann, B. & Gerick, J. (2017). Predictors of teachers' use of ICT in school – the relevance of school characteristics, teachers' attitudes and teacher collaboration. Education and Information Technologies, 22(2), 551–573. https://doi.org/10.1007/s10639-016-9476-y.

Dörner, O., Iller, C. & Schüßler, I. (2010). Erwachsenenbildung und Lernen in Zeiten von Globalisierung, Transformation und Entgrenzung. Opladen. Berlin.

DVPMG (2021). Gesetz zur digitalen Modernisierung von Versorgung und Pflege. DVPMG. www.bgbl.de/xaver/bgbl/start.xav?startbk=Bundesanzeiger_BGBl&jumpTo=bgbl121s1309.pdf. (abgerufen am 05.10.2023).

Eckrich F., Baudenstiel I., Ose E. & Winkler E. (2015). Einfluss einer elektronischen Patientenakte (EPA) auf das Arzt-Patienten-Verhältnis: eine systematische Übersicht der medizinethischen Implikationen. Ethik Med. Springer https://doi.org/10.1007/s00481-016-0386-8.

Eickelmann, B. & Gerick, J. (2018). Lehren und Lernen mit digitalen Medien – Zielsetzungen, Rahmenbedingungen und Implikationen für die Schulentwicklung. Schulmanagement – Handbuch 164. Lehren und Lernen mit digitalen Medien, 54–81.

Eickelmann, B., Bos, W., Gerick, J., Goldhammer, F., Schaumburg, H., Schwippert, K., Senkbeil, M., & Vahrenhold, J. (2018). ICILS 2018. Deutschland. Waxmann. Münster. https://kw.uni-paderborn.de/ fileadmin/fakultaet/Institute/erziehungswissenschaft/ Schulpaedagogik/ICILS_2018__Deutschland_ Berichtsband.pdf. (abgerufen am 22.08.2023).

Elmer, A. & Matusiewicz, D. (2019). Die digitale Transformation der Pflege. Wandel. Innovation. Smart Services. Berlin.

Fong, C. J., Gonzales, C., Hill-Troglin Cox, C. & Shinn, H.B. (2021). Academic help-seeking and achievement of postsecondary students: A meta-analytic investigation. Journal of Educational Psychology. https://doi.org/10.1037/edu0000725 (abgerufen am 28.09.2023).

Fredricks, J. A., Blumenfeld, P.C. & Paris, A.H. (2004). School engagement: Potential oft he concept, state of the evidence. Review of Educational Research, 74 (1), 59–109.

Friesacher, H. (2010). Pflege und Technik – eine kritische Analyse. Pflege und Gesellschaft, 15(4):293–313.

Gasch, F. & Maurus, A. (2022). Digitale Medien in der Pflegegeausbildung: Didaktik, Rahmenbedingungen und Organisationsentwicklung. wbv Publikation. Bielefeld.https://doi.org/10.3278/6004737w.

Goertz, L. (2013). Wann was für wen? Sonderveröffentlichung von wirtschaft+ weiterbildungund Skillsoft(05_2013), 10–13. http://www. mmb-institut.de/download/fachbeitraege/wirtschaft+weiterbildung_52013_Lernorganisation_Skillsoft_Sonderveroeffentlichung.pdf (abgerufen am 22.08.2023).

Greb, U. & Schmuck, E. (2013). Pflegedidaktische Handlungsfelder. Beltz Juventa. Weinheim.

Groeben, N. (2003). Dimensionen der Medienkompetenz. Deskriptive und normative Aspekte. Medienkompetenz. Voraussetzungen, Dimensionen, Funktionen. Beltz. Weinheim und München.

Groeben, N. & Hurrelmann, B. (2002). Medienkompetenz. Voraussetzungen, Dimensionen, Funktionen. Juventa. Weinheim und München.

Hanft, A. (2013). Offene Hochschulen. Die Neuausrichtung der Hochschulen auf Lebenslanges Lernen. Münster. http://www.content-select.com/index. php?id=bib_view&ean=9783830977704. (abgerufen am 22.08.2023).

Harig, R. (2019). Gesundheit digital. Perspektiven zur Digitalisierung im Gesundheitswesen. Springer. New York.

Hastie, T., Tibshirani, R. & Friedman, J. (2009). The elements of statistical learning: data mining, inference, and prediction. 2. Aufl. Springer. New York.

Hauck, C. (2019). Neue Technologien und Pflegebildung – eine Annäherung. In: Hauck, C. & Uzarewicz, C.

(2019). I, Robot – I, Care. Möglichkeiten und Grenzen neuer Technologien in der Pflege. De Gruyter. Oldenburg.

Hergesell, J. (2019). Technische Assistenzen in der Altenpflege. Eine historisch-soziologische Analyse zu den Ursachen und Folgen von Pflegeinnovationen. Beltz Juventa. Weinheim.

Hochschulforum Digitalisierung (2021). Digitalisierung in Studium und Lehre gemeinsam gestalten – Innovative Formate, Strategien und Netzwerke. Springer VS. Wiesbaden. https://doi.org/10.1007/978-3-658-32849-8.

Hodges, C. B., Moore, S., Lockee, B. B., Trust, T. & Bond, M. A. (2020). The Difference Between Emergency Remote Teaching and Online Learning. Educause Review. https://er.educause.edu/articles/2020/3/ the-difference-between-emergency-remote-teaching-and-online-learning.

Hülsken-Giesler, M. (2008). Der Zugang zum Anderen. Zur theoretischen Rekonstruktion von Professionalisierungsstrategien pflegerischen Handelns im Spannungsfeld von Mimesis und Maschinenlogik. Osnabrück.

Hülsken-Giesler, M. (2010). Technikkompetenzen in der Pflege – Anforderungen im Kontext der Etablierung neuer Technologien in der Gesundheitsversorgung. In: Pflege und Gesellschaft, 15(4):330–352.

Hofstetter, S., Lehmann, L., Zilezinski, M., Steindorff, J.V., Jahn, P. & Paulicke, D. (2022). Vermittlung digitaler Kompetenzen in der Pflegeausbildung – eine Vergleichsanalyse der Rahmenpläne von Bund und Ländern. 2022. Bundesgesundheitsbl 65, 891–899. https://doi.org/10.1007/s00103-022-03575-2 (abgerufen am 29.06.2023).

Holly, W. (2000). Was sind "Neue Medien" – was sollen "Neue Medien" sein? In: Voß, G., Holly, W. & Boehnke, K. (2020). Neue Medien im Alltag. Leske & Budrich. Opladen, 79–106.

Hönsch, S. (2022). Auswirkungen der Corona-Pandemie auf die Ausbildung in Gesundheitsfachberufe. Die Gesundheitslehrerein.

Kahu, E., Stephens, C., Leach, L. & Zepke, N. (2005). Linking academic emotions and student engagement: mature-aged distance students transition to university. Journal of further and higher education, 39 (4), 481–496.

Kamis, A. (2016). Habitustransformation durch Bildung. Soziale und räumliche Mobilität im Lebensverlauf türkischer Bildungsaufsteiger. Wiesbaden. http://gbv. eblib.com/patron/FullRecord.aspx?p=4714232 (abgerufen am 29.07.2023).

Kaspar, K., Becker-Mrotzek, M., Hofhues, S., König, J. & Schmeinck, S. (Hg.) (2020). Bildung, Schule, Digitalisierung. Waxmann. Münster, New York. https:// doi.org/10.31244/9783830992462.

Kerres, M. (2018). Mediendidaktik. Konzeption und Entwicklung digitaler Lernangebote (5. Aufl.). de Gruyter. Berlin.

Knezek, G., Christensen, R. & Fluke, R. (2003). Testing a Will, Skill, Tool Model of Technology Integration.

In Annual Meeting of the American Educational Research Association Chicago: http://files.eric.ed.gov/fulltext/ED475762.pdf. (abgerufen am 23.09.2023).

Knaus, T. (2013). Technik stört! Lernen mit digitalen Medien in interaktionistisch-konstruktivistischer Perspektive – In: Knaus, T. & Engel, O. (Hg.). fraMediale. kopaed. München, 21–60. https://doi.org/10.25656/01:11687 (abgerufen am 12.08.2023).

Krommer, A. (2019). Paradigmen und palliative Didaktik. In A. Krommer, M. Lindner, D. Mihajlovic, J. Muuß-Merholz, & P. Wampfler (Hg.). Routenplaner # Digitale Bildung. Verlag ZLL21 e. V. Hamburg.

Krönke, C. & Tschachler, E. (2022). Ein Opt-out für die elektronische Patientenakte (ePA). Datenschutz Datensich 46, 419–426. https://doi.org/10.1007/s11623-022-1632-5.

Kubek, V. (2020). Digitalisierung in der Pflege: Überblick über aktuelle Ansätze. In: Kubek, V., Velten, S., Eierdanz, F. & Blaudszun-Lahm, A. (Hg.). Digitalisierung der Pflege. Zur Unterstützung einer besseren Arbeitsorganisation. Springer Vieweg. Berlin, 15–20. https://doi.org/10.1007/978-3-662-61372-6.

Kuhlmey, A., Blüher, S., Nordheim, J. & Zöllick, J. (2019). Technik in der Pflege – Einstellungen von professionell Pflegenden zu Chancen und Risiken neuer Technologien und technischer Assistenzsysteme. Abschlussbericht für das Zentrum für Qualität und Pflege (ZQP).

Kulik, J. A. & Fletcher, J. (2016). Effectiveness of intelligent tutoring systems: a meta-analytic review. Review of Educational Research, 86(1), 42–78. https://doi.org/10.3102/0034654315581420.

Lange, J. & Wegner, G. (Hg.) (2019). Beruf 4.0. Eine Institution im digitalen Wandel. Nomos. Baden-Baden.

Leimeister, J.M. & David, K. (2019). Chancen und Herausforderungen des digitalen Lernens Methoden und Werkzeuge für innovative Lehr-Lern-Konzepte. Springer. Berlin.

Leyck Dieken, M. (2021). Telematikinfrastruktur. In: Marx, G., Rossaint, R. & Marx, N. (Hg.). Telemedizin. Springer. Berlin. https://doi.org/10.1007/978-3-662-60611-7_32.

Ludwig, J. (2005). Modelle subjektorientierter Didaktik. Bertelsmann. Bielefeld.

Maier, S. & Huber, R. (2021). Neurowissenschaftliche Grundlagen von Lernen und Gedächtnis. In: Blum, U., Gabathuler, J. & Bajus, S. (2021). Weiterbildungsmanagement in der Praxis: Psychologie des Lernens. Springer. Berlin, Heidelberg. https://doi.org/10.1007/978-3-662-62631-3_1.

Mezirow, J. (2009). Transformative learning in practice. Insights from community, workplace, and higher education. San Francisco.

Mezirow, J. & Arnold, K. (1997). Transformative Erwachsenenbildung. Baltmannsweiler.

Mezirow, J. & Taylor, E. W. (2011). Transformative Learning in Practice. Insights from Community, Workplace and higher Education. 1. Aufl. New York.

Mihajlovic, D. (2019). Kommunikation, Kollaboration, Kreativität und kritisches Denken. In A. Krommer,

M. Lindner, D. Mihajlovic, J. Muuß-Merholz, & P. Wampfler (Hg.). Routenplaner # Digitale Bildung. Verlag ZLL21 e. V. Hamburg, 171–184.

Moser, H. (2019). Einführung in die Medienpädagogik. Aufwachsen im digitalen Zeitalter (6. Aufl.). Springer VS. Wiesbaden.

Nicholson, P. A. (2007). History of E-Learning. In: Computers and Education. Springer. Dordrecht.

Nussbaumer, G. (2008). E-Learning in den Ausbildungen von Gesundheitsberufen. In: Nussbaumer, G. & von Reibnitz, C. (Hg.). Innovatives Lehren und Lernen Konzepte für die Aus- und Weiterbildung von Pflege- und Gesundheitsberufen. Huber. Bern, 147–162.

Pastoors, S. (2018). Lernkompetenz. In: Becker, J., Ebert, H. & Pastoors, S. (Hg). Praxishandbuch berufliche Schlüsselkompetenzen. Springer. Berlin, 103–111.

Persike, M. (2019). Denn sie wissen, was sie tun: Blended Learning in Großveranstaltungen. In: Kauffeldt, S. & Othmer, J. (Hg.). Handbuch Innovative Lehre. Springer. Wiesbaden, 65–86.

Pfannstiel, M. A., Krammer, S. & Swoboda, W. (2018). Digitale Transformation von Dienstleistungen im Gesundheitswesen IV. Impulse für die Pflegeorganisation. Springer. Wiesbaden.

PflAPrV (2018). Ausbildungs- und Prüfungsverordnung für die Pflegeberufe https://www.gesetze-im-internet.de/pflaprv/BJNR157200018.html (abgerufen am 25.10.2023).

Prensky, M. (2011). Digital Wisdom and Homo Sapiens Digital. In: Michael. T. (Hg.). Deconstructing Digital Natives. Young People, Technology, and the New Literacies, New York/London, 15–29.

Rammert, W. (2010). Die Innovationen der Gesellschaft. In: Howaldt, J. & Jacobson, H. (Hg.). Soziale Innovation. Auf dem Weg zu einem postindustriellen Innovationsparadigma. VS. Wiesbaden.

Redecker, C. (2017). European Framework for the Digital Competence of Educators: DigCompEdu. Publications Office of the European Union, Luxembourg. https://doi.org/10.2760/159770.

Reumann, M., Marchiori, C., Lange, M. & Böttcher, B. (2017). Big Data und kognitive Assistenzsysteme verändern die Versorgung in Digitalisierungsmanagement in Gesundheitssystemen. In: Rebscher, H. & Kaufmann, S. (Hg.). Digitalisierungsmanagement in Gesundheitssystemen. Medhochzwei. Heidelberg.

Rosa, H. (2018). Unverfügbarkeit. Suhrkamp. Wien.

Rosa, H. (2016). Resonanz. Eine Soziologie der Weltbeziehung. Suhrkamp. Berlin.

Rosenberg, F. (2014). Bildung und Habitustransformation. Empirische Rekonstruktionen und bildungstheoretische Reflexionen. Medhochzwei. Bielefeld.

Rubach, C. & Lazarides, R. (2021). Bedingungen für die Umsetzung motivationsförderlicher Unterrichtsstrategien durch digitale Medien. In: Lazarides, R. & Raufelder, D. (Hg.). Motivation in unterrichtlichen Lehr-Lernkontexten: Perspektiven aus Pädagogik,

Psychologie und Fachdidaktiken (Bd. Edition ZfE, Bd. 10. Springer. Wiesbaden, 435–461.

Schmid, U., Thom, S. & Görtz, L. (2016). Ein Leben lang digital lernen – neue Weiterbildungsmodelle aus Hochschulen. Hochschulforum Digitalisierung. Berlin.

Schmidt, R. & Mindt, I. (2021). Student engagement in digitalen Lehr- Lernszenarien. Zwei Fachdisziplinen berichten. In: Neiske, I., Osthuhenrich, J., Schaper, N., Trier, U. & Vöing (Hg.). Hochschule auf Abstand. Ein multiperspektivischer Zugang zur digitalen Lehre. Transcript. Bielefeld.

Schorb, S. (2003). Jugend und Multimedia. In: Deubel, V. & Kiefer, K.H. (Hg.). Medien-Bildung im Umbruch. Lehren und Lernen im Kontext der neuen Medien. Transcript. Bielefeld.

Stellungnahme Nationale Digitalisierungsstrategie (2023). Stellungnahme zur Digitalisierungsstrategie der schwedischen Regierung im Bildungssektor. https://die-pädagogische-wende.de/wp-content/uploads/2023/07/Karolinska-Stellungnahme_2023_dt.pdf (abgerufen am 25.10.2023).

SVR (2021). Digitalisierung für Gesundheit. Ziele und Rahmenbedingungen eines dynamisch lernenden Gesundheitssystems. Sachverständigenrat zur Begutachtung und Entwicklung des Gesundheitswesens. https://www.svr-gesundheit.de/fileadmin/Gutachten/Gutachten_2021/SVR_Gutachten_2021.pdf (abgerufen am 25.10.2023).

Süss, D., Lampert, C. & Trültzsch-Wijnen, C. (2018). Medienpädagogik Ein Studienbuch zur Einführung. Springer VS. Leipzig.

Trowler, V. & Trowler, P. (2010). Student Engagement Evidence Summary. The HigherEducation Academy. York.

WHO (2022). Monitoring the implementation of digital health: an overview of selected national and international methodologies. WHO Regional Office for Europe. Copenhagen, Licence: CC BY-NC-SA 3.0 IGO.

WHO (2023). The ongoing journey to commitment and transformation: digital health in the WHO European Region. WHO Regional Office for Europe. Copenhagen, Licence: CC BY-NC-SA 3.0 IGO.

Wissenschaftsrat (2023). Perspektiven für die Weiterentwicklung der Gesundheitsfachberufe. Wissenschaftliche Potenziale für die Gesundheitsversorgung erkennen und nutzen. Saarbrücken. https://doi.org/10.57674/6exf-am35.

Wissenschaftsrat (2022). Empfehlungen zur Digitalisierung in Lehre und Studium. Köln. https://doi.org/10.57674/sg3e-wm53.

Wilson, B. B. (2020). Disorientation as a Learning Objective: Applying Transformational Learning Theory in Participatory Action Pedagogy. Journal of Planning Education and Research, 0(0). https://doi.org/10.1177/0739456X20956382.

Voss, T. & Wittwer, J. J. U. (2020). Unterricht in Zeiten von Corona: Ein Blick auf dieHerausforderungen aus der Sicht von Unterrichts-und Instruktionsforschung. Unterrichtswissenschaft. 48(4), 601–627. https://doi.org/10.1007/s42010-020-00088-2.

Vuorikari, R., Kluzer, S. & Punie, Y. (2022). DigComp 2.2: The Digital Competence Framework for Citizens – With new examples of knowledge, skills and attitudes. Publications Office of the European Union, Luxembourg. https://doi.org/10.2760/490274.

Zeuner, C. (2014). „Transformative Learning" als theoretischer Rahmen der Erwachsenenbildung und seine forschungspraktischen Implikationen. Phänomenologische, pragmatistische und kritische Lerntheorien in der Diskussion. In: Faulstrich, P. (Hg.). Lerndebatten. Bielefeld, 99–131.

Endres, W. (2020). Resonanzpädagogik in Schule und Unterricht - Von der Entdeckung neues Denkmuster. Beltz. Weinheim

Ortmann-Welp, E. (2020). Digitale Lernangebote in der Pflege. Neue Wege der Mediennutzung in der Aus-, Fort- und Weiterbildung. Springer. Berlin

Dombrowski, T., Dauert, S., Volkenstein, S. (2019). Digitale Strategien in der Lehre. Laryngorhinootologie. 98(S 01): S197-S219 DOI: https://doi.org/10.1055/a-0803-0218

Pädagogische Neuausrichtung und Gestaltungspotenziale

Andreas Schönfeld und Anne-Marie Lachmund

2.1 Berufsfeldpädagogik der Gesundheitsfachberufe

Im Rahmen der digitalen Transformation bekommen die Gesundheitsfachberufe die Chance, ihr Berufsfeld der Patient*innenversorgung zukunftsweisend neu auszurichten und zu optimieren. Digitale Technologien, wie Extended-Reality-Anwendungen oder digitale Medien, wie Podcasts, Open Educational Resources, E-Wikis oder E-Portfolios, bieten hervorragende Lernmöglichkeiten mit einem hohen Vernetzungsgrad und Flexibilität für Lernende und Lehrende (Elsenbast et al. 2022, S. 314). Doch angesichts der rasanten Dynamik in der Weiterentwicklung digitaler Technologien und Medien stellt sich die Frage, wie und wann digitale Kompetenzen erworben werden sollen: berufsbegleitend und bedarfsadaptiert im „Learning by doing – Stil" oder durch die curriculare Implementierung mediendidaktischer Module in Ausbildung und Studium (Foadi et al. 2020, S. 598)? Hinzu kommt, dass es auch in diesem Berufsfeld ein breites Spektrum an teils ambivalenten Einstellungen gegenüber der digitalen Transformation gibt – von „Early Adoptern" bis hin zu „E-Health-Verweigernden" (ebd.). So bedarf es im Spagat zwischen Berufspädagogik und heterogenen Berufsfeldern in den Gesundheitsfachberufen einer gezielten fachdidaktischen Förderung, um individuelle berufspädagogische Perspektiven und Bedürfnisse von Lernenden ausreichend zu berücksichtigen (Hellmann 2023, S. 37). Dabei erforschen und strukturieren die Fachdidaktiken als Spezialwissenschaften die Voraussetzungen, Möglichkeiten, Folgen und Grenzen des Lernens und Lehrens in schulischen oder außerschulischen Lernfeldern (Oelke und Meyer 2013, S. 22). Erfolgt eine pädagogisch sinnvolle Integration digitaler Elemente in die Fachdidaktik, können auf unmittelbare Tätigkeiten bezogene Qualifikationen, z. B. der gezielte Umgang mit digitalen Technologien und Medien, innerhalb der Patient*innenversorgung, in einen selbstorganisierten und ganzheitlichen Kompetenzerwerb beruflichen Handelns münden (Arnold 2010, S. 269). Die Hinzunahme solcher Medien kann insbesondere dann zu einer Qualitätssteigerung von Gesundheitsdienstleistungen führen, wenn neues technologisches Wissen in systematischer Verknüpfung mit digitalen Fähigkeiten und Fertigkeiten bereits während der berufsfachschulischen Ausbildung oder des Studiums pädagogisch vermittelt werden. Als Grundvoraussetzung sollen hierfür drei elementare Punkte genannt werden:

1. soziotechnisches Verständnis
2. Medienkompetenz
3. technologische Infrastruktur

Für das **soziotechnische Verständnis** benötigt der Mensch die Fähigkeit zur Selbstreflexion als psychologische Metakompetenz (Faix et al.

2012, S. 18), um soziale und digitale Elemente systemorientiert zu verknüpfen. Die **Medienkompetenz** steht hier im Zentrum und verbindet sich gleichermaßen mit der Technologie und der Organisation (Fraunhofer Institut für Entwurfstechnik und Mechatronik o. J.). Dabei kann die Rolle des Menschen gleichermaßen von Lehrenden, Lernenden oder von Patient*innen besetzt werden (vgl. Abb. 2.1).

Was sich hinter dem Containerbegriff „Medienkompetenz" verbirgt, soll kurz beleuchtet werden, da sich das berufliche Medienhandeln von Erwachsenen in einer digitalisierten Welt untergliedert in die Bereiche: a) Medienkritik, b) Medienkunde, c) Mediennutzung und d) Mediengestaltung (Meyer et al. 2023, S. 121). Hinzu kommen noch die Medienpädagogik und die Medienerziehung. Dabei steht die Medienkompetenz hier im weitesten Sinne für eine selbstbewusste, kritische und kreative Nutzung von Informations- und Kommunikationstechnologien (IKT) im Kontext von Arbeits- und Beschäftigungsfähigkeit, Lehren und Lernen sowie für eine soziale Teilhabe im Lebenswelt- und Setting-Ansatz (Elsenbast et al. 2022, S. 315). Der rasante technologische Wandel der Wissens-

aneignung erfordert aber nicht nur eine Anpassung von Unterrichtskonzepten für E-Learning, sondern als Rahmenbedingung ebenso eine Technikkompetenz zur Nutzung einer erprobten **technologischen Infrastruktur** für alle Lehr-/Lernorte zur Absicherung von Lernszenarien und -erfolgen (Ali et al. 2018, S. 166). Sind diese drei elementaren Punkte als Grundvoraussetzung für innovative digitale Unterrichtskonzepte gegeben, können sich allgemeine medienpädagogische Überlegungen anschließen.

2.1.1 Die Gesundheitsfachberufe im Fokus medienpädagogischer Überlegungen

Digitalisierungsbestrebungen in den Bereichen der beruflichen oder hochschulischen Bildung der Gesundheitsfachberufe erfordern vor allem das Überdenken bisher bewährter Organisationsstrukturen, wenn es um die Ausgestaltung von Lehr-, Lern und Prüfungssituationen oder um die Entwicklung digitaler Kompetenzen von Lehrenden und Lernenden geht (Schlenker et al. 2023, S. 214). Der Lernerfolg wird nicht allei-

Abb. 2.1 soziotechnisches System. (Eigene Abbildung)

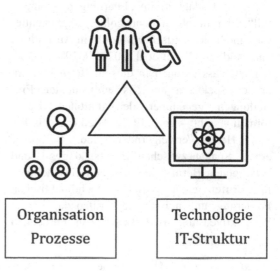

nig bestimmt durch die eingesetzten Medien und Technologien, sondern ebenso durch die didaktische Einbindung von Lehrinhalten in das medientechnische Design. Zeitgemäßes, partizipatives und kollaboratives Lehren und Lernen scheint insbesondere dann erfolgsversprechend zu sein scheint, wenn eine virtuelle und physische Lehr-/Lernumgebung als sozialer Interaktionsraum kombiniert wird mit fachlichen, technischen und mediendidaktisch sinnvollen Unterrichtskonzepten (Mayrberger 2019, S. 63). Diese entfalten sich am besten, wenn folgende Gelingenheitsfaktoren berücksichtigt werden (vgl. Tab. 2.1):

Im Vergleich z. B. zu klassischen handwerklichen Berufen hat der digitale Wandel wesentlich stärker Einzug in die Berufsfelder der Gesundheitsfachberufe gehalten und ist im Rahmen einer qualitativ hochwertigen Patient*innenversorgung nicht mehr wegzudenken. Unter Einbezug der in Tab. 2.1 genannten Gelingensbedingungen für die Entwicklung innovativer digitaler Unterrichtskonzepte werden folgend mögliche Einsatzfelder für digitale Technologien und Medien beispielhaft für einige ausgewählte Gesundheitsfachberufe skizziert.

2.1.2   Fachrichtung Rettungswesen

Dieses Kapitel widmet sich dem Berufsfeld des Rettungswesens und dem zugehörigen Rettungsfachpersonal, worunter in Deutschland verschiedene Berufe mit unterschiedlichen Qualifikationsstufen, Ausbildungsgängen und -angeboten subsumiert werden (Fromm und Runggaldier 2023, S. 95). Hierzu zählen die Rettungshelfer*innen (RH), Rettungssanitäter*innen (RS), Rettungsassistent*innen (RA) und die Notfallsanitäter*innen (NotSan) mit daraus resultieren Unterschieden in Bezug auf die Ausbildungsregelungen, -dauer, und -form, und es eröffnen sich ebenfalls unterschiedliche Handlungsfelder, hier am Beispiel von RS und NotSan (vgl. Tab. 2.2):

Das Berufsbild der Rettungsassistenz existiert zwar noch, jedoch wurde die ehemals zweijährige Berufsausbildung mit Einführung des Notfallsanitätergesetzes (NotSanG) und sei-

ner Ausbildungs- und Prüfungsordnung (NotSan-APrV) 2014 überführt in die dreijähre Berufsausbildung zum NotSan. In einer in § 32 Abs. 2 NotSanG verabschiedeten Übergangsvorschrift hatten RS noch bis Ende 2023 die Möglichkeit, sich über eine Ergänzungsprüfung oder alternativ über eine staatliche Vollprüfung zum NotSan nachträglich zu qualifizieren (Kuhnke 2020, S. 2). Das NotSanG hat zudem eine weitgreifende Auswirkung auf die Berufsbildung im Rettungswesen: Erstmals wird im Rettungsdienst eine Akademisierung des Lehrpersonals eingeführt sowie die der Praxisanleitung geplant und damit eine Neuausrichtung in Form von handlungs- und lernfeldorientierten Curricula angestoßen. Im Rahmen der Professionalisierungsbestrebungen im Berufsfeld der Gesundheitsfachberufe besteht für (angehende) NotSan zudem die Möglichkeit, parallel zur berufsfachschulischen Ausbildung ein duales Studium mit Bachelor-Abschluss für Rettungswesen/Notfallversorgung zu absolvieren oder sich berufsbegleitend nachträglich zu akademisieren. Unabhängig davon steht die Entwicklung einer digitalen Fachdidaktik des Rettungswesens im Mittelpunkt bildungswissenschaftlicher Forschung und Diskussion (Fromm und Runggaldier 2023, S. 95).

Die Digitalisierung im Rettungswesen – ein Überblick

In Deutschland werden aktuell ca. 5 Mio. Notfalleinsätze jährlich registriert (Statista 2022). Dabei steigen die Anforderungen im Umgang mit digitalen Technologien und Medien für die Dokumentation, sektorenübergreifende Kommunikation und Notfallversorgung der Patient*innen stark an, ohne dass eine weitreichende Digitalisierung der präklinischen Notfallmedizin bis dato erreicht wurde (Möllenhoff et al. 2022, S. 518). Neben einer Vielfalt digitaler Technologien in der Ausrüstung zur Akutversorgung der Patient*innen wächst der Markt an modernen digitalen Informations- und Kommunikationstechnologien (IKT) vor dem Hintergrund an, dass ihre Nutzung zu einer zeitlich beschleunigten Abarbeitung des Einsatzes und damit zu einer besseren Versorgungsqualität

Tab. 2.1 Framework zu Gelingensbedingungen in der digitalen Bildung. (Eigene Darstellung, vgl. Schlenker et al. 2023, S. 219)

Didaktik	Lehrende/Lernende	IT-Struktur/Technik
• Entwicklung einer Lernkultur • Passende Lehr-/Lerninhalte mit sinnstiftender Ausrichtung am tatsächlichen Lernbedarf der Lernenden • Passende Lernorte und Szenarien • Mediendidaktische Methoden und Formate mit digitalen Materialien, Sozialformen und Lernzeiten • Lernbegleitung in der asynchronen Lernphase durch Scaffolding und Studierendenbegleitbriefe • Transparente Wissenskontrolle mit Feedback • Intelligente digitale Prüfungsformate	• Akzeptanz und Offenheit im Umgang mit neuen digitalen Medien • Eigenengagement • Innovationsbereitschaft • Persönliche Relevanz und Motivation • Aktivierung von Fach-, Personal-, Sozial- und Medienkompetenz • (Vor-)Erfahrungen • Qualifizierung/Weiterbildungsmöglichkeiten für Lehrende • Bereitschaft zur kooperativen und kollaborativen Zusammenarbeit • Kritische Reflexion zu Aspekten von Medienethik, -recht, -pädagogik und -gestaltung • Lernzieltaxonomische Umsetzung von Richt-, Grob- und Feinzielen zur Erlangung von Wissen, Kennen, Fähigkeiten, Fertigkeiten und Qualifikationen, bis hin zum Erwerb von handlungsbezogenem und kompetenzorientiertem Können	• Geschultes IT-Personal • Erprobte technische Ausstattung • Nutzer*innenfreundliche Zugänglichkeit zur Technik und zu attraktiven digitalen Medien • Hohe Nutzungsintensität/Verbreitung von digitalen Medien • Möglichst hohe Funktionalität • Ästhetik • Zeit- und ortsunabhängige Zugänge zu Technik und digitalen Medien • Möglichst einheitlicher Standard von Technik und digitalen Medien • Enger Austausch zwischen IT-Personal, Lehrenden und Lernenden

Tab. 2.2 Ausbildung von RS und NotSan im Vergleich. (Eigene Darstellung)

	Ausbildungs-regelung	Ausbildungs-dauer	Ausbildungsform und DQR-Niveau	Handlungsfelder
NotSan	Notfallsanitäter-gesetz (NotSanG) mit Ausbildungs- und Prüfungsver-ordnung (Not-San-APrV)	3 Jahre	Berufsausbildung DQR-Niveau: 4	Fokussierung auf medizinische Defizite von (Notfall-) Patient*innen zur Vorbereitung eines gesicherten Krankentransports, eigen-verantwortliche Durchführung heilkund-licher Maßnahmen, Kommunikation, Inter-aktion & Beratung von Hilfesuchenden u. v. m
RS	Lernzielkatalog des Bund-Länder-Aus-schusses für das Rettungswesen	520 h	Lehrgang DQR-Niveau: k. A	Vorwiegend das Fahren von Krankentrans-portwagen (KTW) sowie Unterstützung der NotSan bei der Versorgung von Notfall-patient*innen bis zur Übernahme der Be-handlung durch die Notärzt*innen

der Patient*innen beitragen kann (ebd., S. 520). Zudem soll die Kommunikation zwischen medizinischem Personal und nicht-deutschsprachigen Patient*innen in Notfallsituationen durch digitale Tools zur Überwindung von Sprachbarrieren im Rettungsdienst verbessert werden. Die Realität zeigt jedoch auch eine teils mangelnde Akzeptanz, IKT konsequent einzusetzen, wenn deren Handhabung zu unübersichtlich, zu wenig funktional oder zu unhandlich ist. Nicht zuletzt durch den Föderalismus und die verschiedenen Priorisierungen sowie Förderungen der einzelnen Länder, sind die Fortschritte in Bezug auf die Digitalisierung im Rettungsdienst in Deutschland ausgesprochen heterogen und dezentral organisiert (Naujoks et al. 2019, S. 119), was sich in der unterschiedlichen Auswahl und Beschaffung von digitalen Technologien und Medien widerspiegelt. Dennoch sind diverse digitale Dokumentationsinstrumente und telemedizinische Anwendungen im Rettungsdienst in vielen Regionen Deutschlands fest in der Planung oder haben den Sprung aus der Pilotierung in die Routine erfolgreich geschafft (Elsenbast et al. 2022, S. 315). Die folgende Abbildung soll einen Überblick über die verschiedenen Einsatzbereiche digitaler Technologien und Medien zur Prozessunterstützung im Rettungsdienst veranschaulichen (vgl. Abb. 2.2):

Die hier vorgestellte digitale Prozessunterstützung im Rettungsdienst setzt ein hohes Maß an theoretischem und praktischem Wissen, Fähigkeiten und Fertigkeiten zur verantwortungsvollen Nutzung dieser digitalen Technologien und Medien voraus. Idealerweise könnten NotSan schon während der grundständigen Berufsausbildung oder des (dualen) Studiums den ersten Weg der Qualifikation durch eine gezielte medienpädagogische Auseinandersetzung mit diesen oder ähnlichen digitalen Tools durchlaufen. Die Realität hingegen zeigt, dass es jedoch noch einen großen Bedarf an konkreten Bildungsangeboten zum Erwerb von anwendungsbezogenen digitalen Kompetenzen gibt (Bundesamt für Sicherheit in der Informationstechnik 2023, S. 24), was unter anderem mit hohen Bereitstellungskosten begründet werde kann. Darüber hinaus benötigt es neben dem Erlangen von Anwendungsroutine im späteren Arbeitsalltag ebenso die kontinuierliche Fort- und Weiterbildung, damit aus einer erworbenen Qualifikation ein eigenständiges und kompetenzorientiertes Können wird, um mit der rasanten Weiterentwicklung digitaler Technologien und Medien Schritt halten zu können. Einige medizinische Lehrinstitute bieten z. B. den gesamten schultheoretischen Teil der Ausbildung zum RS per Onlinekurs an. Lediglich die praktischen Lerneinheiten sowie die staatlichen Prüfungen finden in physischer vor-Ort-Präsenz statt (Neubauer-Brennecke 2020, S. 26). Aufbaukurse zum NotSan werden in Form von E-Learning-Kursen ebenso angeboten wie E-Learning-Angebote zur Prüfungsvorbereitung.

Notrufeingang und -bearbeitung	Einsatzmittel	Telemedizin	Klinikauswahl und Voranmeldung
☐ Advanced Mobile Location	☐ Geo-Routing	☐ Telenotarztsysteme	☐ Echtzeit-Kapazitätsnachweis
☐ eCall	☐ rescuetrack-App	☐ EKG-Telemetrie	☐ digitale Voranmeldung
☐ Videonotruf	☐ Flottenmanagement	☐ Vitaldatenstreaming	☐ digitale Protokollübermittlung
☐ Notruf-App	☐ IT- gestützte Standordplanung	☐ digitale Dokumentation	
☐ Notrufabfrage	☐ KI-gestützte Fahrzeugdisposition		

Abb. 2.2 digitale Prozessunterstützung im Rettungsdienst. (Eigene Darstellung, vgl. Luiz 2020, S. 120)

Wer solche kostenpflichtigen (Weiter-)Bildungsangebote in Anspruch nimmt, bekommt teils ein mobiles Endgerät gestellt (z. B. einen Laptop oder ein Tablet) sowie institutsinterne Verlagszugänge als elektronische Ressource zum Herunterladen und einen Zugang zum Intranet als Kommunikationsportal oder Lernplattform (ebd., S. 27). Als Bestandteil der bundesweiten Roadshow „Digitale Medien im Ausbildungsalltag" des Bundesministeriums für Bildung und Forschung (BMBF) hat sich zudem das Projekt „BLok – Online-Berichtsheft zur Stärkung der Lernortkooperation" in der Ausbildung bewährt. Als Online-Ausbildungsnachweis im Format eines digitalen Entwicklungsportfolios dient es nicht nur der reinen Informationsbeschaffung, sondern es ermöglicht die aktive Beteiligung der (über-)betrieblichen auszubildenden User sowie Berufs- und Hochschullehrenden. Ausbildungsinhalte können hierbei miteinander verknüpft, aufeinander abgestimmt und letztlich sowohl effizient als auch transparent gestaltet werden (Bundesministerium für Bildung und Forschung o. J.). Als bisher einzigartig im Rettungsdienst in Deutschland ist im Bereich Aus-, Fort- und Weiterbildung das realistische Notfalltraining in der SAN-Arena der Johanniter-Akademie Hannover einzustufen. In einem umfangreich ausgestatteten notfallmedizinischen Simulationszentrum mit voll ausgestattetem Schul-Rettungstransportwagen werden Notfälle „live" trainiert. Im Training von Crew-Ressource-Management (CRM) und Critical Incident Stress Management (CISM) ist dabei das Simulationstraining im Ausbildungsprogramm „Christoph Life" für Rettungshubschrauber-Crews in einem digital voll ausgestatteten Rettungshubschraubermodell nahezu unschlagbar (Johanniter-Akademie o. J.). Mit seiner High-End-Technologie und digitalen Ausstattung kann es als Best-Practice-Beispiel im digitalen Bildungssektor im Rettungswesen betrachtet werden.

Fazit für die digitale Bildung im Rettungswesen

Das NotSanG sowie die NotSan-APrV sehen vor, dass Auszubildende bzw. dual Studierende während ihrer grundständigen praktischen Ausbildung an Lehrrettungswachen von Praxisanleitenden im Rettungsdienst betreut werden. Die Aufgaben der Praxisanleitenden umfassen das Planen, Dokumentieren und Bewerten des Ausbildungsstands der praktischen Ausbildung. Letztere müssen neben ihrer Berufszugehörigkeit und mind. zweijähriger Berufserfahrung vor allem eine 300-stündige zertifizierte Weiterbildung sowie jährlich eine 24-stündige Fortbildungen absolvieren. Auch hierfür existieren unterschiedliche Weiter- und Fortbildungsangebote an Lehrinstituten, teils im Online-Format, teils in physischer vor-Ort-Präsenz. Konkrete digitale Bildungsinhalte im Sinne einer strukturierten und didaktisierten Anbahnung von digitalen Medienkompetenzen werden kaum benannt. Der auszugsweise Blick in verschiedene berufsfach- und hochschulische Curricula der NotSan-Ausbildung auf Länderebene zeigt zwar eine klar strukturierte Lernfeldorientierung mit entsprechender inhaltlicher Schwerpunktgewichtung, speziell medienpädagogisch ausgerichtete Lernfelder zur digitalen Prozessunterstützung scheinen hingegen dem Studium der Notfallmedizin vorbehalten zu sein. So können die Rahmenbedingungen für digitale Bildung im Berufsfeld Rettungswesen zwar als gegeben betrachtet werden, in Hinblick auf medienpädagogische Lernziele scheint es neben der föderalistischen Ausgestaltung jedoch noch Handlungsbedarf zu geben.

2.1.3 Fachrichtung Pflege

Dieses Kapitel widmet sich dem Berufsfeld der Pflegeberufe mit ihren verschiedenen Schwerpunktgewichtungen bei Ausbildung und Berufsabschluss (Bundesministerium für Gesundheit 2023c). Ähnlich wie in der Fachrichtung Rettungswesen sind die Ausbildungsformen und Abschlüsse in der Pflege recht vielfältig. Sie reichen von der ungelernten Pflegehilfskraft (PH) über berufsfachschulisch ausgebildete Pflegeassistent*innen (PA) und Pflegefachkräfte (PFK) bis hin zur*zum generalistisch

ausgebildeten Pflegefachfrau*Pflegefachmann (PFF*PFM) nach reformiertem Pflegeberufegesetz (PflBG). Hinzu kommt im Rahmen der Professionalisierungsbestrebungen in Deutschland noch das Pflegepersonal mit staatl. Berufszulassung und unterschiedlichen akademischen Abschlüssen (Bachelor, Master, Promotion), z. B. in Gesundheits- und/oder Pflegewissenschaft. Letztere können primärqualifizierend/dual bzw. berufsbegleitend erworben werden. Zudem existiert ein großes Spektrum an Fachweiterbildungen mit dem Ziel, das ausgebildete Pflegepersonal im Rahmen der erweiterten klinischen Pflege auf den gezielten Schwerpunkteinsatz in speziellen medizinisch-pflegerischen Fachbereichen vorzubereiten, bspw. in der psychiatrischen, chirurgischen, pädiatrischen, geriatrisch-gerontologischen oder onkologischen Pflege (Deutsches Pflegeportal 2023). Hier eröffnet sich ein Bildungssektor mit unterschiedlichen Ausbildungsregelungen und Handlungsfeldern, hier am Beispiel PA und PFF*PFM (vgl. Tab. 2.3):

Tab. 2.3 Ausbildung von PA und PFF*PFM im Vergleich. (Eigene Darstellung)

	Ausbildungsregelung	Ausbildungsdauer	Ausbildungsform und DQR-Niveau	Handlungsfelder
PFF*PFM	Bundesrechtlich geregelt über das Pflegeberufegesetz (PflBG) mit Ausbildung- und Prüfungsverordnung (Pfl-APrV)	3 Jahre	Berufsausbildung DQR-Niveau: 4	Erhebung/Feststellung des individuellen Pflegebedarfs mit Planung, Organisation, Gestaltung und Steuerung des Pflegeprozesses, Durchführung der Pflege und Dokumentation, Analyse, Evaluation, Sicherung und Entwicklung der Pflegequalität, Bedarfserhebung und Durchführung präventiver und gesundheitsfördernder Maßnahmen u.v.m
PA	Landesrechtlich geregelt über Eckpunkte für die in Länderzuständigkeit liegenden Ausbildungen zu Assistenz- und Helferberufen in der Pflege	2–3 Jahre, je nach Bundesland	Berufsausbildung DQR-Niveau: 4	In Zusammenarbeit mit einer*einem verantwortlichen PFF*PFM assistierende Tätigkeiten bei der Nahrungsaufnahme, der Körperpflege, den Ausscheidungen, der ressourcenorientierten Kommunikation und Bewegung, sowie korrekte Anwendung von Hilfsmitteln der Pflegebedürftigen

Seit der Zusammenführung von Altenpflege-gesetz und Krankenpflegegesetz in das neue Pflegeberufegesetz (PflBG) absolvieren alle Auszubildenden seit 2020 zwei Jahre lang eine generalistisch ausgerichtete Ausbildung. Wer im dritten Ausbildungsjahr diese Ausbildungs-form fortsetzt, erwirbt den staatlich anerkannten Berufsabschluss „Pflegefachfrau" bzw. „Pflege-fachmann". Bei Schwerpunktsetzung, entweder in der pflegerischen Versorgung alter Menschen oder von Kindern und Jugendlichen, kann im dritten Ausbildungsjahr ein gesonderter Berufs-abschluss in der Altenpflege oder der Gesund-heits- und Kinderkrankenpflege erworben wer-den (Bundesministerium für Gesundheit 2023d).

Die Digitalisierung in der Pflege – ein Überblick

Bei planerisch durchdachter Zielorientierung kann die Digitalisierung in der Pflege einen wichtigen Beitrag dazu leisten, Strukturen und Prozesse zukunftsfest zu gestalten, wenn sie stra-tegisch und ganzheitlich angegangen werden und der rechtliche Rahmen entsprechend angepasst wird (Bündnis Digitalisierung in der Pflege 2020, S. 2). Zur strukturellen Weiterentwicklung des Berufsfelds Pflege ist ein interdisziplinärer An-satz unter Einbezug aller betroffenen Stake-holder, insbesondere von Pflegeempfangenden, Pflegepersonal, Pflegeeinrichtungen, Herstel-ler*innen digitaler Lösungen und Expert*in-nen aus der Gesundheits- und/oder Pflegewissen-schaft hervorzuheben (Peters und Teliops 2023, S. 57). Die übergeordneten strategischen Hand-lungsfelder beschäftigen sich unter anderem mit:

1. digital unterstützten sektoren- und professions-übergreifenden Versorgungsprozessen
2. der Generierung und Nutzung Evidence-ba-sierter Daten zur Stärkung einer qualita-tiv hochwertigen Versorgungsleistung und Forschungsdatenlandschaft
3. nutzer*innenfreundlichen Technologien und Anwendungen
4. der Erhöhung der Gesundheitskompetenz von informierten Pflegeempfangenden und Angehörigen für ein selbstbestimmtes Ver-stehen, Entscheiden und Handeln

Darüber hinaus braucht es einen gesellschaft-lichen Diskurs darüber, wie Gesundheits- und Pflegedaten und digitale Innovationen in der Pflegeversorgung rechtlich gesichert und ge-meinwohlorientiert sowie ethisch vertretbar ver-wendet werden können, um die Würde, Auto-nomie und Mündigkeit der Pflegeempfangenden abzusichern (Bundesministerium für Gesund-heit 2023b, S. 39). Zu den digitalen Innovatio-nen (vgl. Abb. 2.3) zählen bspw. die Digitalen Gesundheits- oder Pflegeanwendungen (DiGA/ DiPA). In ihrer Vielfalt reichen Sie von oft kom-plexen Ambient Assistent Living-Systemen (AAL) über Smart Home-Anwendungen bis hin zu Gesundheits- oder Medizin-Apps als Stand-alone-Lösung (Suhren 2021, S. 224). Letztere sind durch das Bundesinstitut für Arzneimittel und Medizinprodukte (BfArM) als Medizin-produkte zertifiziert, sodass eine Kostenüber-nahme durch die Kranken- bzw. Pflegekasse be-antragt werden kann. Die Nutzung von DiGA/ DiPA im Alltag der Pflegeempfangenden und ihren pflegenden Angehörigen hält sich hin-gegen noch in Grenzen, wenngleich Deutsch-land mit dem Digitalen Versorgung- und Pflege-Modernisierungs-Gesetz (DVPMG) und der Verordnung zur Erstattungsfähigkeit dieser An-wendungen als erstes EU-Land eine gesetz-liche Grundlage mit der Hoffnung ins Leben ge-rufen hat, so deren Verbreitung zu fördern. Im Rahmen der Evidence-basierten Pflege (EbP) kann die Künstliche Intelligenz (KI) die trans-sektorale und partizipative Qualitätssicherung von Pflegeentscheidungen unterstützen und künftig Erleichterung, bspw. in der Diagnostik, Verlaufsvorhersage oder Therapieentscheidung von unterschiedlichen, auch komplexen Krank-heitsbildern und ihren Komorbiditäten machen. Als Voraussetzung für den Einsatz gut trainierter KI-gestützter Verfahren müssen Anwendungen speziell entwickelt und angelernt werden. Dafür werden umfangreiche Datensätze gesammelt, die den Krankheitszustand standardisiert ab-bilden. Diese Datenstandardisierung (Labeln) ist Voraussetzung für den Einsatz von KI -Al-gorithmen, die auf Basis dieser Daten angelernt werden sollen, um Beziehungen zwischen ver-schiedenen Krankheitsmerkmalen zu erkennen

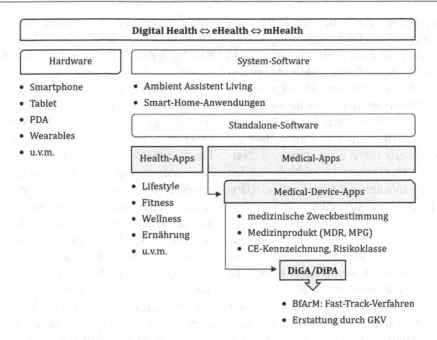

Abb. 2.3 Digital Health in der Übersicht. (Eigene Darstellung, vgl. Albrecht 2016)

und diese in Zusammenhang mit Diagnosen zu analysieren, um möglichst leitliniengestützte Entscheidungsvorschläge zu machen (Bohnet-Joschko und Schmidt 2023, S. 59).

DiGA/DiPA zählen zu den CE-gekennzeichneten digitalen Pflegelösungen mit medizinischer Zweckbestimmung und definierten Eigenschaften (Suhren 2021, S. 224) und können auf mobilen Endgeräten oder als browserbasierte Webanwendung genutzt werden, um den eigenen Gesundheitszustand durch Übungen zu stabilisieren oder zu verbessern. Derzeitige Angebote zielen z. B. auf Sturzrisikoprävention, kognitives Gedächtnistraining für Menschen mit Demenz, Sprachassistenz, Therapieplanung und -dokumentation sowie auf die Unterstützung bei der Medikation ab. Sie sollen die Gesundheit von Pflegeempfangenden zum Erhalt der Selbstständigkeit wenigstens verbessern und gleichzeitig dem Fachkräftemangel entgegenwirken (Kratky und Löffler 2022, S. 50 f.). Darüber hinaus können DiGA/DiPA das Pflegepersonal und pflegende Angehörige durch eine Verbesserung der Work-Flow-Gestaltung entlasten,

bspw. durch Apps mit Kalender- und Chatfunktion zur pflegespezifischen Kommunikation, Koordination und Vernetzung (Suhren 2021, S. 225). Um all diese digitalen Pflegelösungen erfolgreich einzuführen, braucht es neben der Aufklärungsarbeit zur Vertrauensförderung eine notwendige Kompetenzerweiterung von Lehrenden, Lernenden, Berufstätigen, Pflegeempfangenden und Pflegepersonen, die der Bildung in einer digital geprägten Welt mit einer offenen und positiven Haltung begegnen und diese weitergeben, um die (digitale) Gesundheitskompetenz von Pflegeempfangenden und ihren pflegenden Angehörigen zu stärken (Ortmann-Welp 2021, S. 40).

Fazit für die digitale Bildung in der Pflege
Mit dem Pflegestudiumstärkungsgesetz (PflStudStG) soll insbesondere das hochschulisch ausgebildete Pflegepersonal die Versorgungsqualität durch Evidence-basierte Pflegeansätze stärken und die berufliche Pflegeausbildung im Bereich der Digitalisierung angepasst werden (Bundesministerium für

Gesundheit 2023e). Zusätzlich zur Einführung der generalistischen Pflegeausbildung ist es daher erforderlich, neue Ausbildungscurricula zu entwerfen, um die Chance aktiv zu nutzen, die Pflegeausbildung vor dem Hintergrund der digitalen Transformation (medien-)pädagogisch neu auszurichten. Auch fordert die Fachkommission (2019) nach § 53 PflBG, dass ein Kompetenzerwerb für die zielgerichtete Nutzung digitaler Medien und Technologien in den curricularen Einheiten zu verankern sei (Ortmann-Welp 2021, S. 40). Hierzu gehört beispielsweise die Internetrecherchefähigkeit und die Beachtung medienethischer Aspekte sowie die Nutzung digitaler Pflegelösungen und Dokumentationssysteme, wie bspw. die elektronische Patientenakte (ePA). Da die Patient*innenedukation und -beratung in der gemeinsamen Entscheidungsfindung (Shared-Decision-Making) ein wichtiger Bestandteil des Pflegeberufes darstellt, sollen Auszubildende befähigt werden, Pflegeempfangende und ihre pflegenden Angehören zu den in Abb. 2.3 genannten System- und Standalone-Softwarelösungen zu beraten bzw. zu schulen. Daher ist es notwendig, das digitale Lernen stärker in den Fokus der Ausbildung zu rücken, z. B. im Skills-Lab-Konzept, in dem die verschiedenen Beratungs-, Versorgungs- und Dokumentationsbereiche sowie die Alters- und Ausbildungsstufen der Auszubildenden berücksichtigt werden. Im Best-Practice-Beispiel der Pflegeschule Universitätsklinikum Knappschaftskrankenhaus Bochum GmbH werden beispielsweise praktische Beratungs-, Pflege- und Dokumentationsszenarien von den Auszubildenden in einem simulierten Pflegesetting als Übungseinheiten über integrierte Mikrofon- und Kameratechnik aus dem Skills-Lab auf das Smartboard im Klassenraum übertragen. So können alle Auszubildenden die unterschiedlichen Szenarien mitverfolgen (Abbing 2022, S. 41) und für anschließende oder spätere Reflexions- oder Evaluationsprozesse im Clinical Reasoning der Pflegeversorgung nutzen. Zudem können die Auszubildenden auf die gespeicherten Daten zurückgreifen und haben freien Zugriff

auf ein entsprechendes Equipment (Laptops, freies WLAN, eBooks, Lernplattform usw.), das ihnen das digitale Lernen erleichtert (ebd., S. 41).

Ein weiterer Fokus sollte auf den Fort- und Weiterbildungsbereich mit einem Verständnis für Lebenslanges Lernen (LLL) gelegt werden. Diverse, teils modulare E-Learning und Online-Angebote von unterschiedlichen Bildungsinstituten ermöglichen dem berufserfahrenen Pflegepersonal, sich zeit- und ortsunabhängig flexibel digital weiterzubilden, bspw. im Bereich der diversitätssensiblen Pflege (Weigand und Schönfeld 2023, S. 40). Denn das rasante Tempo des digitalen Wandels erfordert einen schnellen Erwerb neuer praxisbezogener Kompetenzen für den Umgang mit neuen digitalen Pflegelösungen (Gesellschaft für Informatik 2017, S. 12). Daher kommt dem arbeitsplatzbasierten Lernen eine entscheidende Bedeutung zu, indem bspw. der Umgang mit digitalen Pflegegeräten und Pflege-Expertensystemen (PES) direkt am Arbeitsplatz eingeübt werden kann. Entsprechende niederschwellige Schulungsangebote sollten sich dabei am DVPMG bzw. an Leitlinien zur Pflege 4.0 orientieren und dabei grundlegende digitale Kompetenzen sowie den konkreten Umgang mit innovativen digitalen Pflegelösungen (z. B. Robotik, Sensorik und KI im Berufsalltag, DiGA/DiPA, Telematik mit e-Rezept und ePA) vermitteln. Als ein Best-Practice-Beispiel kann die kostenfreie Weiterbildung für digitale Pflege- und Gesundheitsversorgung im zweijährigen Modellprojekt der Universitätsmedizin Halle (Saale) betrachtet werden. Erworben werden 1) theoretische Kenntnisse der Digitalisierung mit rechtlichen, finanziellen und technischen Grundlagen, 2) ethisch-reflexive Kompetenzen in der Bewertung des digitalen Wandels und seiner Folgen und 3) praktische Anwendungskompetenzen hinsichtlich der Ausgestaltung von Gesundheits- und Versorgungsprozessen mit neuen Technologien. Die Teilnehmenden können ihr Wissen durch den hohen Anwendungsbezug in die berufliche Praxis überführen und ökonomische sowie strategische Möglichkeiten umsetzen (Kuscher 2023).

2.1.4 Fachrichtung Therapie

Dieses Kapitel orientiert sich am Berufsfeld der berufsfachschulisch und/oder akademisch ausgerichteten Ergotherapie, Logopädie sowie Physiotherapie (ELP) als klassische
Therapieberufe. Allein auf dem ambulanten Sektor sind aktuell bundesweit rund 70.000 nieder-
gelassene Therapieeinrichtungen der ELP als sogenannte Heilmittel-Leistungserbringende bei
den Arbeitsgemeinschaften (ARGE) der Heil-
mittelzulassung der gesetzlichen Krankenver-
sicherung (GKV) auf Landesebene nach § 124
Abs. 1 SGB V verzeichnet (Verband der Ersatzkassen e. V. o. J.). Hinzu kommen die Therapeut*innen aus dem (teil-)stationären Sektor, sodass derzeit von rund 330.000 Beschäftigten in
Deutschland ausgegangen werden kann, die entweder freiberuflich oder angestellt tätig sind
(Rottenecker 2018). Die meisten von ihnen haben
ihre dreijährige Ausbildung mit staatlicher Anerkennung lt. Berufsbildungsgesetz an einer zugehörigen Berufsfachschule abgeschlossen. Im
Rahmen der Professionalisierungsbestrebungen
hin zur Vollakademisierung steigt zudem der
Anteil der Therapeut*innen mit primärquali-
fizierender hochschulischer Erstausbildung (Borgetto 2019, S. 2). Hinzu kommen die akademischen Therapeut*innen aus den ausbildungs-
integrierten dualen Studiengängen und den
additiven berufsbegleitenden Studiengängen.
Eine Ausnahme bildet die Gruppe der akademischen Sprachtherapeut*innen mit bereits grund-
ständig vollakademisierter Berufsausbildung an
Hochschulen oder Universitäten. Zu ihnen zählen
bspw. die Berufsbilder der Sprachheilpädagogik,
Klinischen Linguistik oder Patholinguistik.
So gestaltet sich das Berufsfeld der Therapieberufe mit seiner Vielzahl an Berufsabschlüssen
und therapeutischen Handlungsfeldern als ähnlich heterogen, wie das des Rettungswesens oder
der Pflege. Dennoch haben sie eines gemeinsam:
sie bilden eine große Zielgruppe in einer individualisierten, patient*innenorientierten und digitalisierten Gesundheitsversorgung ab. Dabei
fungieren sie als Multiplikator*innen für den
Einsatz und die Verbreitung von innovativen digitalen Lösungen hin zu einer Neugestaltung

von sozialen und gesundheitsbezogenen
Dienstleistungen und bringen gleichzeitig den
Digitalisierungsdiskurs in der Gesundheitsversorgung in Deutschland voran (Bilda 2017, S. 6).
Mit dem Gesetz zur Einführung einer Modell-
klausel in die veralteten Berufsgesetze der ELP
wurde 2009 die Erprobung von primärqualifizierenden hochschulischen Ausbildungsan-
geboten, die der Weiterentwicklung der Therapieberufe unter Berücksichtigung der berufsfeld-
spezifischen Anforderungen sowie moderner
berufspädagogischer Erkenntnisse dienen sollen, angestoßen. Im Rahmen des Gesundheitsver-
sorgungsweiterentwicklungsgesetzes (GVWG)
ging die Erprobung der Modellstudiengänge trotz
positiver Evaluationen zur Machbarkeit der hochschulischen Ausbildung der Therapieberufe 2021
in eine Verlängerung bis voraussichtlich Ende
2024. Eine längst überfällige Novellierung der
Berufsgesetze der Therapieberufe wird bis Ende
der 20. Legislaturperiode in 2025 erwartet (Deutscher Bundesverband für Logopädie e. V. 2021).
Im Rahmen der Revision der Berufsgesetze soll
zur Sicherstellung einer hohen Qualität der Ausbildungen der Gesundheitsfachberufe Qualitäts-
anforderungen an Schulleitungen, Lehrkräfte,
Ausbildungsstätten und an die Praxisanleitungen
verankert werden. In der konkreten Handhabung
auf Länderebene werden Ausbildungsstätten
hauptberuflich bereits von pädagogisch quali-
fiziertem Personal geleitet. Dieses verfügt in der
Regel über eine abgeschlossene Hochschulaus-
bildung mit pädagogischer Ausrichtung mindestens auf Master- oder auf vergleichbarem Niveau
sowie über eine Ausbildung in einem Gesund-
heitsfachberuf oder mindestens einer vergleich-
baren Profession des Gesundheitswesens. Selbi-
ges gilt mittlerweile für das hauptamtlich tätige
Lehrpersonal (Bund-Länder-Arbeitsgruppe 2020,
S. 4). Inwiefern eine medienpädagogische Qualifikation gegeben sein muss, wird hingegen nicht
beschrieben, denn aufgrund fehlender bundes-
einheitlicher, verbindlicher Anforderungen, insbesondere an die pädagogischen Qualifikationen
des Lehr- und Leitungspersonals, bestehen nach
wie vor regionale Unterschiede in der pädagogischen Ausbildung (Physio Deutschland 2018,
S. 1).

Digitalisierung in den Therapieberufen – ein Überblick

Auch in den Therapieberufen der ELP ist der Einsatz digitaler Lösungen in der hybriden Mensch-Technik-Interaktion als beruflicher Zukunftstrend ebenso wenig wegzudenken wie aus dem Privatleben. Vom Serviceroboter in der Praxis über digitale Therapie-Tools bis hin zu digitalen Verwaltungs-, Organisations-, Dokumentations- und Abrechnungssystemen als Softwarelösungen, in der täglichen Patient*innenversorgung ist alles vertreten. 2019 wurde das Digitale-Versorgungs-Gesetz (DVG) eingeführt, sodass Ärzt*innen künftig digitale Gesundheitsanwendungen für die Therapie verschreiben und die Krankenkassen die Kosten für z. B. Gesundheits-Apps übernehmen können (Langemak 2020, S. 56). Mittlerweile existiert eine Vielzahl von Therapie-Apps, Wearables, Sensortechnologien und Software-Tools für Übungen und Aktivitäten in der Therapie und zur häuslichen Unterstützung sowie als Feedbackhilfe für die Therapeut*innen. Ihr Ziel ist der Erwerb, die Aufrechterhaltung oder die Wiedergewinnung verloren gegangener oder eingeschränkter Fähigkeiten und Funktionen für eine möglichst hohe Lebensqualität und soziale Teilhabe sowie (Wieder-)Eingliederung in den Arbeitsalltag. Therapiefortschritte können sichtbar gemacht und kommentiert werden und unterstützen die Motivation von Patient*innen (Leinweber 2021, S. 70). Trotz der zunehmenden Anzahl von Therapie-Apps gibt es bislang nur wenige Wirksamkeitsnachweise für app-basierte Interventionen. Starke und Mühlhaus (2018) plädieren neben einer möglichen Evicence-Basierung und medienethischen Qualitätsbewertung zur Integration von Therapie-Apps in die hybride Therapiesituation die Berücksichtigung folgender Aspekte (Starke und Mühlhaus 2018, S. 24):

- **Vorbereitung:** Gründe für die Integration eines mobilen Geräts
- **Zielgruppe:** Alter, Entwicklungsstand, Störungsschwerpunkte der*des Patient*in, Einzel- vs. Gruppenkontext
- **Parameter:** Maximale Übungszeit mit dem Gerät
- **Zweck:** Zweck der App und Passung zum therapeutischen bzw. pädagogischen Ziel
- **Trainingszeit:** Gestaltung der Trainingszeit mit dem mobilen Gerät, Integration von Interessen und von der*dem Patient*in präferierten Übungsformaten
- **Potenzial:** Transfer des Lernfortschritts in den Alltag der Patient*in
- **Co-Therapie:** Einbezug von Angehörigen/Begleitpersonen

Im Vergleich zu den anderen Gesundheitsfachberufen hat sich seit der COVID-19 Pandemie in der ELP zusätzlich die Videotherapie als telemedizinische Leistung (Tele Health) zur therapeutischen Beratung, Gesundheitsförderung, Prävention, Diagnostik, Kuration, Rehabilitation und Evaluation etabliert (Ergotherapie Austria 2021, S. 1). Dies war während des Pandemiegeschehens notwendig und auf Grundlage von Sonderregelungen bis Anfang 2022 möglich, um die Gesundheitsversorgung der Patient*innen möglichst aufrecht zu erhalten. Seit Ende 2022 ist die Videotherapie wieder für alle Heilmittelbereiche mit Ausnahme der Podologie möglich. Jedoch gibt es Einschränkungen am Anteil der verordneten Behandlungseinheiten nach Therapieberuf. In der Ergotherapie können derzeit 30 % aller Behandlungen pro Quartal als Videobehandlung erbracht werden. In der Logopädie hingegen beziehen sich die 30 % auf das gesamte Kalenderjahr. Und in der Physiotherapie richtet sich der Anteil an verordneten Behandlungseinheiten als telemedizinische Leistungen nach dem jeweils verordnungsfähigen Heilmittel (Kassenärztliche Bundesvereinigung 2022). Für die Beschaffung der geeigneten Hardware, bspw. Tablet, Laptop, Kamera für den PC oder andere Hardwarekomponenten zur Erbringung telemedizinischer Leistungen, erhalten zugelassene Leistungserbringende auf Antrag eine pauschale Abgeltung (GKV-Spitzenverband 2023, S. 3). Einige grundsätzliche Voraussetzungen für die Durchführung einer Videotherapie sollten berücksichtigt werden (vgl. Tab. 2.4):

Tab. 2.4 Voraussetzungen zur Durchführung von Videotherapie. (Eigene Darstellung)

Indikation	Es ist über ein individuelles Clinical Reasoning medienpädagogisch und therapeutisch zu prüfen, ob Videotherapie indiziert ist, denn weder aus dem Alter noch aus dem Störungsbild oder der Medienkompetenz lassen sich eindeutige Kriterien für oder gegen die Videotherapie automatisch ableiten
Datenschutz	Für die Erbringung von telemedizinischen Leistungen sind ausschließlich zertifizierte Videoanbieter*innen zu verwenden, welche zudem für die Therapie notwendige Funktionen anbieten. Nachweiserbringung über die Einhaltung der Anforderungen an den Datenschutz und die Informationssicherheit lt. § 125 Abs. 1 SGB V
Freiwilligkeit	Patient*in und Therapeut*in müssen der Durchführung einer telemedizinischen Behandlung schriftlich zustimmen. Diese Zustimmung kann beiderseits jederzeit zurückgezogen werden
Durchführung Therapeut*in	Die Therapie erfolgt stets synchron in Echtzeit und mit wechselseitiger Kommunikation. Seitens der*des Therapeuten*in ausschließlich in zugelassenen Praxisräumen mit geeigneter Technologie, stabiler Internetverbindung und Medienkompetenz
Behandlung Patient*in	Der*die Patient*in muss körperlich und psychisch dazu in der Lage sein und über ausreichende Medienkompetenz und digitale Technologie verfügen. Eine störungsfreie Umgebung muss gegeben sein, die einen geschützten Raum ermöglicht und eine angemessene Privatsphäre sicherstellt. Eine stabile Internetverbindung muss vorhanden sein. Hilfs- und pflegebedürftige Personen benötigen zur Unterstützung eine Betreuungsperson nach § 11 Abs. 2 Heilmittel-Richtlinie
Ethik	Die Erbringung als telemedizinische Leistung ist möglich, sofern das Therapieziel mindestens im gleichen Maße wie bei der Präsenztherapie erreicht werden kann. Zudem sollen die individuellen Bedürfnisse für die Beziehungsgestaltung und insbesondere für den Beziehungsaufbau für eine positive Adherence/Compliance im Therapiesetting berücksichtigt werden
Dauer und Kosten	Sowohl die Dauer als auch die Kosten für eine telemedizinische Leistung sind identisch mit einem Präsenztermin im unmittelbaren persönlichen Kontakt. Hat die Behandlungsserie bereits begonnen, kann bei Begründung beiderseits die Videotherapie abgelehnt und die Behandlung als Präsenztherapie erfolgen
Medien-pädagogische Didaktisierung	Angewandte Therapieformen aus der Präsenztherapie sind durch die Therapeut*innen medienpädagogisch durch die mögl. cloudbasierte Hinzunahme von z. B. digitalen Spielen, Arbeitsblättern und Übungen so aufzubereiten, dass ihre digitale Umsetzung für die Patient*innen handhabbar bleibt und ihre gewohnte Qualität beibehalten wird. Die methodische und inhaltliche Flexibilität ist über eine entsprechende Materialverfügbarkeit im individuellen Therapieprozess zu gewährleisten

Fazit für die digitale Bildung in den Therapieberufen

Das heterogenen Berufsfeld der ELP als klassische Therapieberufe steckt im Rahmen des digitalen Wandels in einem großen Umbruch in Bezug auf die ethisch-rechtlichen, digitalen und praktischen Implikationen digitaler Gesundheitsanwendungen (DiGA) im medienpädagogischen Einsatz innerhalb der Patient*innenversorgung. Positiv hervorzuheben ist, dass bspw. Angehörige einen besseren Einblick in die jew. Therapien bekommen können und die Patient*innen durch die eigenständige Nutzung von z. B. Apps/DiGA ihre Gesundheitskompetenzen im Sinne von Empowerment stärken können. Darüber hinaus bietet insbesondere die Videotherapie die Möglichkeit, eines ortsunabhängigen Zugangs zu Spezialist*innen, welche nicht in der Region der Patient*innen verortet sind. Auch können Wartezeiten durch eine überregionale Nutzbarkeit verkürzt oder Therapien für mobil eingeschränkte Patient*innen leichter zugänglich gemacht werden. In Zeiten eines Pandemiegeschehens ermöglichen Apps/DiGA in Kombination mit Videotherapie die Aufrechterhaltung von Therapieprozessen und bieten darüber hinaus einen großen Gesundheitsschutz durch eine minimierte Ansteckungsgefahr. Zudem können viele Therapieansätze ohne Tragen eines Mund-Nasen-Schutzes effektiver umgesetzt werden (Hecht et al. 2022, S. 45 ff.). Bestehende Therapieansätze mit Evidence-Basierung in der physischen vor-Ort-Therapie hingegen müssen mediendidaktisch neu aufbereitet und evaluiert werden, um sie auch digital anbieten zu können. Innovative, rein digitale Therapieansätze werden sich entwickeln und benötigen die Grundlagenforschung zur rechtlich verbindlichen Erbringung von Wirksamkeitsnachweisen. Der Einsatz von Apps/DiGA benötigt bei der Auswahl eine genaue Überprüfung der fachlichen, technischen, ethischen und datenschutzrechtlichen Qualität für den Einsatz bei vulnerablen Personengruppen (Leinweber 2021, S. 72), bspw. durch das Online-Portal HealthOn, den Meta-Kriterienkatalog für die Beschreibung und Bewertung von Gesundheits-Apps (APPKR) vom Fraunhofer Institut für offene Kommunikationssysteme, oder per APPQ1.0 der Bertelsmann Stiftung als Metadatenmodell, das verschiedene Apps/DiGA beschreibt und klassifiziert (ebd., S. 73). Berufstätige Therapeut*innen der ELP können ihre Medienkompetenzen und medienpädagogischen Fähigkeiten in der Regel nur über Fort- und Weiterbildungen schärfen, welche auf Basis von Interesse und Freiwilligkeit wahrgenommen werden. Auszubildende der ELP hingegen sind darauf angewiesen, ob entsprechende medienpädagogische Unterrichtsfächer, Module oder Lernfelder im Rahmen des Curriculums der jeweiligen Ausbildungsstätte zum Erwerb von Medienkompetenzen im Therapiesetting angeboten werden.

2.1.5   Fachrichtung Hebamme

Hebammen leisten einen unverzichtbaren Beitrag zur Gesundheitsversorgung und Betreuung von Schwangeren von Beginn der Schwangerschaft bis zum Ende der Stillzeit sowie von Neugeborenen und Säuglingen. Im Zuge der voranschreitenden Akademisierung der Gesundheitsfachberufe zur Chancengleichheit innerhalb der EU erfuhr auch diese Fachrichtung eine Reform der Berufsausbildung. Das ursprüngliche Gesetz über den Beruf der Hebamme und des Entbindungspflegers (Heb-G) wurde Ende 2019 reformiert. Im Zuge dessen wurde die Hebammenausbildung modernisiert und ab 2020 in ein duales Regelstudium mit hohem Praxisanteil und mit einer neuen Studien- und Prüfungsverordnung für Hebammen (HebStPrV) überführt (Bundesministerium für Gesundheit 2023a). Die Berufsbezeichnung „Hebamme" gilt nun einheitlich für alle Geschlechter, wodurch die männliche Sonderbezeichnung „Entbindungspfleger" entfällt. Unter Berücksichtigung individueller Lebenssituationen und Bedürfnisse bereiten Hebammen im Rahmen der Schwangerschaftsvorsorge die Schwangeren und ihre Familien auf die Geburt, das Wochenbett und die Elternschaft vor. Sie überwachen den Geburtsvorgang von Beginn der Wehen und übernehmen eine normale Geburt selbstständig und ohne ärztliche Anordnung. Nach der Entbindung versorgen die Hebammen die Neugeborenen und ihre Mütter und dokumentieren die Geburt. Zudem übernehmen sie die Betreuung und Nachsorge von Mutter und Kind in der Wochenbettphase nach der Geburt, beraten in Fragen der Säuglingspflege und -ernährung über die gesamte Stillzeit und unterstützen die Phase der Familienbildung und Bindungsförderung (Deutscher Hebammenverband e. V. 2023). Im Gesamtprozess von Schwangerschaftsvorsorge, Geburt und Nachsorge hat auch die Digitalisierung einen erheblichen Einfluss auf die Arbeit von Hebammen in der Gesundheitsversorgung.

Digitalisierung in der Hebammenarbeit – ein Überblick

In der Pränatalmedizin werden bspw. KI-Anwendungen zur frühzeitigen Erkennung von Komplikationen und Abweichungen in Ultraschallbildern sowie roboterassistierte chirurgische Eingriffe im klinischen Alltag immer häufiger eingesetzt. Zudem plädieren Gynäkolog*innen vermehrt für die Integration eines strukturierten simulationsbasierten Ultraschalltrainings in das ärztliche Ausbildungscurriculum (Steinhard et al. 2022, S. 746). Auch in der Hebammenarbeit wollen relevante Veränderungen im digitalen Gesundheitswesen aktiv mitgestaltet werden. Mit Einführung der Telematikinfrastruktur (TI) als „Datenautobahn des Gesundheitswesens" soll neben einer digitalen Dokumentation in die elektronische Patientenakte (ePA) vor allem eine interprofessionelle, schnelle und sichere Kommunikation im Online-Austausch von Daten und Informationen ermöglicht werden. Hierzu zählt auch die digitale Integration von Impfausweis, Mutterpass, Kinderuntersuchungs- und Zahnbonusheft. Bis Ende 2022 war die ePA noch nicht frei zugänglich für Hebammen, sodass diese kein Leserecht für die bisher in der ärztlichen Versorgung erhobenen digitalen Befunde hatten und eine transparente Schwangerschaftsversorgung kaum möglich war. Auch gab es keine Möglichkeit, von einer Hebamme erhobene Daten im elektronischen Mutterpass zu hinterlegen, und es bestand im Wechsel zwischen papierbasiertem Mutterpass und dem E-Mutterpass das Risiko von Ungenauigkeit, Datenverlust und Datenverzerrung (Peters et al. 2021, S. 3). Mit dem im SGB V überarbeiteten Patienten-Daten-Schutzgesetz (PDSG) hat sich dies seit 2023 geändert: Laut § 352 Nr. 13 PDSG haben auch freiberufliche Hebammen die Möglichkeit, sich an die TI anzuschließen und haben dann alle benötigten Zugriffsrechte für das Anlegen, Lesen, Bearbeiten sowie Löschen der Datensätze im E-Mutterpass und Kinderuntersuchungsheft (Agricola und Peters 2023). Neben der Nutzung der TI rückt auch die Telemedizin in der medizinischen und psychosozialen Versorgung insbesondere von ängstlichen Risikoschwangeren, kranken Neugeborenen und jungen Müttern in ländlichen Regionen in den Vordergrund und können für die Absicherung einer engmaschigen Betreuung sorgen. Zudem helfen Apps, Wearables und andere eHealth- und mHealth-Anwendungen als smarte Devices die reguläre Schwangerenvorsorge zu unterstützen, indem bspw. die gesammelten digitalen Daten über Gewicht und Blutdruckverlauf der Schwangeren von der betreuenden Hebamme oder Gynäkolog*in ausgewertet werden. Moderne KI-Technologien sind zudem in der Lage, aus diesen interdisziplinär und von Schwangeren gesammelten digitalen Datensätzen eine bessere Vorhersage von Schwangerschaftskomplikationen zu treffen (Schmidt et al. 2022, S. 1).

Fazit für die digitale Bildung von Hebammen

Mit dem Kompetenzprofil von Hebammen des Deutschen Hebammenverbandes e. V. (DHV,) legt der DHV ein umfassendes Portfolio vor, welches als Bestandteil der Studien- und Prüfungsverordnung eine geeignete Grundlage für alle Studiengänge und Curricula sein kann (Deutscher Hebammenverband e. V. 2019, S. 3). Eine bundeseinheitliche Regelung hierzu existiert hingegen nicht. Im Bereich der allgemeinen Kompetenzen besitzen lt. DHV ausgebildete Hebammen unter anderem das Wissen über digitale Anwendungen im Gesundheitswesen und verfügen über digitale Kompetenzen in den Bereichen der Datenverarbeitung, Kommunikation, Erstellung von Inhalten sowie Sicherheit und können diese in allen Bereichen ihrer Hebammentätigkeit praktisch anwenden (ebd., S. 14). Wirft man einen Blick in bestehende Curricula aktueller Bachelor-Studiengänge für Hebammen, dann findet sich unter den dort aufgelisteten Schlüsselkompetenzen lediglich die Computerkompetenz. Es wird zwar davon ausgegangen, dass digitale Inhalte als Teilbereiche einzelner Module gelehrt werden, eine Stichprobe einzelnen Studienverlaufspläne hingegen ergab kaum Hinweise auf Module, die sich explizit mit der beruflichen digitalen Transformation und dem Erwerb digitaler Kompetenzen beschäftigen. Lediglich im Bachelor-Studiengang der Hebammenwissenschaft der Hochschule für Gesundheit in Bochum konnte das Modul „Digitale Arbeitswelten im Gesundheitswesen" eruiert werden (Hochschule für Gesundheit 2021, S. 7). So bleibt offen, wie die vom DHV beschriebenen digitalen Kompetenzen während des Studiums zur Hebamme erworben werden, und es ist anzunehmen, dass der Erwerb vorrangig im „Learning-by-doing-Stil" sowie über ausgelagerte Fort- und Weiterbildungsangebote erfolgt.

2.1.6 Fachrichtung Assistenzberufe ATA/OTA/MTA

Anästhesie-, operations- und medizintechnische Assistent*innen (ATA/OTA/MTA) sind im Berufsfeld der Medizintechnologie Gesundheitsfachkräfte mit einer hohen fachlichen Expertise, die als vollwertige Mitglieder in multiprofessionellen Teams in Operationsabteilungen, in der Notfallversorgung und anderen Funktionsbereichen der klinischen und außerklinischen Patient*innenversorgung arbeiten und darüber einen sehr hohen professionellen Beitrag leisten (Deutscher Berufsverband Anästhesietechnische und operationstechnische Assistenz 2019). Wenngleich diese Technologieberufe aufgrund ihrer inhaltlichen Nähe und Schnittstellen meist in einem Atemzug genannt werden, gibt es deutliche Unterschiede in den Tätigkeitsfeldern. ATA bspw. unterstützen bei allen medizinischen und diagnostischen Eingriffen im Tätigkeitsfeld der Anästhesie, Schmerz – und Notfalltherapie. Sie kontrollieren während einer Operation die Narkose- und Schmerzmittel und bereiten z. B. Beatmungsgeräte oder Infusionsflaschen vor. Gleichzeitig überwachen sie Atmung und Kreislauf, betreuen die Patient*innen vor und nach der Operation und achten auf deren physische und psychische Verfassung. Postoperativ sind sie mitverantwortlich für die Sterilisation, Pflege und Wartung von Instrumenten und medizinischen Geräten sowie für die Entsorgung von Abdecktüchern und Einwegmaterialien. Zudem stellen ATA sicher, dass stets genügend Narkose- und Schmerzmittel im Bestand sind (Berliner Bildungscampus für Gesundheitsberufe 2023). Während ATA im OP hauptsächlich die Anästhesist*innen unterstützen, bereiten OTA die Eingriffe vor und stellen die benötigten medizinischen Geräte, das Instrumentarium und die weiteren erforderlichen Medizinprodukte bereit. Ein weiteres Aufgabenfeld der OTA besteht darin, das Operationsteam durch eine sogenannte Springertätigkeit zu unterstützen. In dieser Eigenschaft sorgen sie während der Operation für die Bereitstellung zusätzlicher Geräte, reichen weitere benötigte Instrumente und andere Medizinprodukte an und nehmen Untersuchungsmaterialien entgegen (Deutscher OTA-Schulträger-Verband e. V. 2023). Die MTA unterteilt sich in vier Berufsbilder: die medizinisch-technische Laboratoriumsassistenz (MTLA), die medizintechnische Radiologieassistenz (MTRA), die medizintechnische Assistenz für Funktionsdiagnostik (MTAF) und die veterinärmedizintechnische Assistenz (VMTA). MTLA führen bspw. selbstständig labormedizinische Untersuchungen in den Bereichen der Hämatologie, Histologie und Zytologie oder der klinische Chemie und Mikrobiologie durch und untersuchen z. B. das Blut, oder bestimmen Bakterien, Pilzen und Viren als Ursachen von Infektionskrankheiten (Deutsches Ärzteblatt 2012). MTRA hingegen sind in den Bereichen der radiologischen Diagnostik, Strahlentherapie, Nuklearmedizin und im Strahlenschutz tätig und führen Röntgenuntersuchungen und Computertomographien durch, oder sie bereiten Tumorpatient*innen auf eine Behandlung mit radioaktiven Substanzen vor. MTAF wiederum sind für die neurophysiologische, audiologische, kardiovaskuläre und pneumologische Funktionsdiagnostik mitverantwortlich. Hierfür registrieren sie bioelektrische Signale an der Körperoberfläche oder im Gehirn, überprüfen Hörfunktion und Gleichgewichtssinn in der Hörgeräteakustik, oder sie führen Elektrokardiogramme durch (ebd.). Neben der Einhaltung der hohen Hygienebestimmungen zur Aufbereitung der Instrumente und anderer Medizinprodukte in der Zentralen Sterilgut-Versorgungs-Abteilung (ZSVA) tragen ATA/OTA/MTA innerhalb ihrer Arbeitsgebiete zur Entwicklung und Umsetzung von Qualitäts- und Sicherheitsstandards bei. Trotz der hohen Verantwortung gab es lange Zeit keine bundesweit einheitliche Ausbildung für diese Berufe. Das hat sich nun geändert: ATA/OTA sind seit Anfang 2022 staatlich anerkannte Heilberufe. Grundlage für die Legitimierung dieser beiden Berufe ist das Ende 2019 verabschiedete Bundesgesetz über die Ausbildung zur*m Anästhesietechnischen Assistent*in und Operationstechnischen Assistent*in (ATA-OTA-

G) mit zugehöriger Ausbildungs- und Prüfungsordnung (ATA-OTA-APrV), das seit Januar 2022 in Kraft getreten ist (Bundesministerium für Gesundheit 2019). Die Berufe der MTA wurden im Anschluss über das neue MT-Berufe-Gesetz (MTGB) mit zugehöriger MT-Ausbildungs- und Prüfungsverordnung (MTAPrV) reformiert, welche Anfang 2023 in Kraft getreten sind. Allen gemeinsam ist, dass ihre alten Ausbildungsgesetze modernisiert wurden und es nun geschützte Berufe mit staatlicher Anerkennung sind, womit auch die Selbstständigkeit in der Berufsausübung unterstrichen wird. Jedoch hat der Gesetzgeber im Rahmen der Gesetzesreformen sich nicht dazu verpflichtet, eine hochschulische Qualifikation dieses Berufsfeldes bspw. durch ein Modellvorhaben anzustreben, wodurch die Chance für eine Weiterentwicklung der Assistenz- bzw. medizintechnologischen Berufe auf hochschulischem Niveau vorerst vertan ist (Igl 2022, S. 564).

Digitalisierung in der Medizintechnologie von ATA/OTA/MTA – ein Überblick
Berücksichtigt man den extrem hohen Anteil an digitaler Medizintechnologie im Arbeitsalltag von ATA/OTA/MTA, sollte davon ausgegangen werden, dass die Förderung digitaler Kompetenzen in den entsprechenden Curricula und Ausbildungsplänen in Form von expliziten Modulen/curricularen Lerneinheiten ausgewiesen ist. Eine eigens durchgeführte Stichprobe aktueller Lehrpläne aus Hessen, Bayern und Nordrhein-Westfalen ergab keinerlei Hinweise darauf, wie im didaktisch-pädagogischen Bildungsverständnis digitale Kompetenzen während der Ausbildung gefördert werden können. So hat es den Anschein, dass die digitale Transformation auch in diesen Gesundheitsfachberufen als selbstverständliches Beiwerk neben soziodemografischem Wandel und rasanten Fortschritten in Wissenschaft und Technik betrachtet wird, das keine besondere Aufmerksamkeit benötigt. Im Rahmen der fortschreitenden Digitalisierung erweitern sich die Aufgabenfelder und Anforderungsprofile an dieses Berufsfeld ebenso um neue Technologien, Verfahren oder Systeme. In 3D-Simulationen als Softwares zur Erzeugung eines digitalen Abbilds der Wirklichkeit und ihren Rahmenparametern können ATA/OTA bspw. gemeinsam mit den Fachärzt*innen die Anästhesie, die Aufrechterhaltung vitaler Funktionen sowie den OP-Verlauf von Patient*innen unter Hinzunahme von Simulationsverfahren trainieren (Bundesagentur für Arbeit 2023). Komplexe praktische Versorgungsabläufe werden kostengünstig und ohne größeres Risiko eingeübt und die Patient*innensicherheit dadurch erhöht. Der Verlauf von Anästhesie und OP wird in digitalen Dokumentenmanagements (DMS) protokolliert. Ein DMS stellt ein datenbankgestütztes Verwaltungssystem dar, welches das Auffinden, Verschlagworten und Archivieren von elektronischen Daten und Dokumenten rund um die Anästhesie und OP unterstützt und z. B. über eine webbasierte Cloud von verschiedenen Arbeitsplätzen und Mitarbeitenden zeitgleich abgerufen und bearbeitet werden kann (ebd.). Es ist zudem Bestandteil des jeweiligen und übergeordneten computerbasierten Krankenhausinformationssystems (KIS). Ein*eine MTA hingegen unterstützt die Diagnostik mit digital vernetzten Labor- und Analysegeräten, so z. B. die Laboranalysen per 3D-Laserscanning. Durch die Nutzung von KI mit „Deep-Learning-Algorithmen" können Krankheiten und Gesundheitsrisiken schneller erfasst und frühzeitige und individualisierte Therapieansätze geplant und umgesetzt werden (Bundesagentur für Arbeit 2023). Im Zuge dessen haben ATA/OTA/MTA als Leistungserbringende im Gesundheitswesen Zugriff auf die elektronische Patientenakte (ePA) der Patient*innen, sofern eine Freigabe durch letztere veranlasst wurde. Dies ermöglicht die sichere Bereitstellung notwendiger Informationsquellen im Gesundheitsnetzwerk der Patient*innen für eine zeitökonomische Rundumversorgung durch das medizinische Personal (Bundesministerium für Gesundheit 2021).

Fazit für die digitale Bildung der Assistenzberufe ATA/OTA/MTA
Wie für die anderen hier vorgestellten Gesundheitsfachberufe auch, lässt sich für die Assistenzberufe ATA/OTA/MTA schlussendlich zusammenfassen, dass mit voranschreitender

digitaler Transformation und Technologie eine hohe Erwartung an die digitalen Kompetenzen in der Berufsausübung gestellt wird. Medienkompetenz und die Bereitschaft zum lebenslangen Lernen sind längst zur Basis für eine erfolgreiche Bildungs- und Arbeitsbiographie geworden und ermöglichen über digitale Dienste und Anwendungen einerseits einen scheinbar umfassenden Zugang zu Wissen, überfordern aber gleichzeitig mit Menge und Unübersichtlichkeit. Didaktische Konzepte und pädagogische Herangehensweisen scheinen auch in der Berufsausbildung der Assistenzberufe noch sehr jung und uneinheitlich zu sein und lassen einmal mehr vermuten, dass Lehrkräfte selbst in Studium und Weiterbildung einen kritisch-reflexiven Umgang, eine aktive Auseinandersetzung und kreative Nutzung mit digitalen Medien erlernen müssen, um ihre Unterrichtsgestaltung unter Hinzunahme digitaler (Lehr-)Medien zur kompetenzorientierten Wissensvermittlung an die Lernenden weitergeben zu können (Bundesministerium für Bildung und Forschung 2021). Der Lehrkräftebildung kommt somit die wesentliche Aufgabe zu, die zukünftige Generation zu befähigen, Kommunikations- und Informationstechnologien zu verwenden und im Umgang mit digitalen Medien auch deren Grenzen und Risiken einschätzen zu können.

2.1.7 Digitale (Lehr-)Kompetenz aufbauen und entfalten – digitale Lehr-Lernszenarien didaktisch ausgestalten

Anne-Marie Lachmund

Die digitale (Lehr-)Kompetenz in den Gesundheitsfachberufen basiert auf aus- und fortbildungsspezifischen Kontexten, denen jeweils unterschiedliche Bedürfnisse und Umstände zur Wissens- und Kompetenzvermittlung zugrunde liegen. Ob in schulischen Settings mit Präsenz- und Selbstlernphasen oder zur berufsbegleitenden Fort- und Weiterbildung können digitale Anteile das Lernen fördern. Mit einer zunehmenden Diversifizierung von Lernenden (in

Bezug auf Alter, Vorbildung usw.) und einem ausgebauten Angebot an Hybridlehre (Stifterverband, Hochschul-Barometer 2021) verlagert sich das Lernen im Gesundheitsbereich in allen Bildungsebenen zunehmend in den flexiblen, autonomen, selbstbestimmten, multimedialen und damit auch stärker bedürfnisorientierten Raum (Abbing 2022, S. 40). Mit der neuen Rolle der Lehrkraft als Moderator*in, Begleiter*in und Berater*in (vgl. u. a. Wörner 2008, S. 17) müssen zunächst die Gegebenheiten erörtert werden, wie digitale Lehr-Lernprozesse umgesetzt werden können (Stichwort: Rahmenbedingungen wie digitale Infrastruktur, vorhandene Medienkompetenzen der Lernenden), sollen (Stichwort: curriculare Verankerungen, berufliche Einbindung der Lernenden) und wie genau das Lernen mit Medien erfolgt, um die Lernprozesse zu optimieren und in didaktische Szenarien zu überführen. Die Tätigkeit des *digital practitioner* gliedert sich in vier Phasen, die im Folgenden näher erläutert werden: die Phase des didaktischen Designs vor der Lehre (Planung, Vorbereitung, Ist-Stand-Diagnose), die Phase während der Lehre (Begleitung digitaler Lernaktivitäten), die Phase nach der Lehre (Reflexion des Erkenntnis- und Lernprozesses der Lernenden, Reflexion und Evaluation des eigenen Medieneinsatzes) und schließlich die Phase der nachhaltigen Entwicklung digital-gestützter Lehre (u. a. „professionsspezifische Anschlusskommunikation", Schulz-Pernice et al. 2017, S. 65).

Damit die Lehrperson eine digital gestützte Lernkultur etablieren kann, soll diese im Folgenden zunächst im Fokus der Betrachtung stehen. Um eine integrierte Lehr-Lern-Kultur herstellen zu können, bei der sich der digitale Medieneinsatz als Mehrwert erfahren lässt, sollte der*die Lehrende selbst von den Vorteilen und den Möglichkeiten einer medial-gestützten Lern- und Arbeitsweise überzeugt sein (vgl. in Anlehnung an Ulrich 2016, S. 20) und die Dimensionen und Ziele zur Förderung von Medienkompetenz wie von der KMK (2017) im Strategiepapier zur digitalen Bildung formuliert, verinnerlicht haben. Im nächsten Schritt muss das eigene professionsspezifische Feld erörtert werden, wie und inwiefern die Übersetzung der *21st century skills*, prägnant zusammengefasst unter *Future Skills* (Ehlers 2020, S. 46) oder weitläufiger bekannt als 4 K-Modell (Kommunikation, Kollaboration, Kreativität und Kritisches Denken, Fadel, Bialik & Trilling 2017), in die eigene Lehre vorgenommen werden kann. Die Orientierung an den Bedürfnissen, Gewohnheiten und Vorkenntnissen der zu unterrichtenden Zielgruppe hat hierbei oberste Priorität. Digitales Lernen und Arbeiten erfordert ein hohes Maß an Selbstorganisation und Selbstmanagement, weshalb sich die Lehrperson zunächst Wissen und Können zu den digitalen Möglichkeiten aneignen muss, bevor die Wahl des geeigneten Einsatzes von Technologie bei der Vermittlung fachlicher Inhalte unter Berücksichtigung der medienbezogenen Zielkompetenzen der Lernenden erfolgt, das sogenannte techno-pädagogische Inhaltswissen (Mishra und Koehler 2006).

Schulz-Pernice et al. (2017, S. 70), führen in diesem Zusammenhang vier Dimensionen von Kenntnissen an, über die Lehrende verfügen sollen. Angepasst an den Kontext der Gesundheitsfachberufe sind diese folgendermaßen zu übertragen:

- Medienbezogene informatische Kenntnisse, insbesondere der Umgang mit Hardware, Software und Internet im Unterricht, Konzeptwissen über Datenbanken und Algorithmen etc.;
- Medienbezogene pädagogisch-psychologische Kenntnisse, insbesondere Wissen über lernförderliche Aspekte digitaler Medien – zu nennen seien hier motivationale, zielgerichtete, emotionale, selbstwirksame Konzepte von Erleben und Verhalten –, und wie diese für die Planung und Gestaltung von Unterricht berücksichtigt und nutzbar gemacht werden können;
- Medienbezogene fachliche Kenntnisse, zum Beispiel Wissen über Stellenwert und Funktionsweise von Programmen und Rechensystemen im Gesundheitswesen, aber auch zu fachübergreifenden medienrechtlichen und medienethischen Belangen;
- Medienbezogene fachdidaktische Kenntnisse.

Um jene Kenntnisse aufzubauen, benötigt es nicht nur die Bereitschaft, Zeit zu investieren, sondern ebenso Neugierde und bewusst willentliche Umsetzung von Intentionen, auch in der Konfrontation mit Herausforderungen am (virtuellen) Ball zu bleiben. Das bedeutet, dass die Lehrperson nicht nur flexibel auf Veränderung reagieren können muss, wenn zum Beispiel neue Bestimmungen zum Einsatz datenschutzkonformer Anwendungen das Arbeiten mit Tools erschweren, sondern auch Problemlösestrategien im Umgang mit Unsicherheiten (z. B. ggf. Kostenfallen durch Abonnements, Vertraulichkeit der Informationen) für ein nachhaltiges, intuitives Integrieren digitaler Anwendungen in den Unterricht zum Einsatz kommen (Schulz-Pernice et al. 2017, S. 69). Aufgrund fehlender curricularer Vorgaben für den eigenen Bereich liegt die Verantwortung zum digitalen Unterrichten und dessen Ausgestaltung zu oft in der Hand der einzelnen Lehrkraft. Unter diesen Umständen sind institutionelle Beratungs- und Trainingsangebote von Relevanz, um einerseits die Verbindlichkeit zu erhöhen, andererseits auch Austauschmöglichkeiten über Best Practice anzuregen. Auch der Übergang von analogen zu digitalen Unterrichtsszenarien ist zunächst zeitintensiv und benötigt eine gewisse Systematik, um vorhandene Quellen zu organisieren, den Zugang auch für einen längeren Zeitraum abzusichern (durch Speichern und Ordnen) und stetig aktualisieren zu können (für den Fall, dass ein Programm, Link oder eine Anwendung nicht mehr nutzbar ist, Stichwort: Agile Arbeitsmethoden). Neue Anwendungen, die auf den Markt kommen, müssen zuerst in Eigenregie ausprobiert, auf ihre Einsatzmöglichkeiten und -grenzen untersucht und aus der Perspektive der zukünftigen Nutzer*innen reflektiert werden, um eine Passgenauigkeit für das jeweilige Unterrichtsziel und in Abstimmung mit der Lerngruppe und ihren Bedürfnissen absichern zu können. Für die Unterrichtsplanung heißt dies, dass zunächst Lernprozesse identifiziert werden müssen, die sich eher für den direkten Kontakt eignen, da ein Austausch einen Aushandlungsprozess – auch zum Ausgleich von Stärken und Schwächen zwischen den Lernenden, Stichwort:

binnendifferenzierende Maßnahmen – zum Beispiel zur gemeinsamen Erarbeitung neuen Wissens fördern kann. Mit allzu häufig geschlossenen Aufgabentypen ist Kooperation digital oft nur schwer umzusetzen, denn die Nutzung von Tools erfolgt entweder in Einzelarbeit mit individueller Rückmeldung (z. B. automatisiert wie bei Learning-Apps) an einem technischen Endgerät oder aber auf einer kollaborativen Grundlage (Anwendungen, bei denen alle Lernenden gleichzeitig partizipieren können und die Entwicklung simultan und synchron sichtbar ist) ohne jedoch einen mündlichen oder schriftlichen Austausch zugänglich zu machen. In dieser Eigenschaft kommen viele digitale Tools an ihre Grenzen, da die medialen Angebote nicht zwangsläufig „multimedial und individuell am Lerngegenstand konstruiert" (Kihm und Peschel 2022, S. 92) sind, sondern analoge Schwachstellen ins Digitale mit übernehmen. Je nach Aufgabenformat sollte ein Nachdenken über den Lern- und Erkenntnisprozess angeleitet werden, beispielsweise durch gemeinsame Sicherungen oder einen Lösungsabgleich, wie zur Lösungsfindung oder Bearbeitung vorgegangen wurde, etc. Um die Interaktions- und Kommunikationsprozesse bei der Er- oder Bearbeitung von Aufgaben, die auch körperlich-leibliches Wissen erfordern und nur bedingt virtuell erlebbar sind (Hülsken-Giesler 2008), begleiten zu können, eignet sich der hybrid-analoge Raum, der eine freie Verwendung digital-gestützter Anwendungen zulässt (vgl. *blended learning*). In rein online-basierten Lehr-Lern-Arrangements muss parallel ein Austausch via Videokonferenzplattform (z. B. Zoom, Webex, BigBlueButton) oder mindestens einem geschützten Chatbereich möglich sein. In diesem Fall muss abgewogen werden, wie etwaige Distanz zwischen den Lernenden bzw. zwischen Lehrperson und Gruppe die Lernprozesse behindern könnten, da mit virtuellen Tools oft nur eine eingeschränkte Kommunikation möglich ist: Die Kamera, wenn diese zum Einsatz kommt, zeigt meist nur Gesicht und ggf. Oberkörper, Aspekte der Proxemik (Raumverhalten in Interaktionen) und weiterer Körpersprache bleiben außen vor; oft bleibt nur der verbale Sprechanteil (Kihm und Peschel

2022, S. 94). Ebenfalls muss das Verarbeitungsspektrum gegebener Informationen, die am Bildschirm rezipiert werden, ausgewogen sein, da das bildschirmbasierte Lesen von einem „Bildschirm-Unterlegenheits-Effekt" (*screen inferiority effect*) bestimmt ist, welcher sich sowohl für wortwörtliches als auch für schlussfolgerndes Textverständnis, für kurze und lange Texte, bei Personen aller Altersstufen zeigt (Kammerer 2019, S. 64, mit einer Studienübersicht). Da im Umgang mit multiplen Quellen und multimedialen Inhalten Ermüdungserscheinungen aufkommen, müssen Aktivitäten Berücksichtigung finden, die eine einkalkulierte Ablenkung vom konzentrierten Lesen/Zuhören zulassen, z. B. durch abwechslungsreiche aktivierende, ganzheitliche Methoden, Medienwechsel (z. B. zum Video) oder gezielt geplante Zwischenphasen (bekannt als „bewegte Pause", z. B. DiBGM 2023). Auch sollten in primär virtuellen Lehr-Lernszenarien Ausgleichsräume geschaffen werden, in denen sich die Lernenden ohne Anwesenheit der Lehrperson informell austauschen können, um die „Flur-Gespräche" nachempfinden zu können, die das Wohlbefinden und die eigene Informiertheit bzw. Zugehörigkeit zur Gruppe beeinflussen.

Lernprozesse, die eher auf einer Festigung und Anwendung des Wissens bzw. der Fähigkeiten beruhen, können digital begleitet in die asynchrone Auseinandersetzung verlagert werden (z. B. Rezipieren/Erstellen digitaler Präsentationen mit Audiospur, das Verfassen von E-Wikis, im Nachhinein zu erweiternde Anwendungen wie bspw. TaskCards oder Padlet, welche auch nach der Lehreinheit noch zur Verfügung stehen). Da digitale Anwendungen in rein online-basierten Lernsettings häufig in Autonomie und ohne den direkten Kontakt mit einer Lehrperson ausgeführt werden, sollte zunächst das Tool selbst erklärt werden. Dies kann idealerweise von einer Simulation im Hybrid- bzw. einem einführenden Präsenzkontext geprägt sein, bei der die Lehrperson auch auf potenzielle Hürden hinweisen kann. Falls rein virtuell vermittelt kann eine Videoanleitung (z. B. „How to use…"), eine auditive Erklärung (in Form einer Sprachnachricht), eine Sammlung von kommentierten Screen-shots zur Vorbereitung auf die Nutzung vor-bereiten, um sowohl technischen als auch an-wendungsbezogenen Schwierigkeiten im Um-gang mit der Hard- und Software vorbeugen zu können. Ist der Umgang mit dem Tool ohne Stö-rungen möglich, kann sich der inhaltlichen bzw. prozessorientierten Vorgehensweise gewidmet werden. So müssen vor allem die Instruktionen (Arbeitsanweisungen) transparent, visualisiert und niedrigschwellig zugänglich sein. Orien-tiert an den Lese- und Sehgewohnheiten des 21. Jahrhunderts, die u. a. Kürze, Prägnanz, Multi-medialität und visuelle Ästhetik umfassen, sollte im Idealfall auch hier ein medial vielseitiges An-gebot (z. B. Erklärvideo, Instruktion als Audio, Schaubild) vorliegen. Wird digital ein Auftrag erledigt, eine Information beschafft oder eine Aufgabe bearbeitet, muss die Lehrkraft ihre be-gleitende, aber auch evaluierende Rolle wahr-nehmen. Als erste Ansprechperson hilft die Lehrkraft bei Problemen und Fragen, sollte aber auch über Sicherungsmaßnahmen den Lern-fortschritt nachvollziehen können. Entweder stellt das Lernprogramm über ein internes Mo-nitoring die Informationen zur Verfügung, um den Lernfortschritt, die Arbeitsweise, das Vor-gehen bei medienbezogenen Handlungen ein-sehen zu können (z. B. über Lern-Apps, digi-tale Prüfungsformate) oder zum Ende einer Er-arbeitungsphase erfolgt eine Ergebnissicherung schriftlich fixiert oder mündlich präsentiert. Jene Ergebnisse sollten den Lernenden auch nach Ab-solvierung der Einheit weiterhin zur Verfügung stehen, um individuellen Bedürfnissen (Auf- und Nachholen, Vertiefung, Auffrischung von Stoff usw.) entgegenzukommen. Schließlich sollte der Effekt der Nutzung digitaler Medien evaluiert werden, sowohl was die intendierte Lernendenaktivität anbelangt als auch die er-zielten fachlichen und fachübergreifenden Lern-erfolge der Gruppe (z. B. Verbesserung der eige-nen Arbeitsstruktur) (Schulz-Pernice et al. 2017, S. 70). Hierzu gehört auch die Evaluation, ob durch den Einsatz digitaler Medien ein selbst-bestimmtes, kreatives, kooperatives und eigen-aktives Lernen ermöglicht bzw. ausgeschöpft wurde.

Fazit
Eine digitale Lehrkompetenz besteht aus Kom-petenzen wie dem Bedienen und Anwenden von aktuell zu verwendenden Programmen und Tools, dem Suchen neuer Anwendungen und der stetigen Integration dieser in die eigene Lehre. Hierbei muss zwischen Lernprozessen unter-schieden werden, die eher im kooperativen Aus-tausch zur Erarbeitung neuen Wissens oder aber in der eher individuellen, autonomen Nach-bereitung, Vertiefung und Auffrischung vorzu-finden sind. Während der digital-gestützten oder rein online-basierten Lehre kommuniziert die Lehrperson mit den Lernenden, begleitet bei et-waigen Problemen, berät und unterstützt, so-dass möglichst alle an den digitalen Lehr- und Lernprozessen partizipieren können. Wich-tig ist hierbei, dass sich die aktuell vertretenen Lerntheorien (Konstruktivismus, Kognitivismus u. a.) und Prinzipien (Kooperation, Handlungs-orientierung usw.) in den digitalen Lernauf-gaben widerspiegeln und keine Verkürzung auf leicht überprüfbare, vereinheitlichte (behavioris-tische) Antworten erfolgen, die ggf. das System selbst rückmelden kann. Final werden sowohl Reflexionen über den Lern- und Erkenntnis-prozess aufseiten der Lernenden angestoßen, aber auch die Lehrperson selbst reflektiert den zielgerichteten Mehrwert des Medieneinsatzes kritisch. Diese Erkenntnisse fließen wiederum in die Aufbereitung didaktischer Settings, in der die Lehrperson auch digitale Inhalte selbst kreiert oder im Austausch mit anderen Lehr-personen teilt.

2.1.8 Curriculare Interprofessionalität im Gesundheitswesen digital gestalten

Megatrends im Gesundheitswesen wie Digi-tal Health, Telematik oder Pflege 4.0 lassen sich, so scheint es, nur über ein Zusammen-wirken verschiedener Disziplinen verstehen und vermitteln. So eröffnet bspw. das Thema „mobiles Arbeiten" seit der COVID-19 Pande-mie zahlreiche Diskussionen rund um indivi-duelle Chancen und Anforderungen, zugleich

aber auch zur Neubestimmung des Verhältnisses von Arbeit und Freizeit sowie zu technischen oder gesundheitsbezogenen Maßnahmen
in Ausbildung, Studium und Berufspraxis der
Health Practitioner (Lerch 2019, S. 2). Begriffe
wie Fachkräftemangel, Demografischer Wandel, Altersgesundheit, wachsendes Krankheitspanorama oder Krankheit und Gesundheit im
Kontext sozialer Ungleichheit – Gesellschaft,
Politik und Wissenschaft sind gleichermaßen
auf der Suche nach Antworten auf komplexe
Fragen und ihre Lösungsansätze, die dem Anschein nach nur über monodisziplinäre Grenzen hinweg gefunden werden können (Braßler
2022). Die Bildungseinrichtungen im Gesundheitswesen stehen daher vor der Herausforderung, auf solch derartige Entwicklungen
und Herausforderungen auf dem Arbeitsmarkt
der Health Practitioner derart zu reagieren, dass
in der Lehre neben anwendungsrelevanten Fachbezügen ebenso die Bereitschaft und Fähigkeit
zum fachübergreifenden problemlösenden Denken und Handeln pädagogisch vermittelt werden (Zervakis und Fricke 2019, S. 32). In der
thematischen Auseinandersetzung braucht es jedoch zuerst ein grundlegendes Verständnis von
Begrifflichkeiten und systematischen Zugriffen,
da es in der Zusammenarbeit im Gesundheitswesen zwischen den unterschiedlichen Berufen nur wenig Abstimmung in der Terminologie von z. B. „Interdisziplinarität" und „Interprofessionalität" zu geben scheint (Mahler
et al. 2014, S. 3). Doch für eine gelingende Zusammenarbeit der verschiedenen Gesundheitsberufe erscheint ein gemeinsamer Verständigungsprozess mit einer einheitlichen
Sprache als unabdingbar. Für die Pflege bspw.
bedeutet Interdisziplinarität eine koordinierte
Zusammenarbeit aller Berufsgruppen, Einrichtungen im Gesundheitswesen und der Sozialen Arbeit an den Schnittstellen zwischen
unterschiedlichen Organisationen und Sektoren sowie mit Lotsen- und Koordinationsaufgaben (ebd.). Im internationalen Sprachgebrauch
hingegen wird diese Form der beruflichen Zusammenarbeit als „interprofessional collaboration" bezeichnet. Und in Ausbildung und Studium hat sich der Begriff „interprofessional

education" etabliert, sodass der Begriff „Interprofessionalität" als angemessen erscheint, um
die Zusammenarbeit im Gesundheitswesen zu
beschreiben (ebd.). Interprofessionelles Lernen beschreibt hier den Handlungsablauf, in
dem Lernende Informationen, Daten, Methoden,
Werkzeuge, Perspektiven, Konzepte und/oder
Theorien von wenigstens zwei Einzeldisziplinen
als „Inter-Relationen" sinnvoll miteinander verknüpfen (Lerch 2019, S. 4), um bspw. Phänomene zu erklären oder Probleme auf eine Art zu
lösen, was mit einer Einzeldisziplin nicht möglich wäre (Mansilla 2010, S. 289). Sowohl im
Lernprozess als auch in der späteren Berufsausübung sind für eine qualitativ hochwertige gemeinsame Patient*innenversorgung daher vier
Faktoren zu berücksichtigen (Jungert 2010,
S. 4 ff.):

1. gemeinsamer Lern- oder Behandlungsgegenstand
2. Hinzunahme von Wissenschaftlichkeit durch
   Evidence-Basierung (EBM/EBN/EBP)
3. Ausrichtung auf ein realistisches Problemlösungspotenzial für gemeinsame Ziele
4. hohe Teamfähigkeit aller am Lehr-/Lern-
   oder Versorgungsprozess beteiligten Personen

Damit interprofessionelle Lehre gelingen kann,
können sechs Leitgedanken von den Lehrpersonen und Lernenden (LuL) gemeinsam reflektiert werden (Lerch 2019, S. 10) und dabei
die von Jungert (2010) genannten vier Faktoren
ergänzen (vgl. Tab. 2.5):

In Bildungseinrichtungen des Gesundheitswesens curricular verankerte interprofessionelle Zusammenarbeit als ein Profilmerkmal guter innovativer Lehre findet sich
vereinzelt in Form von komplexen Übungen
oder interprofessionellen Projekten. Diese basieren auf Teamarbeit, welche durch den Zusammenschluss von unterschiedlichen Wissensbeständen, Erfahrungen und Perspektiven
einzelner Teammitglieder neues Wissen und
neue handlungsbezogene Kompetenzen generieren kann (Lerch 2019, S. 6). Im Rahmen der
klassischen dreijährigen berufsfachschulischen
Ausbildung oder einem primärqualifizierenden

Tab. 2.5 Leitgedanken zur Reflexion guter interprofessioneller Lehre. (Eigene Darstellung, vgl. Lerch 2019)

1. Verständnis von Inter-professionalität	• LuL entwickeln ein gemeinsames Verständnis von Interprofessionalität • Dies muss immer wieder neu ausgehandelt und hergestellt werden
2. Offene Grundhaltung	• LuL sind grundsätzlich offen gegenüber anderen Fächern und Disziplinen • Beide zeigen eine hohe Wertschätzung und Unterstützungsbereitschaft des gesamten Teams
3. Setting	• Interprofessionelle Setting- und Teamzusammensetzung • Heterogenität als Unterscheidungsmerkmal • Perspektivwechsel, Kollaboration und Kommunikation sollen anregen, um Aspekte in der Gesundheitsversorgung neu zu denken und zu hinterfragen
4. komplexe Themenwahl	• Auswahl aktueller und relevanter Themen mit Gegenwarts- und Zukunftsbezug für die Lernenden • Einbezug von individuellen Lebenswelten, Praxis und Wissenschaft
5. Transparenz	• Transparente Gestaltung von Lehre und Lernzielen • Klare lernzieltaxonomische Definition- und Methodenbeschreibung
6. Praxisbezug	• Unterstützung von Interprofessionalität durch möglichst hohen Praxisbezug mit Theorie-Praxis-Verzahnung • Starker Bezug zur Arbeitsmarktorientierung • Förderung der Lernmotivation durch beispielhaftes Lernen

Studium hingegen ist die Gruppenzusammensetzung meist homogen in Abhängigkeit zum jeweils angestrebten Berufsabschluss. Dies stellt die Lehrenden vor eine deutlich größere Herausforderung interprofessionelles Handeln zu vermitteln als bspw. innerhalb einer interprofessionell angelegten Weiterbildung oder eines additiven und berufsbegleitenden Studiums, wo sich Lehrende und meist berufserfahrene Lernende aus unterschiedlichen Gesundheitsprofessionen zusammensetzen können. Letztere greifen aufgrund ihrer beruflichen Tätigkeit in unterschiedlichen Versorgungskontexten im Gesundheitswesen bereits auf Vorerfahrungen in der interprofessionellen Zusammenarbeit zurück und können diese aktiv für komplexe Übungen oder Projekte nutzen. Ein wichtiges Merkmal von kollaborativer interprofessioneller Zusammenarbeit im Gesundheitswesen ist ein translational orientiertes Mindset der verschiedenen Health Practitioner aus den jeweiligen Gesundheitsfachrichtungen für ein arbeitsteiliges und professionelles Projektmanagement (Picht 2019, S. 11). Translation meint hier einen übergreifenden und Disziplinen verbindenden Prozess, in dem aus der Gesundheitsforschung heraus generierte präventive, diagnostische oder therapeutische Verfahren in der Patient*innen-versorgung implementiert und immanent Erkenntnis generierend weiterentwickelt oder auch revidiert werden (Rietschel et al. 2015, S. 277ed2). Die während der Patient*innenversorgung gewonnenen Erkenntnisse werden vom Team gemeinsam reflektiert und können so auf den Translationsprozess zurückwirken und zu iterativen Verbesserungen führen.

Praxisimplikationen für digitale interprofessionelle Zusammenarbeit im Gesundheitswesen

Wichtig für eine gute und schnelle Translation von Forschungsergebnissen in die Praxis ist die Digitalisierung und die damit verbundene schnelle und Netzwerk übergreifende Bereitstellung von Daten und Informationen, welche insbesondere für interprofessionelle Teamplayer im Gesundheitswesen ein wesentlicher Schlüssel für eine bessere und zukunftsorientierte Gesundheitsversorgung darstellen kann (Robert Bosch Stiftung 2021). Im Zuge der COVID-19-Pandemie gewann deshalb auch die digitale Projektarbeit in Ausbildung und Studium an Relevanz, weil sie im Blended-Learning die Projektarbeit in interprofessionellen Teams in Hybridlehre oder reiner Onlinelehre deutlich vorantrieb. Zudem kann davon ausgegangen werden, dass

Lehrende und Lernende seit dem zweiten Lockdown im Dezember 2022 digitale Medien auch in ausbildungspraktischen Phasen vermehrt nutzen (Vogelsang et al. 2023, S. 23). Durch die räumliche und zeitliche Flexibilität, den Wechsel zwischen synchronen und asynchronen Lernphasen sowie durch kooperative und kollaborative Anteile in der Projektgestaltung eröffnen sich einem Projektteam somit neue digitale Gestaltungsräume. Im Format „Sharing is Caring – Austausch von Materialien, Formaten und Lernarrangements" kann eine Vielfalt von digitalen Informationen, Internet-Ressourcen und Lernszenarien mit Inhalten befüllt und ausgestaltet werden (Schultz-Pernice et al. 2022, S. 46). Zudem existieren aktuell einige interessante Software-Tools sowohl zur Projektplanung als auch zur Optimierung von Workflows. Eine Möglichkeit im agilen Projektmanagement von kleineren interprofessionellen Teams bietet bspw. die Kanban-Methode. Ein Kanban (jap. für Signalkarte) bezeichnet die visuelle Darstellung eines Arbeitsschrittes in einem Projekt, um anstehende Einzelaufgaben gemäß der Teamkapazität sinnvoll und ressourcenorientiert aufzuteilen, simultane Bearbeitung zu vermeiden und das Gesamtbild sowie den Projektvorschritt nachvollziehbar abzubilden (Stackfield GmbH 2023). Als digitales Workflow-Management-System kann es als Kanban-Board recht einfach auf digitalen Pinnwänden, z. B. als TaskCard angelegt werden. Ähnlich einem kategorialen Regalsystem werden die mit Aufgaben und Zuständigkeiten versehenen Signalkarten inhaltlich in vertikale Spalten und chronologisch in horizontale Zeilen untergliedert und z. B. zugeordnet zu: 1) Auftrag, 2) in Arbeit, 3) in Prüfung und 4) abgeschlossen. Die einzelnen Kanbans können zudem kommentiert und bewertet werden. Abgerundet wird solch eine interprofessionelle Teamkollaboration dann, wenn noch ein Kommunikations-Tool integriert ist, sodass auf zusätzliche digitale Tools verzichtet werden kann. Diverse Anbieter*innen für Kanban-Tools ermöglichen eine kostenlose Nutzung mit reduziertem Leistungsumfang, so z. B. Stackfield, Trello oder Asana. In Abhängigkeit von der Team-

größe, der Anzahl der Boards oder der Leistungsnutzung entstehen jedoch wie bei fast allen Anbieter*innen von digitalen Tools entsprechende Kosten. Die inhaltliche Aufgabenstellung für ein interprofessionelles Team von Health Practitionern in Ausbildung, Studium oder Beruf kann bspw. die kollaborative Entwicklung eines interprofessionellen klinischen Versorgungsalgorithmus zu einem ausgewählten Krankheitsbild unter Berücksichtigung aktueller Evidence sein, wobei neueste Ergebnisse aus der (Grundlagen-)Forschung translatorisch zu integrieren sind. Folgende übergeordnete Planungsreihenfolge wäre denkbar:

1. Konsensfindung aller Teammitglieder zu einem gesundheitsrelevanten Versorgungsthema, z. B. die interprofessionelle Versorgung von Menschen mit Morbus Parkinson in der Rehabilitation
2. berufsspezifische Recherche zur aktuellen Evidence-Lage aktueller Versorgungsansätze
3. Erstellung von Torso-Algorithmen aus den integrierten Fachbereichen, z. B. aus der Pflege, Ergo-, Sprach- und Physiotherapie
4. berufsspezifische Unterfütterung der Torso-Algorithmen mit Informationen nach ausgewählten Kriterien zum besseren Verständnis für die anderen Berufsgruppen (vgl. Tab. 2.6)
5. abschließendes Zusammenführen der Torso-Algorithmen zu einem interprofessionellen klinischen Versorgungsalgorithmus

Fazit

Lehrende können den Lernenden so den Mehrwert von interprofessioneller Zusammenarbeit im Gesundheitswesen transparent vermittelt, wobei gelebte Interprofessionalität nicht nur eine Frage von Ressourcen darstellt. Obwohl bisher nur wenige Forschungsergebnisse zu den Wirkungen interprofessioneller Lehre vorliegen, sollten interprofessionelle Versorgungsprojekte in Ausbildung und Studium der Health Practitioner nicht nur ein „Add-on" sein, sondern wegen des hohen Praxisbezugs curricular fest verankert werden (Zervakis und Fricke 2019, S. 34).

Tab. 2.6 Unterfütterung eines sprachtherapeutischen Torso-Algorithmus bei M. Parkinson. (Eigene Darstellung)

Logopädie	Atmung	Phonation	Artikulation	Prosodie	Schlucken	Kommunikation
Screening	Ausatemdauer < 12 Sek, paradoxe Atmung, Zwerchfellhochstand	Tonhaltedauer < 15 Sek, Hyperphonation, Stimmlippenatrophie, Stimme behaucht, heiser, rau, evtl. Tremor,	unpräzise Artikulation, unkoordinierte Bewegungsabläufe, gestörte Vokallänge, Lenisierung von Plosiven	Sprechtempo oft erhöht, paradoxe Sprechpausensetzung, Mikrophonie, flache Intonation/ Monotonie	Hypersalivation, Dysphagie (besonders im fortgeschrittenen Stadium)	häufig Depressionen/ Demenz mit Beeinträchtigung des Arbeitsgedächtnisses & Lernens, sozialer Rückzug & Isolation
Befunderhebung	Erstellen der Syndromdiagnose durch die Frenchay-Dysarthrie-Untersuchung, auditive Analyse des Störungsprofils durch die Bogenhausener Dysarthrieskalen, Screening zur Beurteilung orofazialer Kompetenzen, Schluckdiagnostik, Spontansprachanalyse, CETI-Auswertungsbogen für Angehörige über soziale Beteiligung des Klienten, Fragebogen zur Lebensqualität-SF36					
Ziele	Herstellen einer kräftigen, ausgewogenen Phonationsatmung	klarer, kräftiger & lauter Stimmklang	deutliche Artikulationspräzision, bessere Verständlichkeit der Spontansprache	facettenreiche Intonationsverläufe mit sinngemäßen Sprechpausen & Akzentuierung	Stärkung des M. orbicularis oris für besseren Mundschluss, Herstellung eines ökonomischen Schluckablaufes, möglichst lange & selbstständige orale Ernährung	Herstellung pragmatisch-kommunikativer Kompetenzen durch Förderung von Aktivität & Partizipation, Stärkung & Integration des sozialen Umfeldes
Interventionen	Lee-Silverman-Voice-Treatment (LSVT®),		allg. Dysarthrophonietherapie mit: -Übungen zur Tonhöhen- & Lautstärkemodulation -elektroakustische Feedback-Verfahren zur Visualisierung von Tonhöhe & Lautstärke -Übungen zur Verlangsamung des überhöhten Sprechtempos (Alphabetbrett, Metronom, Tastbrett, rhythmische Tempokontrolle) -Übungen zur Pausen- & Akzentsetzung		allg. Dysphagietherapie mit: -myofunktionellen Übungen -Übungen zur Nahrungsaufnahme präoral/ prädeglutitiv -Übungen zur Verbesserung des Buccinatormechanismus oral/ prädeglutitiv -Übungen zur Verbesserung des Schluckablaufes oral/ deglutitiv	-Einbindung aller Kommunikationspartner -evtl. Mikrofon für den Pat. -Sicherung von Blickkontakt -klare Themeneinleitung -Verwendung von Turn-Taking -Rollenspiele (Telefonieren, Einkaufen, etc.) -In-Vivo-Training (Umsetzung der Rollenspiele in den kommunikativen Alltag) -evtl. Anlegen eines Kommunikationsbuches, gestützte Kommunikation (apparative Hilfen), Gebärdenunterstützung (GuK)
Evaluation	Kontrolle der Normgrößen Ausatem- & Tonhaltedauer, Bestimmung von RBH		Messung von Sprechtempo ~ 250 Silben/ Min. mit sinnvollen Pausen & Akzenten		Videofluoroskopie des Schluckaktes	Messung durch SMART-Formel & GAS

2.1.9 Spiralförmige Curricula zum integrierten Aufbau digitaler Kompetenzen

Anne-Marie Lachmund

Der Begriff der digitalen Kompetenz ist ein umfassendes Konzept, welches bereits von der Europäischen Kommission ausgearbeitet wurde. Diese hat einen Referenzrahmen für digitale Kompetenzen (DigComp) entwickelt, welcher auf jegliche Bildungsprozesse – sowohl schulische, hochschulische als auch berufliche – angewendet werden kann (Vuorikari et al. 2022). Der Referenzrahmen ist unterteilt in fünf übergreifende Bereiche, die jeweils wiederum verschiedene Kompetenzen beinhalten (*Information and data literacy, Communication and collaboration, Digital content creation, Safety, Problem solving,* siehe dazu vertiefend Kap. 1). Der Erwerb von erforderlichen digitalen Kompetenzen lässt sich hier zusammenfassen als ein Set von Wissen, Fähigkeiten und Einstellungen im Umgang mit komplexen Informationen, Kommunikation, Kollaboration, Kooperation und Produktion in einer sich wandelnden, fluiden, digitalen Umwelt.

Mit dem neuen Pflegeberufegesetz (PflBG) von 2020 wurde die generalistische Pflegeausbildung in Deutschland reformiert. Mit § 53 Pflegeberufegesetz (BGBl 2020, S. 17) wird festgehalten, dass das „Lernen zukünftig noch stärker durch einen reflexiven Einsatz digitaler Medien an allen Lernorten" gekennzeichnet ist. Für die curriculare Umsetzung bedeutet dies, digitale Kompetenzen in die Rahmenpläne (Fachkommission 2020) zu integrieren, die in bundeslandspezifische Dokumente überführt werden. Da neben dem generalistischen Abschluss im letzten Ausbildungsdrittel spezielle Abschlüsse in der Altenpflege und der Gesundheits- und Kinderkrankenpflege zu erwerben sind, legt die Fachkommission Rahmenpläne für drei Varianten des letzten Ausbildungsdrittels vor. Aus diesem Grund existieren insgesamt drei Rahmen*lehr*pläne für den schulischen Teil der Pflegeausbildung sowie drei Rahmen*ausbildungs*pläne für die betrieblichen Anteile (Walter 2021, S. 137). Nicht nur hinsichtlich seiner Vielzahl an Berufsabschlüssen und therapeutischen Handlungsfeldern ist das Berufsfeld Pflege ebenso wie das der Therapieberufe äußerst heterogen; bereits die Termini, mit denen Ausbildungsinhalte und -ziele in föderalen Dokumenten festgehalten sind, unterscheiden sich in ihren Nuancierungen beträchtlich: Am Beispiel des Rettungswesens ist in Nordrhein-Westfalen vom „Rahmenlehrplan zur Ausbildung von zum Notfallsanitäter/ zur Notfallsanitäterin" (2016) die Rede, der sich weitgehend an Baden-Württemberg (Ohder et al. 2018) orientiert; in Schleswig–Holstein wird synonym vom „Curriculum für die praktische Ausbildung von Notfallsanitätern" und „Praxiscurriculum" (2018) gesprochen; Niedersachsen adressiert hingegen die auszubildenden Notfallsanitäter*innen unter dem Begriff „Niedersächsisches Curriculum" (2014) und das Bayerische Staatsministerium für Unterricht und Kultus führt den „Lehrplan für die Berufsfachschule für Notfallsanitäter" (2018). Digitale Kompetenzen spielen in den genannten beispielhaften Curricula eine nebengeordnete Rolle im Einsatz von Rettungsmitteln oder Abrechnungssoftware. Für die Pflege erfolgt die Integration vom Lernen mit digitalen Medien – besonders zur Reflexion wie im § 53 Pflegeberufegesetz gefordert – oder der Anwendung von digitalen Assistenzsystemen, Hilfsmitteln oder Suchmaschinen im beruflichen Kontext dabei ebenso uneinheitlich. In den Rahmenplänen der Fachkommission wird an verschiedenen Stellen des Kompetenzaufbaus zumindest das Digitale mitgedacht, wenn zu Ausbildungsbeginn „Reflexion pflegerischer Vorerfahrungen und der Lernbiografie (inkl. digitaler Kompetenzen)" (S. 35) angebahnt oder „digital und/oder analoge" bzw. „auch digital unterstützte" Hilfsmittel (zur Mobilität, S. 39), Dokumentationssysteme (S. 39) oder Assistenzsysteme (z. B. Warnsysteme, S. 102, oder Sprachcomputer, S. 114, Fachkommission 2019) kennengelernt werden. Die Nennung vor allem praxisrelevanter Technologien erfolgt jedoch fragmentartig ohne dabei die Nutzer*innen in ihren diversen Anforderungsniveaus zu adressieren, das kompetenzorientierte Verstehen, Reflektieren und Einüben von und mit diesen in den Vordergrund zu rücken. Es fehlt somit eine zusammenhängende Programmatik eines längerfristigen Lernprozesses, dem ein gestufter, integrierter,

sich wechselseitig ergänzender sowie schrittweise vernetzender Medienkompetenzaufbau zugrunde liegt. Um die digitale Transformation der *Health Professionals* voranzutreiben, soll im Folgenden das Konzept des longitudinalen bzw. spiralförmigen Curriculums vorgestellt werden. „Spiralcurriculum bezeichnet ein didaktisches Konzept der Auswahl, Anordnung und Ausrichtung der Ziele, Inhalte und Methoden […], die in Form einer Spirale curricular entfaltet werden." (Tosch 2022, S. 65). Die spirale Entfaltung meint hierbei, dass die Lernenden mit einzelnen curricularen Bausteinen an verschiedenen Stellen ihres Kompetenzaufbaus wiederkehrend und in gestuftem Anforderungsniveau konfrontiert werden, um jeweils eine zunehmend komplexer vernetzte kohärente Perspektive einnehmen zu können. In Form von Niveaustufen, die an unterschiedlichen Ausbildungsstationen erreicht werden können, kann der Fortschritt transparent und der Bildungsprozess strukturiert werden. Mit der Metapher der Spirale heißt dies, dass an unterschiedlichen Entwicklungsstufen im Lernprozess curriculare Inhalte wiederholt „in unterschiedlichen Anforderungskontexten bzw. auf verschiedenen Reflexionsniveaus" (Tosch 2022, S. 67) aufgegriffen werden, was auch der Diversität der Lernenden in ihren heterogenen Lebenslagen, Erfahrungen und Lernmotiven, wie es sich in den realen Bildungskontexten der *Health Professions* verhält, entgegenkommt. Das spiralcurriculare Modell gibt hier den Freiraum, Lernen nicht als linearen Entwicklungsverlauf, sondern als vielfältige Auseinandersetzungswege zu verstehen, der Wege und Umwege bei der „individuellen Subjektfindung", dem „individuelle(n) Herstellen von Bedeutungen" und damit dem personalen Kompetenzaufbau zulässt (Tosch 2022, S. 69). Im spiralcurricularen Modell kommt es somit zu Schnittstellen, wo sich die einzelnen „Stränge" berühren, welche die verschiedenen Verlaufsformen verdeutlichen, die mehrfach „Knotenpunkte" bilden. Jene Knotenpunkte sind von besonderem Interesse, da hier ein Entwicklungsschritt gemacht und erkannt wurde; ein Erkenntnisgewinn zu vertieften Einsichten geführt hat; eine Haltung geändert bzw.

professionalisiert wurde. Um die digitale Transformation des Gesundheitswesens und dem übergeordneten Ziel eines digitalen Kompetenzaufbaus konsequent anzuerkennen, orientieren sich Auswahl, Begründung und Anordnung der curricularen Bausteine an „Leitlinien", welche vom Erkenntnisgewinn (fach- bzw. professionsspezifisch, fächerübergreifend/interprofessionell und individuelle Persönlichkeits-/ Kompetenzentwicklung) getragen sind. Dazu müsste das Curriculum modular angeordnet sein, wobei die einzelnen Studienelemente eine inhärente Verzahnung aufweisen sollten mit dem übergeordneten Ziel, Strukturen und Zusammenhänge erkennen zu können (= integrierter Medienkompetenzaufbau) (in Anlehnung an Gillen 2013). Dazu werden fachwissenschaftliche Ziele und Inhalte mit problemorientierten, praxis- und rollenrelevanten Anwendungsfeldern in Einklang gebracht, wodurch auch ein stärker interessengeleitetes, fachübergreifendes und projektorientiertes Arbeiten ermöglicht wird (Tosch 2022, S. 66).

Im Folgenden werden in Anlehnung an den Medienkompetenzrahmen NRW (2019), der für die schulische Sphäre eine Orientierung für die „Entwicklung eines sicheren, kreativen und verantwortlichen Umgangs mit Medien" bietet, und in Verzahnung mit den im Rahmenlehrplan Berlin-Brandenburg für fachübergreifende Kompetenzen (Teil B 2015, S. 13) formulierten Niveaustufen für eine konstruktive und kritische „Auseinandersetzung mit der von verschiedenen Interessen geprägten Medienwelt, ihren sich stetig verändernden Medientechnologien und -inhalten in allen Medienarten sowie der Reflexion des eigenen Mediengebrauchs" Standards für den Gesundheitsbereich skizziert. Diese beinhalten Bausteine zum eigenen Mediengebrauch als auch zur patient*innenorientierten Interaktion im Arbeitsfeld und orientierten sich entlang der Bildungskette:

1. Informieren: Informationsquellen einordnen und ihre spezifischen Merkmale kennen, auswählen und nutzen; je nach Informationsgewinn und Wissenserwerb Suchstrategien flexibel einsetzen, Suchmaschinen und Datenbanken zielorientiert auswählen und sachgerecht nutzen; Suchergebnisse kritisch reflektieren (u. a. ihre Entstehung), Quellen prüfen, bewerten und korrekt angeben (Wissen zu Datenschutz, Urheber- und Persönlichkeitsrechten), gesundheitsförderliche/präventive Informations- und Beratungsangebote nutzen

2. Kommunizieren und kooperieren: Kommunikations- und Kooperationsprozesse mit digitalen Werkzeugen gestalten und unter Einhaltung von Gesprächsregeln, kulturell-gesellschaftlichen Normen und ethischen Grundsätzen teilen (Verantwortungsbewusstsein hinsichtlich der vulnerablen Patient*innenbeziehung beachten); Gestaltungsmittel von Medienprodukten kennen und hinsichtlich ihrer Aussageabsicht, Wirkung und Qualität beurteilen, Standards der Dokumentation kennen und einhalten

3. Bedienen und Anwenden: Medienausstattung und digitale Werkzeuge *(Tools)* für das eigene Lernen kennen und bedarfsgerecht auswählen, agile digitale Arbeitsmethoden und Datenorganisation sowie -sicherung anwenden und anpassen; digitale Anwendungen (z. B. Assistenzsysteme, Hilfsmittel, Dokumentationssysteme) und deren Funktionsumfang für das gesundheitsspezifische Arbeitsfeld kennen, auswählen und reflektiert einsetzen (in Abwägung praktischer, patient*innenorientierter Aspekte wie alters- und situationsangemessener Handlungsmöglichkeiten, potenzieller hintergründiger Interessen, dabei Datenschutz, Privatsphäre und Informationssicherheit beachten)

4. Analysieren und reflektieren: Vielfalt der Medienprodukte kennen, ihre Entwicklung analysieren und (gesellschaftliche) Bedeutung einschätzen; Chancen und Herausforderungen von Medien reflektieren (vor allem für die Realitätswahrnehmung und Identitätsbildung); selbstverantwortliche Regulation des eigenen Medienkonsums; Dritte beim Aufbau ihrer Medienkompetenz unterstützen, zum verantwortungsbewussten Umgang mit Medien anregen

5. Problemlösen: Grundlegende Prinzipien und Funktionsweisen der digitalen Welt identifizieren, verstehen und bewusst nutzen (u. a. Informationsverarbeitung, Algorithmen); Probleme formalisiert beschreiben, kontextsensible Problemlösestrategien entwickeln und evaluieren; Einflüsse der digitalen Medien auf das Zusammenleben und die gesellschaftliche Partizipation reflektieren

Für die unterrichtspraktische Umsetzung bedeutet dies, dass die skizzierten Standards mit ihren jeweiligen Teilkompetenzen untereinander eng verzahnt sind: wird beispielsweise über den digitalen Zugang zu Gesundheitsinformationen – auch für gesundheitsförderliche und/oder präventive Ziele – aus Sicht von Patient*innen reflektiert, werden die Bereiche „Medienausstattung und digitale Werkzeuge *(Tools)*" (3), „Informationsquellen einordnen", „Quellen prüfen" und „Suchstrategien wählen" (1), „Gestaltungsmittel von Medienprodukten" (2) als auch „Chancen und Herausforderungen von Medien reflektieren" bzw. deren „gesellschaftliche Bedeutung" einzuschätzen (4), berührt. In Zeiten von Programmen, die Informationen auf Basis von künstlicher Intelligenz (KI) zusammenstellen, müssen zuzüglich „grundlegende Prinzipien und Funktionsweisen der digitalen Welt" identifiziert und verstanden werden (5), worunter u. a. auch das Verbreiten von Falschmeldungen von Gesundheitsinformationen zählt („Algorithmen", „Desinformation", 2). Medienkritische Ansätze könnten im Umgang mit sensiblen Gesundheitsdaten von Patient*innen und deren digitaler Übertragung („Datenschutz", 3; „Standards der Dokumentation", 2) zum Einsatz kommen.

Ausgangspunkt für jede kritisch-reflexive Auseinandersetzung mit Medien und der Digitalisierung sollte die Reflexion der eigenen Mediensozialisation sein, um anhand der Überzeugungen und Erfahrungen die Einstellungen aufseiten der zukünftigen Mediengestalter*innen und -anwender*innen zu erfassen. Jene sind nicht von der Aneignung objektiver Lerngegenstände und der damit verbundenen analytischen Einordnung und prak-

tisch zu gestaltenden Beziehung zu trennen. Weil so anhand von Problemstellungen, die sich aus den Basiskonzepten ergeben, langfristig der Lernprozess strukturiert wird, stärkt Rebel (2008, S. 94) zufolge dieser Zugang den Konstruktionscharakter des Wissens, denn „nur selbst konstruiertes und in die eigenen kognitiven Deutungsstrukturen integriertes Wissen ist richtig verstandenes und für das Individuum bedeutsames Wissen". Ebenso sollten jederzeit nicht nur medientechnische, sondern stets medienrechtliche als auch medienethische Belange für die Auseinandersetzung mit konkreten Anforderungssituationen, identifizierten Problemen, einer professionellen Haltung etc. integriert werden, die das Fundament von Reflexionsprozessen in Bezug zum Arbeitsfeld strukturieren. Neben einer kontinuierlichen Adaptation von Lehr- und Lernprozessen, bei denen digitale Elemente das kooperative, selbstbestimmte und eigenverantwortliche Lernen unterstützen, ist eine adaptierte Prüfungs- und kontinuierliche Feedbackkultur als obligatorischer Bestandteil des spiralförmigen Lernens zu verstehen (Tuma und Nassar 2020).

Fazit

Im Zuge der digitalen Transformation im Gesundheitsbereich muss der Medienkompetenzaufbau als eine fächerübergreifende, ganzheitliche, vernetzte und Wissen-/Können-/Haltungen-integrierende Aufgabe verstanden werden. Aktuelle Curricula in den beispielhaft näher beleuchteten *Health Professions* greifen diese Perspektive nicht auf. Im Mittelpunkt steht die komplexe Konturierung der multiperspektivischen Erkenntniswege, welche mit einem spiralcurricularen Modell abgebildet werden können. Digitale Elemente sollten in diesem als zentrale Bausteine beschrieben werden und möglichst vielfältige „Andockstellen" von Digitalität und Fachinhalt als auch individueller Persönlichkeits- und Kompetenzentwicklung bieten. Dazu ist eine Ausgestaltung in Anforderungsniveaus zu empfehlen, damit verzahnte Beziehungen zwischen den jeweiligen Themen sichtbar werden und für die Lernendenperspektive Orientierungen und Haltepunkte in der Auseinandersetzung mit den curricularen Angeboten erkennbar werden lassen (Tosch 2018, S. 64). Die Spiralform gibt somit einen komplexer werdenden, sich mehr und mehr vernetzenden Bildungsprozess auch räumlich wieder, indem vor allem die digitalen Elemente und die damit einhergehenden individual-arrangierten Lernprozesse deutlich transparent gemacht werden. Für die Lernenden (und auch Lehrenden) kann daher der Fortschritt auf der curricularen Angebotsseite mit dem Fortschritt des individuellen Kompetenzerwerbs abgeglichen werden.

Literatur

Abbing, M. (2022). Auswirkungen der Generalistik auf die Schulentwicklung. *Pflegezeitschrift, 75*(11), 40–42.

Agricola, C., & Peters, M. (2023). *Stellungnahme der Deutschen Gesellschaft für Hebammenwissenschaft e.V. zum Referentenentwurf des Bundesministeriums für Gesundheit.* https://www.dghwi.de/ueber-die-dghwi/sektionen-arbeitsgruppen/arbeitsgruppe-digitalisierung/.

Albrecht, U.-V. (Hrsg.). (2016). *Chancen und Risiken von Gesundheits-Apps (CHARISMHA).* https://doi.org/10.24355/dbbs.084-201210110913-53.

Ali, S., Uppal, M. A., & Gulliver, S. R. (2018). A conceptual framework highlighting e-learning implementation barriers. *Information Technology & People, 31*(1), 156–180. https://doi.org/10.1108/ITP-10-2016-0246.

Arnold, R. (2010). *Wörterbuch Erwachsenenbildung.* 2. Überarbeitete Aufl. UTB.

Berliner Bildungscampus für Gesundheitsberufe. (2023). *Ausbildung Anästhesietechnische*r Assistent*in (ATA).* https://www.bildungscampus-berlin.de/ausbildung/anaesthesietechnischer-assistentin-ata.

BGBl. (= Bundesgesetzblatt) Teil I (2017). *Gesetz über die Pflegeberufe (Pflegeberufegesetz– PflBG).* Bonn. www.gesetze-im-internet.de/pflbg/PflBG.pdf.

Bilda, K. (2017). *Digitalisierung im Gesundheitswesen: Trends und neue Entwicklungen. 31*(3), 6–9.

Bohnet-Joschko, S., & Schmidt, L. (2023). Chronische Wunden digital versorgt. „Smart Dressings", Telemedizin und KI im Einsatz. *Pflegezeitschrift, 76*(5).

Borgetto, B. (2019). *Positionspapier Therapieberufe. Für eine nachhaltige, zukunftsfeste Ausbildung der Therapieberufe in Deutschland.* https://buendnis-therapieberufe.de.

Braßler, M. (2022). Interdisziplinarität in der Lehre. *Lehrblick – ZHW Uni Regensburg.* https://lehrblick.de/interdisziplinaritaet-in-der-lehre/.

Bruner, J. S. (1973). *Der Prozeß der Erziehung.* 3. Aufl. Berlin: Berlin Verlag.

Bundesagentur für Arbeit. (2023). *Anästhesietechnische/r Assistent/in.* Bundesagentur für Arbeit. https://web.arbeitsagentur.de/berufenet/beruf/51027.

Bundesamt für Sicherheit in der Informationstechnik. (2023). *Ergebnisse der Orientierungsstudie. BSI-Projekt 453:eMergent—Digitalisierung im Rettungsdienst.* https://www.bsi.bund.de/SharedDocs/Downloads/DE/BSI/DigitaleGesellschaft/eMergent_Orientierungsstudie.pdf?__blob=publicationFile&v=2.

Bundesministerium für Bildung und Forschung. (o. J.). *BLok – Online-Berichtsheft zur Stärkung der Lernortkooperation—Qualifizierung Digital.* https://www.qualifizierungdigital.de/qualifizierungdigital/de/projekte/praxisbeispiele/lernortkooperation/blok/blok.html.

Bundesministerium für Bildung und Forschung. (2021). *Digitalisierung in der Lehrkräftebildung.* https://www.qualitaetsoffensive-lehrerbildung.de/lehrerbildung/de/themen/digitalisierung-in-der-lehrkraeftebildung/digitalisierung-in-der-lehrkraeftebildung_node.html.

Bundesministerium für Gesundheit. (2019). *Bundesweit einheitliche Ausbildungen für ATA und OTA.* https://www.bundesgesundheitsministerium.de/service/gesetze-und-verordnungen/guv-19-lp/ata-ota.html.

Bundesministerium für Gesundheit. (2021). *Elektronische Patientenakte.* https://www.bundesgesundheitsministerium.de/elektronische-patientenakte.

Bundesministerium für Gesundheit. (2023a). *Berufsbild: Hebamme – Studium und Praxis.* https://www.bundesgesundheitsministerium.de/themen/gesundheitswesen/gesundheitsberufe/hebammen.html.

Bundesministerium für Gesundheit. (2023b). *Gemeinsam Digital. Digitalisierungsstrategie für das Gesundheitswesen und die Pflege.* https://www.bundesgesundheitsministerium.de/fileadmin/user_upload/BMG_Broschuere_Digitalisierungsstrategie_bf.pdf.

Bundesministerium für Gesundheit. (2023c). *Gesundheitsberufe – Allgemein: Eine Übersicht.* https://www.bundesgesundheitsministerium.de/themen/gesundheitswesen/gesundheitsberufe/gesundheitsberufe-allgemein.html.

Bundesministerium für Gesundheit. (2023d). *Pflegeberufegesetz.* https://www.bundesgesundheitsministerium.de/pflegeberufegesetz.html.

Bundesministerium für Gesundheit. (2023e). *Pressemitteilung: Reform der Pflegeausbildung.* https://www.bundesgesundheitsministerium.de/presse/pressemitteilungen/reform-der-pflegeausbildung-kabinett.html.

Bund-Länder-Arbeitsgruppe. (2020). *Eckpunkte_Gesamtkonzept_Gesundheitsfachberufe.* https://www.bundesgesundheitsministerium.de/fileadmin/Dateien/3_Downloads/G/Gesundheitsberufe/Eckpunkte_Gesamtkonzept_Gesundheitsfachberufe.pdf.

Bündnis Digitalisierung in der Pflege. (2020). *Digitalisierung in der Pflege: Eckpunkte einer nationalen Strategie.* https://deutscher-pflegerat.de/wp-content/uploads/2020/09/2020-09-01_Positionspapier_

Verb%C3%A4ndeb%C3%BCndnis_Digitalisierung_ Pflege.pdf.

Deutscher Berufsverband Anästhesietechnische und operationstechnische Assistenz. (2019). *Staatliche Anerkennung*. https://ata-ota.org/staatliche-anerkennung/.

Deutscher Bundesverband für Logopädie e. V. (2021). *Verlängerung der Modellklauseln bis 2024. Novellierung der Berufsgesetze in der 20. Legislaturperiode gesichert!* https://www.arbeitskreis-berufsgesetz.de/aktuelles/meldungen-ak-berufsgesetz/meldung/verlaengerung-der-modellklauseln-bis-2024.

Deutscher Hebammenverband e. V. (2019). *Kompetenzen von Hebammen*. https://hebammenverband.de/wp-content/uploads/2021/02/2019-09-13_DHV_Kompetenzen_von_Hebammen_Anhang_1_zur_Stellungnahme_HebStPrV.pdf.

Deutscher Hebammenverband e.V. (2023). *Wie arbeiten Hebammen?* Deutscher Hebammenverband. https://hebammenverband.de/hebamme-werden-und-sein/wie-arbeiten-hebammen.

Deutscher OTA-Schulträger-Verband e. V. (2023). *OTA-Ausbildungsinhalt*. https://www.ota.de/beruf/ausbildungsinhalt/.

Deutsches Ärzteblatt. (2012). Was macht ein medizinisch-technischer Assistent? *Deutsches Ärzteblatt, 1,* 30.

Deutsches Institut für Betriebliches Gesundheitsmanagement und Gesundheitsentwicklung (DiBGM). (2023). *Bewegte Pause am Arbeitsplatz*. https://www.institut-betriebliches-gesundheitsmanagement.de/bewegte-pause/.

Deutsches Pflegeportal. (2023). *Fort- und Weiterbildungen in der Pflege*. Deutsche Pflegeportal. https://www.deutsches-pflegeportal.de/magazin/fort-und-weiterbildungen-in-der-pflege.

Ehlers, U. (2020). *Future Skills. Lernen der Zukunft – Hochschule der Zukunft*. Springer.

Elsenbast, C., Sachs, S., Pranghofer, J., & Luiz, T. (2022). *Lernen mit digitalen Medien in der Notfallmedizin – ein Pfad durch den Dschungel der Möglichkeiten. Notfall Rettungsmed* (25), 314–322.

Ergotherapie Austria. (2021). *Positionspapier Tele-Ergotherapie*. https://www.ergotherapie.at/sites/default/files/collection_files/positionspapier_tele-ergotherapie_0.pdf.

Fadel, C., Bialik, M., & Trilling, B. (2017). *Die vier Dimensionen der Bildung: Was Schülerinnen und Schüler im 21. Jahrhundert lernen müssen*. Verlag ZLL21.

Fachkommission. (2019). *Rahmenpläne der Fachkommission nach § 53 PflBG*.www.bibb.de/dokumente/pdf/geschst_pflgb_rahmenplaene-der-fachkommission.pdf.

Faix, W. G., Erpenbeck, J., & Steinbeis, School of International Business and Entrepreneurship (Hrsg.). (2012). *Kompetenz: Festschrift, Prof. Dr. John Erpenbeck zum 70. Geburtstag*. Steinbeis-Edition.

Ferrari, A. (2012). *Digital Competence in Practice: An Analysis of Frameworks*. JRC Technical Reports: Luxembourg, Publications Office of the European Union.

Foadi, N., Koop, C., & Behrends, M. (2020). *Medizinische Ausbildung: Welche digitalen Kompetenzen braucht der Arzt? Deutsches Ärzteblatt*(117), A 596–600.

Fraunhofer Institut für Entwurfstechnik und Mechatronik. (o.J.). *Digitale Transformation*. https://www.iem.fraunhofer.de/de/schwerpunktthemen/digitale-transformation.html.

Fromm, A., & Runggaldier, K. (2023). Berufliche Bildung im Rettungswesen. In *Pädagogik im Gesundheitswesen*. Springer.

Gesellschaft für Informatik. (2017). *Leitlinien Pflege 4.0—Handlungsempfehlungen für die Entwicklung und den Erwerb digitaler Kompetenzen in Pflegeberufen*. https://gi.de/fileadmin/GI/Hauptseite/Aktuelles/Aktionen/Pflege_4.0/GI_Leitlinien_Digitale_Kompetenzen_in_der_Pflege_2017-06-09_web.pdf.

Gillen, J. (2013). Kompetenzorientierung als didaktische Leitkategorie in der beruflichen Bildung – Ansatzpunkte für eine Systematik zur Verknüpfung curricularer und methodischer Aspekte. *Berufs- und Wirtschaftspädagogik, 24,* 1–14.

GKV-Spitzenverband. (2023). Vereinbarung zur pauschalen Abgeltung der in der Stimm-, Sprech-, Sprach- und Schlucktherapie entstehenden Kosten. *Vereinbarungen nach § 125 SGB V,* 1–13.

Hecht, A., Wargers, I., Borgetto, B., & Leinweber, J. (2022). *Handlungsempfehlungen für die ambulante logopädische Videotherapie*. https://www.hawk.de/sites/default/files/2022-12/handlungsempfehlungen_vitaminb.pdf.

Hellmann, M. (2023). *Das Konzept des Soziotechnischen Systems—Vorschlag eines Rahmenmodells zur Analyse von Digitalisierungsprozessen*. https://tinyurl.com/mryu848d.

Hochschule für Gesundheit. (2021). *Studiengangsflyer_Hebammenwissenschaft_BA_2021_web.pdf*. https://www.hs-gesundheit.de/fileadmin/user_upload2/Studieren_an_der_hsg/Bachelor_Studiengaenge/Studiengaenge_Flyer_Web/Studiengangsflyer_Hebammenwissenschaft_BA_2021_web.pdf.

Hülsken-Giesler, M. (2008). Selbstgesteuertes Lernen mit Neuen Medien – Pflege(aus)bildung zwischen Persönlichkeitsbildung und Bildungstechnologie. *Hochschultage Berufliche Bildung 2008*. http://www.bwpat.de/ht2008/eb/huelsken-giesler_ft09-ht2008_spezial4.shtml.

Igl, G. (2022). Das Gesetz zur Reform der technischen Assistenzberufe in der Medizin: Wieder ein Schritt in Richtung auf die Modernisierung der Heilberufeausbildung. *Medizinrecht, 40*(7), 558–565.

Johanniter-Akademie. (o. J.). *Hubschrauber-Simulator Christoph Life*. https://www.johanniter.de/johanniter-unfall-hilfe/christoph-life/.

Jungert, M. (2010). Was zwischen wem und warum eigentlich? : Grundsätzliche Fragen der Interdisziplinarität. In *Interdisziplinarität. Theorie, Praxis,*

Probleme (S. 1–12). Wissenschaftliche Buchgesellschaft.

Kammerer, Y. (2019). Textverständnis beim Lesen digitaler und gedruckter Texte. *Seminar, 3,* 64–72.

Kassenärztliche Bundesvereinigung. (2022). *Heilmittelbehandlungen auch per Video möglich.* Kassenärztliche Bundesvereinigung (KBV). https://www.kbv.de/html/1150_57858.php.

Kihm, P., & Peschel, M. (2022). Gute Aufgaben 2.0 – Aufgaben und Aufgabenkulturen im Rahmen der Digitalisierung. In *Sachunterricht in der Informationsgesellschaft* (S. 89-95). Verlag Julius Klinkhardt.

Kratky, W., & Löffler, K. (2022). Digitale Pflegeanwendungen im Pflegealltag: Zwischen Lösung und neuer Herausforderung. *ProCare, 9,* 50–53.

Kuhnke, R. (2020). Die Uhr tickt etwas langsamer: Erst Ende 2023 endet nun die Übergangsregelung für Rettungsassistenten. *retten, 9,* e1–e6.

Kuscher, T. (2023). *Neue Weiterbildung für digitale Pflege- und Gesundheitsversorgung.* https://idw-online.de/de/news808656.

Langemak, S. (2020). Willkommen, Digitalisierung! – Chancen für die Physiotherapie. *physiopraxis, 18*(1), 56–57.

Leinweber, J. (2021). App-Einsatz in der Logopädie/Sprachtherapie: Strategien und Kriterien. *Spektrum Patholinguistik, 14,* 69–76.

Lerch, S. (2019). Interdisziplinäre Kompetenzbildung: Fächerübergreifendes Denken und Handeln in der Lehre fördern, begleiten und feststellen. *nexus impulse für die Praxis, 18,* 1–16.

Luiz, T. (2020). Digitalisierung im Rettungsdienst. In *Qualitätsmonitor 2020.* Medizinisch Wissenschaftliche Verlagsgesellschaft.

Mahler, C., Gutmann, T., Karstens, S., & Joos, S. (2014). Begrifflichkeiten für die Zusammenarbeit in den Gesundheitsberufen – Definition und gängige Praxis. *GMS Zeitschrift für Medizinische Ausbildung, 31*(4), 1–10.

Mansilla, V. B. (2010). Learning to synthesize: The development of interdisciplinary understanding. In *The Oxford handbook of interdisciplinarity* (S. 288–306). Oxford University Press.

Mayrberger, K. (2019). *Partizipative Mediendidaktik: Gestaltung der (Hochschul-)Bildung unter den Bedingungen der Digitalisierung.* Beltz Juventa.

Medienberatung. (2019). *Medienkompetenzrahmen NRW.* Standard für die Schul- und Unterrichtsentwicklung zur Förderung von Medienkompetenz in der Primarstufe und der Sekundarstufe I. https://medienkompetenzrahmen.nrw/fileadmin/pdf/LVR_ZMB_MKR_Broschuere_2019_06_Final.pdf.

Meyer, F., Becker, J., & Bock, A. (2023). Medienkompetenz aus bildungswissenschaftlicher, bildungspolitischer und schulpraktischer Perspektive. *Medien-Pädagogik: Zeitschrift für Theorie und Praxis der Medienbildung,* 118–138.

Ministerium für Bildung, Jugend und Sport des Landes Brandenburg (Hrsg.). (2015). *Rahmenlehrplan für fachübergreifende Kompetenzen, Teil B.* Ludwigsfelde, LISUM. https://bildungsserver.berlin-brandenburg.de/fileadmin/bbb/unterricht/rahmenlehrplaene/Rahmenlehrplanprojekt/amtliche_Fassung/Teil_B_2015_11_10_WEB.pdf.

Ministerium für Gesundheit, Emanzipation, Pflege und Alter des Landes Nordrhein-Westfalen. (2016). *Rahmenlehrplan Ausbildung zum Notfallsanitäter / zur Notfallsanitäterin in Nordrhein-Westfalen.* https://www.skverlag.de/fileadmin/files_content/Gesetze_und_Verordnungen/NRW_Rahmenlehrplan_NotSan.pdf.

Mishra, P., & Koehler, P. (2006). Technological Pedagogical Content Knowledge: A Framework for Teacher Knowledge. *Teachers college. Record 108*(6), 1017–1054.

Möllenhoff, C., Eder, P. A., Rashid, A., Möllenhoff, C., Römer, Ingolf, & Franczyk, B. (2022). *Digitale Systeme zur Unterstützung von präklinischen Notfalleinsätzen. Die Anaesthesiologie*(71), 518–525.

Naujoks, F., Faul, P., Hagebusch, P., & Schweigkofler, U. (2019). Auswahl der richtigen Zielklinik – Welcher Patient in welche Klinik? *Notfallmedizin up2date, 14*(01), 47–66.

Neubauer-Brennecke, A. (2020). *Digitale Medien in der rettungsdienstlichen Aus-, Fort- und Weiterbildung.* Grin.

Niedersächsisches Kultusministerium. (2014). *Niedersächsisches Curriculum für die Ausbildung zur Notfallsanitäterin und zum Notfallsanitäter.* https://bildungsportal-niedersachsen.de/berufliche-bildung/gesundheitsfachberufe/notsan/ausbildung.

Oelke, U., & Meyer, H. (2013). *Teach the teacher—Didaktik und Methodik für Lehrende in Pflege- und Gesundheitsberufen.* Cornelsen.

Ohder, M., Volz, J., Schmidt, M., Kuhnke, R. & Ziegler, M. (Hrsg.) (2018). *Notfallsanitäter-Curriculum Baden-Württemberger Modell für eine bundesweite Ausbildung.* Kohlhammer.

Ortmann-Welp, E. (2021). Digitale Kompetenzen für Lehrende und Lernende. *Pflegezeitschrift, 74*(4), 40–44.

Peters, M., Agricola, C., & Luksch, K. (2021). *Standpunkt zur Änderung der Mutterschafts-Richtlinien (Mu-RL): Regelungen zur Erfüllung der Dokumentationsvorgaben im elektronischen Mutterpass vom 16.09.2021.*

Peters, M., & Telieps, J. (2023). *Zuordnung der Abschlüsse in den Pflegeberufen zum DQR. 1,* 57–59.

Physio Deutschland. (2018). *Bundesländerregelungen zur Qualifikation von Lehrkräften in der Physiotherapieausbildung.* https://www.physio-deutschland.de/fileadmin/data/bund/Dateien_oeffentlich/Beruf_und_Bildung/Fort-_und_Weiterbildung/Bundesl%C3%A4nderregelungen_zur_Qualifikation_von_Lehrkr%C3%A4ften_in_der_Physiotherapie_.pdf.

Picht, E. (2019). *Empfehlungen zur Förderung translationaler Forschung in der Universitätsmedizin.*

Stellungnahme der Arbeitsgruppe „Translation" *der Ständigen Senatskommission für Grundsatz-* *fragen in der Klinischen Forschung der Deut-* *schen Forschungsgemeinschaft* (S. 1–22). Deutsche Forschungsgemeinschaft. https://www.dfg.de/download/pdf/dfg_im_profil/geschaeftsstelle/publikationen/stellungnahmen_papiere/2019/190919_stellungnahme_empfehlung_ag_translation.pdf.

Rebel, K. (2008). *Lernkompetenz entwickeln – modular* *und selbstgesteuert.* Bildungshaus Schulbuchverlage.

Rietschel, E. Th., Bruckner-Tuderman, L., Schütte, G., & Wess, G. (2015). Moving medicine forward faster. *Science Translational Medicine, 7*(277), 277ed2.

Robert Bosch Stiftung. (2021). *Translation: Von der For-* *schung in die Praxis.* Robert Bosch Stiftung. https://www.bosch-stiftung.de/de/news/translation-von-der-forschung-die-praxis.

Rottenecker, J. (2018). *Therapieberufe: Zahlen, Daten,* *Fakten.* Fachtagung Hochschulverbund Gesundheitsfachberufe (HVG) e.V.

Schlenker, L., Neuburg, C., Jörke, D., & Preissler, A. (2023). Digitalisierungsprozesse steuern: Faktoren des Gelingens für die Digitalisierung in beruflichen Schulen und ausbildenden Unternehmen. *Medien-* *Pädagogik: Zeitschrift für Theorie und Praxis der* *Medienbildung,* 212–229. https://doi.org/10.21240/mpaed/00/2023.06.13.X.

Schmidt, L. J., Rieger, O., Neznansky, M., Hackelöer, M., Dröge, L. A., Henrich, W., Higgins, D., & Verlohren, S. (2022). A machine-learning-based algorithm improves prediction of preeclampsia-associated adverse outcomes. *American Journal of Obstetrics and* *Gynecology, 227*(1), 77.e1–77.e30.

Schultz-Pernice, F., von Kotzebue, L., Franke, U., Ascherl, C., Hirner, C., Neuhaus, B.J., Ballis, A., Hauck-Thum, U., Aufleger, M., Romeike, R., Frederking, V., Krommer, A., Haider, M., Schworm, S., Kuhbandner, C., & Fischer, F. (2017). Kernkompetenzen von Lehrkräften für das Unterrichten in einer digitalisierten Welt. *merz – medien + erziehung,* *Zeitschrift für Medienpädagogik, 4,* 65–74.

Schultz-Pernice, F., Becker, S. K., Berger, S., Ploch, N., Radkowitsch, A., Vejvoda, J., & Fischer, F. (2022). Digitales Lehren und Lernen an der Hochschule: Erkenntnisse aus der empirischen Lehr-Lernforschung: Teil 2: Betreuung, Begleitung und Unterstützung digital gestützten Lernens – Herausforderungen und Chancen für innovative Hochschullehre. *Lehrer-* *bildung@LMU, 2*(1), 36–52.

Sekretariat der Ständigen Konferenz der Kultusminister der Länder in der Bundesrepublik Deutschland. (KMK) (2017). *Strategiepapier „Bildung in der digi-* *talen Welt".* https://www.kmk.org/fileadmin/Dateien/pdf/PresseUndAktuelles/2017/Strategie_neu_2017_datum_1.pdf.

Stackfield GmbH. (2023). *Kanban Boards 2023—Die* *5 besten Tools im Vergleich.* https://www.stackfield.com/de/blog/die-5-besten-kanban-board-tools-80.

Starke, A., & Mühlhaus, J. (2018). App-Einsatz in der Sprachtherapie. Die Nutzung evidenzbasierter und ethisch orientierter Strategien für die Auswahl von Applikationen. *Forum Logopädie, 32*(2).

Statista. (2022). *Rettungsdienst—Einsatzfahrtaufkommen* *in Deutschland nach Einsatzart bis 2017.* https://de.statista.com/statistik/daten/studie/482380/umfrage/einsatzfahrtaufkommen-im-oeffentlichen-rettungsdienst-nach-einsatzart/.

Steinhard, J., Freundt, P., Janzing, P., Popov, V., Menkhaus, R., & Ross, L. (2022). Künstliche Intelligenz und Simulation in der Pränatalmedizin – was wir von Maschinen lernen können. *Die Gynäkologie, 55*(10), 746–758.

Stifterverband. (2021). *Hochschulbarometer 2021,* *Pressemitteilung.* https://www.stifterverband.org/pressemitteilungen/2021_12_10_hochschul-barometer.

Suhren, E. J. (2021). Pflege-Apps: Digitale Unterstützung für Pflegebedürftige und Pflegende. *Public* *Health Forum, 29*(3), 224–226.

Tosch, F. (2018). *Lehrerbildung und Schulpraktische* *Studien im Spiegel eines Spiralcurriculums – Ver-* *netzungsperspektiven im Potsdamer Modell.* Uni Potsdam.

Tosch, F. (2022). Spiralcurriculum als Professionalisierungs- und Kohärenzprojekt der Potsdamer Lehrer*innenbildung. *Praxis Forschung Lehrer*in-* *nen Bildung. Zeitschrift für Schul- und Professions-* *entwicklung. (PFLB), 4*(1), 62–71.

Tuma, F., & Nassar, A. K. (2020). *Feedback in medical* *education.* StatPearls, TreasureIsland.

Ulrich, I. (2016). *Gute Lehre in der Hochschule. Praxis-* *tipps zur Planung und Gestaltung von Lehrver-* *anstaltungen.* Springer.

Universitätsklinikum Schleswig-Holstein. Dezernat für Gesundheitsberufe. (2018). *Ausführungshinweise des* *Landesamtes für soziale Dienste Schleswig-Holstein* *zur Durchführung der praktischen Ausbildung im kli-* *nischen Bereich der Notfallsanitäter (LASD).* https://www.uksh.de/uksh_media/Dateien_Kliniken_Institute/Kiel+Campuszentrum/IRUN/Dokumente/Ausbildungscurriculum+NotSan+1.pdf.

Verband der Ersatzkassen e. V. (o. J.). *ARGEn Heilmittel-* *zulassung.* https://www.zulassung-heilmittel.de/.

Vogelsang, C., Caruso, C., Seifert, A., & Schwabl, F. (2023). Wie entwickeln sich medienbezogene Einstellungen, selbsteingeschätzte Medienkompetenzen und motivationale Orientierungen angehender Lehrkräfte?: Eine Sekundäranalyse von Evaluationsdaten zum Praxissemester im zweiten CoViD-19-bedingten Lockdown. *MedienPädagogik,* 22–50.

Vuorikari, R., Kluzer, S., & Punie, Y. (2022). *DigComp* *2.2: The Digital Competence Framework for Citi-* *zens – With new examples of knowledge, skills and at-* *titudes,* EUR 31006 EN, Publications Office of the European Union, Luxembourg. https://op.europa.eu/en/publication-detail/-/publication/50c53c01-abeb-11ec-83e1-01aa75ed71a1/language-en.

Walter, A. (2021). Digitale Netzwerkarbeit zur Begleitung der Reform der Pflegeausbildung – ein Erfahrungsbericht. In: Friese, Marianne (Hrsg.). *Care Work 4.0. Digitalisierung in der beruflichen und akademischen Bildung für personenbezogene Dienstleistungsberufe.* WBV, 135–151.

Weigand, P., & Schönfeld, A. (2023). Braucht es eine neue Vielfalt der Sprache? Diversitätssensible Pflege hat längst begonnen. *Heilberufe, 75*(10), 40–43.

Wörner, A. (2008). *Lehren an der Hochschule. Eine praxisbezogene Anleitung.* 2. Aufl. VS Verlag.

Zervakis, P. A., & Fricke, D. (2019). Interdisziplinarität in der Lehre erfordert einen Kulturwandel. *DUZ Wissenschaft & Management, 07*, 32–34.

Digitaler Methodenkoffer – Konzepte, Ideen und Tools

Andreas Schönfeld

3.1 Applied Digital Skills & Digital Teaching Tools

Die digitale Transformation und ihre Komplexität und Vielfältigkeit im Blended-Learning-Konzept stellt Lehrende und Lernende gleichermaßen vor große Herausforderungen in Bezug auf die mediendidaktische und partizipative (Weiter-)Entwicklung und Umsetzung von geeigneten digitalen Lehr-/Lernkonzepten. Die hierfür benötigte „digitale Souveränität", digitale Medien selbstbestimmt und unter eigener Kontrolle zu nutzen und sich an die ständig wechselnden Anforderungen in einer digitalisierten Welt anzupassen, setzt eine hinreichende Medienkompetenz ebenso voraus, wie die Bereitstellung entsprechender Technologien und Produktlösungen (Vereinigung der Bayerischen Wirtschaft 2018, S. 12). Dabei meint die Bezeichnung „Applied Digital Skills (ADS)" an dieser Stelle ein Verständnis von Lehren und Lernen mit digitalen Medien und ihren praxisbezogenen digitalen Anwendungen (Digital Teaching Tools – DTT) innerhalb der Medienpädagogik (Mayrberger 2019, S. 86). ADS und DTT sind demnach Bestandteile partizipativer Mediendidaktik im Kontext kritischer Medienkompetenz, die ein Kompetenzniveau voraussetzen, welches sich durch die Fähigkeit zur alters- und bildungsunabhängigen Kollaboration und Netzwerkarbeit auszeichnet und als „New Media Literacy" beschrieben wird (Olmanson

und Falls, 2016, S. 6). Nicht selten wird bei den Digital Natives als junge Erwachsene und Lernende von heute vorausgesetzt, dass diese selbstverständlich mit digitalen Medien und Technologien umgehen und diese intuitiv in unterschiedlichen Handlungskontexten einsetzen. Der Erwerb von ADS und die mediendidaktische Nutzung von DTT hingegen bleibt über alle gesellschaftlichen Altersgruppen hinweg eine Herausforderung und bedarf mit Blick auf den Bildungskontext einer gesonderten Förderung mit zugehörigen Angeboten (Mayrberger, 2019, S. 79). Nach Lohr et al. (2021) lassen sich insbesondere die (Hochschul-)Lehrenden im Medienkompetenzniveau in drei Cluster einteilen (vgl. Tab. 3.1):

3.2 Flipped Classroom – Das Konzept der umgedrehten Lehre

Das Konzept der umgedrehten Lehre wird immer beliebter und ist spätestens seit der COVID 19 Pandemie eng verwoben mit dem Einsatz digitaler Medien. Im Kern wird der klassische Wissenserwerb durch vorgeschaltete Lehrveranstaltungen seitens der Lehrenden, und die darauf üblicherweise folgenden asynchronen Selbstlernphasen der Lernenden zur Erledigung von z. B. Hausaufgaben und ähnlichen Transferaufgaben, umgedreht (Dombrowski

Tab. 3.1 Cluster-Beschreibung von Lehrenden. (Eigene Darstellung, vgl. Lohr et al., 2021, S. 10)

Cluster 1 „PowerPointer"	• Setzen nur wenige ausgewählte digitale Medien auf niedrigem ADS-Niveau ein • Initiieren eher passive digitale Lernaktivitäten ohne Einbindung der Lernenden • Nutzen als DTT meist digital unterstützte Video-/Audio-Präsentationen
Cluster 2 „Klicker"	• Initiieren digitale Lernaktivitäten auf einem moderaten ADS-Niveau • Binden Lernende aktiv in digitale Lernaktivitäten ein • Nutzen als DTT z. B. Audience-Response-Systeme (ARS), digitale Quizze oder Worksheets
Cluster 3 „digitale Profis"	• Initiieren digitale Lernaktivitäten auf hohem ADS-Niveau • Nutzen Medien und Technologien zur aktiven Problemlösung und Ideenfindung • Nutzen als DTT interaktive digitale Medien nach konstruktivistischen Kriterien

et al., 2019, S. 200). Dabei erfährt das übliche Klassenzimmer-Paradigma eine Neuausrichtung, indem die Lernenden die Unterrichtsgestaltung in ihrer asynchronen Vorbereitungsphase zeitlich flexibel und ortsunabhängig an selbstgewählten Lernorten planen, während die synchrone Unterrichtszeit für höhere Lernziele durch aktives, problembasiertes Lernen und praktische Aktivitäten genutzt wird (Love et al., 2014, S. 318). In der didaktischen und methodischen Umsetzung stellen die Lehrenden einen Pool an theoretischem Grundmaterial zu einem ausgewählten Thema meist digital zur Verfügung. Insbesondere von den Lehrenden eigens produzierte Lernvideos oder -audios spielen dabei eine große Rolle, auch wenn diese nicht zwingend notwendig sind, um die Methode korrekt anzuwenden (Werner et al., 2021, S. 14). Mit eigenem Lerntempo erarbeiten sich die Lernenden in ihrer asynchronen Selbstlernphase entsprechende Aufgabenstellungen und bereiten eine inverse synchrone Präsenzphase vor, um ihre Ergebnisse im interaktiven Plenum vorzustellen und zu diskutieren. In der asynchronen Nachbereitungsphase werden Übungs- und Lerninhalte vertieft. Flipped Classroom, auch reverse, inverse oder backwards classroom genannt, hat demnach zum Ziel, mehr Raum für interaktive Zusammenarbeit unter den Lernenden zu schaffen und die klassischen Erklärphasen aus dem Frontalunterricht in das Selbststudium zu verlagern (Nimmerfroh, 2016, S. 2). Dieses innovative Lehr-/Lernkonzept entspringt dem lerntheoretischen Konnektivismus-Ansatz als „Learning Theory for the Digital Age", da in dessen Mittelpunkt informelle und kollaborativ vernetzte und überwiegend digitale Lehr-/

Lernprozesse stehen (Süss et al., 2018, S. 172). Das Netzwerk entwickelt sich dynamisch durch die Lernenden selbst, während die Lehrenden als Lernbegleitende in Form von Mentoring meist digitale Lernmaterialien, Hinweise und Quellen bereitstellen, z. B. Web 2.0 Anwendungen wie E-Wikis, Video-Tutorials, Podcasts, Blogs, soziale Netzwerke, Open Educational Resources u. a. (Bergmann, 2017, S. 7). Das Erklären und Vorstellen neuer Inhalte wird somit nach draußen in die asynchrone Vorbereitungsphase der Lernenden verlagert und das, was in der synchronen Präsenzphase oft zu kurz kommt, nämlich die Auseinandersetzung der Lernenden mit den Inhalten zur Erarbeitung aktiver Lösungen, findet dort statt, wo Lehrende dies begleiten können (Nimmerfroh, 2016, S. 2). Durch die anschließende Vertiefung von Übungs- und Lerneinheiten während der asynchronen Nachbereitungsphase können die jeweiligen Inhalte lernzieltaxonomisch angewendet, analysiert und evaluiert werden, um dann z. B. in einer Folgephase von Flipped Classroom weiterentwickelt zu werden (vgl. Abb. 3.1).

3.2.1 Praxisimplikationen von Flipped Classroom

Das Flipped Classroom Konzept (FCK) wird mittlerweile in annähernd allen Bildungsbereichen eingesetzt. Die Konzeption eines Flipped Classrooms sollte daher immer einer zielgruppenorientierten didaktischen Vorab-Analyse unterzogen werden, z. B. in Anlehnung an den kritisch-konstruktivistischen Ansatz nach Wolfgang Klafki (Oelke und Meyer 2021, S. 61),

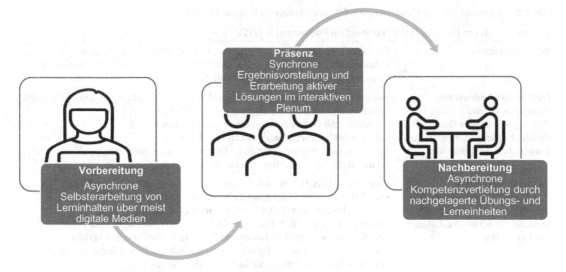

Abb. 3.1 Flipped Classroom-Konzept. (Eigene Darstellung)

bevor es in die konkrete methodische Ziel-planung und Umsetzung geht (vgl. Tab. 3.2):

Sicher sind auch andere Konzeptentwürfe mit dem Flipped Classroom denkbar, so z. B. die Einbindung von problemorientiertem Lernen (POL) als Methode zur Aneignung von trans-ferfähigem Wissen in Kombination mit dem Szenischen Spiel zur Förderung von lösungs-orientierten Reflexionsprozessen (Scheller 2019, S. 14).

3.3 Gamification als Bestandteil von Gameful-Learning

Eine steigende Tendenz des Einsatzes von in-novativen spielbasierten Lernmethoden in der beruflichen Bildung ist im Ausland bereits gän-gige Praxis. Doch auch bei uns in Deutschland ist ein Zuwachs an Gamification-Ansätzen in der beruflichen Bildung von Health Professio-nals deutlich erkennbar und wird im Rahmen des Hochschulforums Digitalisierung seit 2019 bspw. unterstützt durch das „Netzwerk Seri-ous Games und Gamification for Health" (Stint-zing 2022, S. 270). In Abgrenzung zu den Se-rious Games als vollwertige Spiele, z. B. als Stand-Alone-Applikationen für zielgerichtete Lernarrangements (Becker und Metz 2022,

S. 2), wird unter Gamification allgemein die An-wendung von ausgewählten Spiel-Design-Ele-menten im Nicht-Spielkontext verstanden. Ga-mification bedeutet demnach, dass aus einem Spielkontext gezielt einzelne Elemente ver-wendet werden, um diese bspw. in spielfremde Arbeits- und Lernkontexte einzubetten. Das damit verfolgte Ziel von Gamification besteht vor allem in einer Motivationssteigerung auf-seiten der Nutzer*innen, indem bei ihnen ein be-stimmtes Verhalten oder eine Leistung in punkto Effizienz- und Effektivitätssteigerung durch spielerisches Anstupsen (Nudging) positiv ver-stärkt wird (Schöpper et al. 2019, S. 6; Tolks et al. 2020, S. 699). Die ausgewählten Gamifi-cation-Elemente haben dabei meist einen Wett-bewerbscharakter, weil sie grundsätzliche Be-dürfnisse oder Begehrlichkeiten sowie den Spieltrieb von Menschen ansprechen, um bspw. eine unliebsame Aufgabe sofort zu erledigen, statt sie weiter vor sich her zu schieben (Hage-dorn und Meinel 2022, S. 416). Ihre Wirksam-keit als Motivationstechnik entspring einem intrinsischen Bedürfnis nach sozialem Aus-tausch, Gruppenzugehörigkeit oder dem Streben nach Perfektion (Mastery) sowie dem Wunsch, Herausforderungen möglichst unabhängig und selbstverantwortlich zu meistern und dabei etwas Sinnvolles zu tun (Stieglitz 2015, S. 817).

Tab. 3.2 Beispielskizze zur Umsetzung von Flipped Classroom. (Eigene Darstellung)

Digital Health am Beispiel der elektronischen Patientenakte (ePA)	
Beispielszenario	Ein Lern-Tandem aus einem Kurs einer Gesundheitsberufsfachschule soll sich im Rahmen der Lerneinheit „Digital Health" mit der ePA im FCK konstruktiv auseinandersetzen und eine Lehrprobe abhalten
Gegenwartsbedeutung Pädagogische und geistige Bedeutung von ausgewählten Problemstellungen im aktuellen Berufsleben der Lernenden	• steigende Digitalisierung von Arbeitsabläufen von Health Professionals braucht proaktive Auseinandersetzung mit eigener Medienkompetenz • elektronische Dokumentation erleichtert die Arbeit • alle patient*innenrelevanten Daten im Überblick • wichtige Informationen (Befunde, Diagnosen, Therapiemaßnahmen, elektronische Medikationspläne usw.) stehen schnell zur Verfügung …
Zukunftsbedeutung Pädagogische und geistige Bedeutung des ausgewählten Problems für die berufliche Zukunft der Lernenden	• Anbindung aller Health Professionals an die Telematik wird kommen • bis 2025 sollen 80 % der gesetzlich Versicherten über eine ePA verfügen, zudem ePA für alle mit Opt-Out-Prinzip in Planung • Vermeidung von z. B. belastenden Mehrfachuntersuchungen oder Fehlmedikation, Ressourcenschonung und höhere Patient*innensicherheit • Nutzung anonymisierter digitaler Gesundheitsdaten für die Entwicklung generativer künstlicher Intelligenz im Gesundheitswesen …
Exemplar. Bedeutung Übergeordnetes Thema bzw. Problem, das aktiv von den Lernenden gelöst werden soll	• Health Professionals als Akteur*innen von Digital Health • digitale Vernetzung von Health Professionals mit Patient*innen und anderen Akteur*innen des Gesundheitswesens • ePA als Bestandteil der durch Health Professionals assistierten Telemedizin innerhalb der digitalen Transformation mit teils gesetzlich verankerten Digitalisierungsstrategien, z. B. „Digitale-Versorgungs- und Pflege-Modernisierungs-Gesetz (DVPMG)" …
Zugänglichkeit Über interessante, fragwürdige oder zugängliche Fälle, Phänomene, Situationen, Versuche oder Ereignisse soll das Problem den Lernenden exemplarisch verdeutlicht werden	• noch nicht alle Gesundheitsfachberufe, so bspw. die Therapieberufe Ergo-, Physio- und Sprachtherapie, sind an die Telematikinfrastruktur verbindlich angebunden und können die ePA oder eVO nur eingeschränkt oder gar nicht nutzen • eine qualitativ hochwertige und vollumfängliche Patient*innenversorgung wird bürokratisch erschwert, wodurch es zu Verzögerungen im Versorgungsprozess kommen kann …
Struktur des Inhalts Lernzieltaxonomisch festgelegten Richt-, Grob-, Fern- und Feinziele für das FCK mit didaktische Reduktion komplexer Sachverhalte, um wesentliche Elemente für Lernende zugänglich, überschaubar und begreifbar zu machen	• *Richtziel für die Lerneinheit „Digital Health":* die Lernenden entwickeln eine digitale Souveränität im Umgang mit der ePA als ausgewählte digitale Gesundheitsanwendung (DiGa) • *Grobziele für allgemeine Kompetenzen:* – *Fachkompetenz:* die Lernenden verstehen den Aufbau und den Nutzen einer ePA vor dem Hintergrund ihres Gesundheitsfachberufes – *Personalkompetenz:* die Lernenden reflektieren den Einsatz der ePA in ihrer Rolle als Patient*innen sowie als Pädagog*innen – *Sozialkompetenz:* die Lernenden erarbeiten kooperativ und kollaborativ die Anwendung der ePA und diskutieren kritisch-konstruktiv die Vor- und Nachteile für die Nutzer*innen – *Methodenkompetenz:* die Lernenden setzen sich kreativ mit der ePA als digitales Medium auseinander und erforschen deren digitalen Aufbau und Funktion • *Fernziel:* die Lernenden entwickeln im Rahmen des FCK ein methodisches Konzept zur Vorstellung und Diskussion einer ePA im interaktiven Plenum in Präsenz. Zur Ergebnissicherung planen sie für die gesamte Lerngruppe nachgelagerte Übungs- und Lerneinheiten zur Nutzung einer ePA und zur Beurteilung des Stellenwertes einer ePA im Rahmen von Digital Health • *Feinziel zur Vorbereitung:* die Lernenden verstehen die Begriffe DiGa, ePA, das FCK und den damit verbundenen Arbeitsauftrag

(Fortsetzung)

Tab. 3.2   (Fortsetzung)

Digital Health am Beispiel der elektronischen Patientenakte (ePA)	
Evaluation/Transfer Erworbenen Fähigkeiten, Erkenntnissen oder Handlungsformen aus angestrebtem Lernerwerb werden überprüft, anwendungsbezogener Transfer zur Festigung und zur Theorie-Praxis-Verzahnung	• Stellen von Reflexionsfragen zum vorbereitenden asynchronen Arbeitsprozess im FCK und zur methodischen Umsetzung • Beurteilung der vorab eingereichten Stundenverlaufsplanung • Anschlussevaluation anhand eines digitalen MC-Tests mit Wissens- und Entscheidungsfragen zur ePA • Transfer durch Bearbeitung eines Fallbeispiels eines*einer Patient*in mit der anwendungsbezogenen Aufgabe, für diese erkrankte Person einen Prototyp für eine ePA zu entwickeln
Lehr-/Lern-Prozess Planung einer sukzessiven Abfolge im Lehr-/Lernprozess im FCK mit sachlogischer Reihenfolge und Rollentausch zw. Lehrperson und Lernenden, Lernunterstützung durch die Lehrperson bei der Erarbeitung ausgewählter Probleme, die von den Lernenden selbst erarbeitet werden	• Lehrperson erstellt ein Begleitdokument mit allen relevanten Infos (FC-Konzeptvorstellung, Arbeitsauftrag, Gruppeneinteilung, Materialien, Quellen, Vorlagen, Format, Umfang, Zeitangaben usw.) und stellt dieses in Vorab-Präsenz vor • Lernende erarbeiten selbstständig, kooperativ und kollaborativ in asynchroner Vorbereitungsphase die inverse Lehreinheit zur ePA, ihre Zwischenevaluation sowie nachfolgende Übungs- und Lehreinheiten • Lehrperson bietet Lernunterstützung nach Bedarf an und plant indessen die Überprüfbarkeit (Reflexionsfragen zum Arbeitsprozess, Beurteilungskriterien für die Stundenverlaufsplanung und MC-Test) und den Transfer (anwendungsbezogene Fallbeispiele) • Lernende halten ihre inverse Lehre in synchroner Präsenz ab • Evaluation bisherige Schritte durch Reflexionsfragen im Plenum • Lernende geben Arbeitsauftrag für Übungs- und Lerneinheiten für asynchrone Nachbereitungsphase an andere Kursteilnehmende • Lehrperson evaluiert bisherigen Wissenserwerb über digitalen MC-Test • Lehrperson sichert den Transfer durch Erarbeitung anwendungsbezogener Fallbeispiele in synchroner Folgepräsenz

Materialien
Impulsgebende Materialauswahl erfolgt durch die Lehrperson zur Vorbereitung und Unterstützung des Arbeitsauftrages, die Lernenden können den Materialpool beliebig erweitern
	• Begleitdokument mit Online-Quellen:
	  – Informationsseite zum FCK
	  – YouTube-Erklärvideo zum FCK
	  – Digital Health/DiGa/ePA – verschiedene Informationsseiten

Digitale Tools Impulsgebende Auswahl digitaler Tools und ihrer Funktionen erfolgt durch die Lehrperson, Tools können von den Lernenden in gemeinsamer Entscheidungsfindung ausgewählt werden Die Auswahl der Tools, ihre Kosten und die Berücksichtigung datenschutzrechtlicher Fragen obliegen den Personen, die die Tools in ihrer Lehre nutzen!	• Bereitstellung einer Lernplattform, z. B. Moodle • FindMyTool – Sammlung von digitalen Tools für kollaborative Zusammenarbeit • TaskCards – digitale Pinnwand zur Ergebnissammlung • Tweetback – webbasiertes Echtzeitfeedback • Oncoo – kooperatives Lernen und Evaluation • Worksheet – digitale Arbeitsblätter für asynchrone Lern- und Übungseinheiten • LearningSnacks – Wissensabfrage über digitale Lernkarten

Aber auch extrinsische Anreize, wie das Streben nach Zugewinn von Privilegien, Siegen in Wettbewerben mit Belohnungsprinzip oder ein steigender Bekanntheitsgrad mit wachsender sozialer Anerkennung, machen Gamification-Ansätze so wirksam. Gamification ist daher einzuordnen in die Ansätze der behavioristischen Verhaltensbeeinflussung durch positives Verstärkungslernen (ebd., S. 816). Dennoch, beim Einsatz von Gamification sollte sein Einfluss auf die Motivation nicht nur für das Erreichen des Ziels sorgfältig abgewogen werden, sondern ebenso für das Nichterreichen, um ein ausgewogenes Gleichgewicht (Flow-Erlebnis) von Lernergebnissen zu erzielen und die intrinsische Motivation aufrecht zu erhalten (Hagedorn und Meinel 2022, S. 417). Darüber hinaus sollte der Einsatz von Gamification insbesondere im heterogenen Feld von Health Professionals inhaltlich auf die jeweilige Zielgruppe zugeschnitten werden, um unterschiedliche Spieltypen, Unterschiede bei den Geschlechtern (Gendergap) sowie die niedrigen Nutzungsbereitschaft von Gamification im Alter zu berücksichtigen (Tolks et al. 2020, S. 704).

3.3.1 Praxisimplikationen von Gamification

Die derzeit positive Entwicklung von Gamification for Health-Ansätzen in der Prävention und Gesundheitsförderung sowie in der Berufsausbildung von Health Professionals lässt auf neue digitale Einsatzszenarien hoffen, insbesondere im Verbund von Forschung und vor dem Hintergrund einer interdisziplinären und -professionellen Zusammenarbeit von Forschenden, Health Professionals und Nutzer*innen (Tolks et al. 2020, S. 704). Die folgende Tabelle zeigt einige gängige Implikationen von Gamification zur Prävention und Gesundheitsförderung auf (vgl. Tab. 3.3):

Die wohl beliebtesten Gamification-Standardelemente sind von der Spielmechanik her Punkte, Abzeichen (Badges) und Ranglisten (Leaderboards, Benchmarking), da sie sich in der Regel mit wenig Aufwand auch analog umsetzen lassen und von den Nutzer*innen am besten akzeptiert werden (Korn et al., 2022, S. 50). Punkte machen kurzfristigen Lernerfolg durch ihren Anstieg schnell sichtbar. Kategoriale Abzeichen, z. B. in Medaillenform mit Bronze, Silber und Gold, werden gern für ein langfristiges Lernengagement verliehen und Rang- oder Bestenlisten bilden einen Leistungsvergleich unter den Nutzer*innen ab. Hier sollten nur die besten Drei oder die ersten 10 % gelistet werden, damit eine eventuelle Frustration für Personen mit niedrigerem Rang auf ein Minimum reduziert wird. Wer aus Sorge vor zu viel Konkurrenzdruck oder aufkommendem Frust Einzel- durch Teamranglisten ersetzen möchte, visualisiert den Punktestand bspw. über

Tab. 3.3 Gamification zur Prävention und Gesundheitsförderung. (Eigene Darstellung, vgl. Tolks et al. 2020, S. 702 ff.)

Gesundheitsrelevante Ver-änderungen	• Förderung der körperlichen und psychosozialen Gesundheit • Förderung der Rehabilitation chronischer Erkrankungen • Häufig kommerziell, wie z. B. Sport-Apps → Spielmechaniken durch z. B. Feedback-Schleifen, Belohnungen, Fortschritts-anzeigen und soziale Interaktion
Lernen mit Gamification	• Am stärksten repräsentierter Forschungsbereich von Gamification • Förderung von Wissen, Kognition und (Lern-)Motivation • Erwerb von Fertigkeiten, Qualifikationen und Handlungskompetenzen → Spielmechaniken durch z. B. narrative Elemente (Storytelling) oder über ent-wickelbare Avatare und Teambestenlisten

5 Dimensionen zur Förderung des Wohlbefindens zur Sensi-bilisierung und individuellen Verhaltensänderung	1. Vernetzen: tragfähige soziale Beziehungen privat und beruflich
	2. Bewegen: Freizeitbewegung, Sport auch im beruflichen Kontext
	3. Achtsamkeit: bewusstes und wertfreien Wahrnehmen und Annehmen
	4. von inneren und äußeren Eindrücken
	5. Lernen: beruflich, z. B. durch Fort-/Weiterbildung und privat, z. B
	6. durch das Lernen einer neuen Sprache
	7. Geben: Hilfsbereitschaft und prosoziales humanistisches Weltbild
	  → Spielmechanik: Dokumentation von Alltagsaktivitäten in ein Onlinetagebuch, um diese vermehrt auszuführen und bewusster zu reflektieren
	  → Erfassung von Aktivitäten über ein Punktesystem mit Ranking, direktem Feedback oder Auszeichnungen/Abzeichen (Badges)

ansteigende Treppen, zu besteigende Berge, wachsende Bäume, zu spinnende Netze, Zielscheiben oder Sprossenleitern und vergibt Teampunkte anstatt individuelle Punkte (ebd., S. 52). Auch Extraleben oder der Einsatz von Jokern kann erheblich zur Lernmotivation beitragen. Lernprozesse über einen längeren Verlauf, insbesondere während einer asynchronen Selbstlernphase, können recht gut über Fortschrittsbalken visualisiert werden, wobei auch Teilziele durch z. B. Punkte belohnt werden können. Der Einsatz von sich weiterentwickelnden Avataren während eines längeren Lernprozesses soll zu einer höheren Identifikation der Nutzer*innen mit der eigenen Rolle und zu mehr Lernakzeptanz führen, insbesondere dann, wenn individuelle Merkmale, wie z. B. Kleidung, Geschlecht, Wesen, Haut- oder Haarfarben im Sinne der Selbstbestimmtheit eigenständig ausgewählt werden können ,(ebd., S. 54). Unabhängig vom ausgewählten Gamification-Element ist eine sinnvolle Verknüpfung digital gelöster Aufgaben (Quests) und erreichter Lernziele mit der Realität der Lernenden in Form von Feedbackschleifen hilfreich, um beabsichtigte Lerneffekte, z. B. in Form von Verhaltens- oder Einstellungsänderungen, sichtbar werden zu lassen (Kodalle und Metz 2022, S. 69). Im Bereich der Prävention und Gesundheitsförderung existieren zahlreiche Applikationen, die im Rahmen von Empowerment das eigene gesundheitliche Verhalten widerspiegeln, z. B. in Form von Schritt- und Kalorienzählern oder Blutdruckmessern. Hierbei werden sehr stark Gamification-Elemente

mit Benchmarking-Charakter eingebunden, indem unmittelbare Feedbackschleifen zur Bewegung und Ernährung durch z. B. Punkte für eigene Leistungen vergeben werden (Stieglitz 2015, S. 820). Seit 2012 erstellen Professor*innen und Forscher*innen des Hasso-Plattner-Instituts (HPI), einer unabhängigen Fakultät für Digital Engineering an der Universität Potsdam, interaktive „Massive Open Online Courses (MOOCs)". Angeboten werden die unterschiedlichsten Themen, bspw. die Spieleentwicklung mit Java, Digital Health für Einsteiger oder Connected Healthcare/Gesundheitsdaten im Alltag erfassen (vgl. Tab. 3.4). Die kostenlosen Kurse aus dem openHPI.de sind auf unterschiedliche Erfahrungsstufen ausgerichtet: Junior, Beginner, Advanced und Expert, und können mit einem Leistungsnachweis abgeschlossen werden (Hasso-Plattner-Institut 2023).

Im Rahmen des Lernfortschritts und der sozialen Kommunikation mit anderen Kursteilnehmenden kommen strukturelle sowie inhaltliche Gamification-Ansätze in den MOOCs zum Einsatz. Als ein weiteres Best-Practice-Beispiel kann die kollaborative Sammlung digitaler Tools auf FindMyTool genannt werden. Das hierfür verantwortliche Kreativ-Team bietet eine wachsende und Community basierte Unterstützung für Lehrkräfte auf dem Weg in eine digitale Welt durch eine Vielzahl unterschiedlicher Lehr-/Lerntools an (Költzsch, o. J.). In den Kategorien „Games & Gamification", „Quiz", „Rätsel", „Serious Games" u. a. sind zahlreiche digitale, teils registrierungs- und kostenpflichtige Tools mit Gamification-Einsatz verlinkt, bspw.

Tab. 3.4 Best-Practice-Beispiele aus dem openHPI-Kursangebot. (Eigene Darstellung, vgl. Hasso-Plattner-Institut 2023)

Digital Health	• *Ziel:* Überblick über die Aspekte des Themas Digital Health • *Inhalte:* Grundlagen, praktische Übungen, ethische und rechtliche Aspekte im Umgang mit Gesundheit und (digitalen) Patientendaten, künstliche Intelligenz, Sensor-Technologie und Präzisionsmedizin • *Workload:* 14 Tage, 3–6 Std./wö
Connected Healthcare: Gesundheitsdaten im Alltag erfassen und analysieren	• *Ziel:* Erfassen und Analyse von gesundheits-relevanten Daten aus dem täglichen Leben • *Inhalte:* Einführung in Connected Healtcare, Vorstellung verschiedener Gesundheits-Apps zur Sammlung von Gesundheitsdaten, Aktivitätserkennung als Therapieansatz, Ablauf von Bewegungsanalysen, Zusammenführung von Alltagsdaten und klinischen Daten • *Workload:* 14 Tage, 3–6 Std./wö

interaktive Lernkarten, Learning-Apps zur Integration von Lerninhalten in Quizze und andere didaktische Werkzeuge zur Gestaltung von digitalen Lernaktivitäten, Lernspielen und Gamification-Ansätzen.

3.4 Immersives Lernen – XR-Anwendungen: Trend oder Hype?

In der eLearning-Branche existiert eine Vielzahl von Begriffen und Anglizismen, um Technologien, digitale Medienkonzepte und Methoden zu beschreiben. Darüber hinaus gibt es nicht selten unterschiedliche Interpretationen des gleichen Begriffs zwischen Anbietenden und Nutzenden (Siepmann, 2023). XR bezieht sich als Sammelbegriff sowohl auf kombinierbare reale und virtuelle Umgebungen als auch auf Mensch-Maschine-Interaktionen (ebd.). Immersives Lernen meint in erster Linie das Eintauchen in virtuelle Welten durch eine computergenerierte Wirklichkeit anhand verschiedener, teils ähnlicher Technologien, die unter dem Begriff „Extended Reality/Erweiterte Realität (XR)" zusammengefasst werden (vgl. Tab. 3.5). Immersion beschreibt vor allem die technischen Voraussetzungen, damit unterschiedliche Sinneseindrücke der Nutzenden umfassend angesprochen werden, um darüber eine Illusion von Realität zu konstruieren. Für die Entstehung von Immersion werden mehrere technische Eigenschaften von digitalen Ausgabegeräten vorausgesetzt (Dörner et al., 2019, S. 14):

1. *Inclusive:* Sinneseindrücke sollen ausschließlich computergeneriert entstehen, wobei die Nutzer*innen von der physischen Umwelt isoliert sind
2. *Extensive:* möglichst viele verschiedene Sinneseindrücke werden angesprochen
3. *Surrounding:* die Nutzenden werden möglichst komplett eingehüllt in die virtuelle Welt
4. *Vivid:* die virtuelle Realität ist möglichst lebendig darzustellen
5. *Presence:* ein mentales Gefühl den Anwesendseins soll erzeugt werden

Aus medienpädagogischer und erkenntnistheoretischer Sicht basieren viele didaktisierte XR-Anwendungen in ihren Grundlagen für den Ablauf des Lernarrangements auf der „Generative-Learning-Theory". Diese sieht vor, dass die Lernenden während der Auseinandersetzung mit einem Medium Lernaktivitäten ausführen und handlungsorientiertes Wissen in der Theorie-Praxis-Verzahnung für den Zuwachs an praktischen Fertigkeiten umsetzen (Buchner und Aretz 2020, S. 195). Auch kann die Theorie des Erfahrungslernens in Betracht gezogen werden, welche zwar nicht explizit auf Lernarrangements mit XR-Anwendungen ausgerichtet ist, jedoch konkrete Erfahrungen mit der XR-Lernumgebung ermöglicht (Kalliopi-Evangelia 2020, S. 37). Im Bildungskontext werden bereits mittlere Effektstärken für den Lernerfolg mit

Tab. 3.5 Übersicht über gängige XR-Anwendungen. (Eigene Darstellung)

Virtual Reality (VR) Virtuelle Realität	• VR als computergenerierte Wirklichkeit mit Bild (3D) und Ton • Physische Welt wird komplett durch eine digitale Umgebung ersetzt • VR wird über Großbildleinwände (Kino), in speziellen Räumen (Cave Automatic Virtual Environment, kurz CAVE) oder über ein Head-Mounted-Display (VR-Brille) übertragen
Augmented Reality (AR) Erweiterte Realität	• AR integriert ausgewählte digitale Elemente in die physische Welt • AR dient als Erweiterung der Realität durch Technologie, z. B. bei Smartphone- oder Tablet-Anwendungen
Mixed Reality (MX) Gemischte Realität Hybride Realität	• MX ermöglicht die Interaktion von nebeneinander existierenden digitalen und physischen Objekten • MX ist die aktuell neueste immersive Technologie • MX benötigt ein Headset in der Anwendung

XR-Anwendungen durch digitale Spiele, Simulationen und virtuelle Welten attestiert. Zudem wirken sich solche Medien motivierend auf die Nutzenden aus, sprechen sie doch die Emotionen, räumliches Vorstellungsvermögen oder kritische Denkprozesse an (Maas und Hughes 2020, S. 231). Dennoch fehlt es oft an konkreten didaktischen Konzepten, Bezügen zu Lerntheorien und Lernstrategien sowie an detaillierten Beschreibungen von zielorientierten Lernaktivitäten und verwendeten Materialien (Buchner und Aretz 2020, S. 197).

3.4.1 Praxisimplikationen für immersives Lernen

XR-Anwendungen erfreuen sich aktuell in der Einrichtungs- und Möbelbranche einer großen Beliebtheit, ermöglichen sie doch den Kund*innen, z. B. per Smartphone oder Tablet, Möbel und andere Einrichtungsgegenstände virtuell in der eigenen Wohnung zu positionieren. Doch auch in der modernen Ausbildung, interaktiven Lehre und Berufsausübung von Health Practitioners nehmen solche Anwendungen einen immer größeren Stellenwert ein und erlauben es den Nutzer*innen bspw. anatomische Strukturen detailliert zu untersuchen oder schematische Interventionsabläufe in der Patient*innenversorgung realitätsnah zu üben (Hochschule für Gesundheit 2023). Insbesondere für lebensbedrohliche Szenarien im Bereich „humanitäre Hilfe, Katastrophen- und Bevölkerungsschutz" kann XR hyperrealistische Schulungswerkzeuge anbieten, so für Mitarbeitende der Polizei, Feuerwehr oder Bundeswehr. Doch auch für medizinisches Fachpersonal wie den Rettungsdienst, die Pflege und andere Gesundheitsfachberufe bietet XR eine große Chance, Health Practitioner dabei zu unterstützen, Problemlösungen zu finden oder zu lernen, wie sie auf ausgewählte Umstände in der Gefahrensituation und/oder Patient*innenversorgung reagieren können (Lemmer 2020). Buchner und Aretz (2020) identifizierten aus einer umfänglichen Übersichtsarbeit verschiedene Bildungsschwerpunkte und leiten daraus pädagogische

Handlungsfelder als drei Welten für XR-Anwendungen ab (vgl. Abb. 2): Konstruktions-, Explorations- und Trainingswelten (Buchner und Aretz 2020, S. 202 f.). Ein Großteil von Lehrenden wird wahrscheinlich noch keine oder nur wenige Erfahrungen mit immersiven virtuellen Lernangeboten gemacht haben, sodass eventuell bestehende Berührungsängste oder Gefühle von Überforderung aufgefangen werden müssen. Dabei ist die Implementierung von immersiven Lernräumen in die Lehre, die praktische Ausbildung oder in den Berufsalltag weitaus weniger kompliziert oder kostenintensiv als vielerorts vermutet (Mulders und Buchner 2020, S. 9). Für entstehende Kosten können Berufsfachschulen bspw. Fördermittel aus dem BMBF-Digitalpakt Schule generieren. Solche Fördermittel erhalten Länder und Gemeinden für die kommunale digitale Bildungsinfrastruktur allgemeinbildender Schulen und beruflicher Schulen in öffentlicher Trägerschaft sowie freie Schulträger (Bundesministerium für Bildung und Forschung o. J.). Zudem existieren zahlreiche, auf Bildung spezialisierte Unternehmen wie z. B. ClassVR, VRECH oder VIL, die Klassensätze von Headsets als Hardware sowie zugehörige Software und am Lehrplan ausgerichtete Lernressourcen bereitstellen, welche über o. g. Fördermittel finanziert werden können. In manchen Bundesländern existieren bereits sogenannte Medienzentren, welche das notwendige Equipment für die Lehre als Ausleihe bereitstellen.

Die aktuell wohl günstigste Variante, die sich insbesondere für Einsteiger*innen im Selbsttest eignet, um einen ersten Einblick in die Virtual Reality zu erfahren, ist das Cardboard, eine VR-Brille aus einem hochwertigen Pappgestell und zwei Linsen für das stereoskopische Sehen, in das man ein Smartphone einlegt. Herstellende wie z. B. Google bieten solche Cardboards an, über die 3D-Videos angeschaut werden können, z. B. auf YouTube VR zur Körperanatomie und ähnlichen Themen. Doch auch herkömmliche Videos bekommen mit einem Cardboard eine ansprechende optische Tiefe, sodass sich das Spektrum an Lehrvideos damit deutlich erweitert. Auch existieren verschiedene und teils kostenlose Applikationen als VR-Media Player

mit Demo-Videos zur Nutzung eines Cardboards, welche je nach Betriebssystem des verwendeten Smartphones entweder im Google
Play Store für Android, App Store für IOS oder
Apple Store für Apple erworben werden können. Im Internet gibt es zudem zahlreiche Tutorials, wie man ein 3D-Lehrvideo ohne allzu
viel Aufwand selber herstellen kann. Als ein didaktisches Design in der Lehrendenbildung aus
Studierendensicht schlägt Tarantini (2021) als
Best-Practice-Beispiel ein wertvolles, wenngleich aufwendigeres Konzept mit mehreren
Schritten und in Anlehnung an die Theorie des
Erfahrungslernens vor, wenn es um die Kultivie-
rung von Empathie-Fähigkeiten als Reflexionsprozess bei Lehrenden in der Ausbildung geht
(Tarantini 2021, S. 13 f.). Im ersten Schritt lehrt
ein*e Studierende*r in der Praxis erstmals vor
ihren Kommiliton*innen als simulierte Klasse
und wird dabei zeitgleich von einer Smartphone-
Kamera und einer 360°-Kamera aufgezeichnet.
Direkt im Anschluss erfolgt eine erste Feed-
back-Runde durch die verantwortliche Lehrperson und die Kommiliton*innen. Relevante
Lehrsituationen können im Anschluss beim Anschauen des Videomaterials vom Smartphone
als Sequenzen oder Einzelbilder über eine sogenannte Videoannotationssoftware markiert und
kommentiert werden. Das so markierte Videomaterial wird auf einer Lernplattform im Intranet hinterlegt und kann als Reflection-on-Action
im Nachgang weiter analysiert werden, um zu
schauen, welche Situationen in der Probelehrver-
anstaltung erfolgreich oder weniger erfolgreich
gemeistert wurden. Schlussendlich wird das
360°-Video auf YouTube VR hochgeladen, damit
es via VR-Headset betrachtet werden kann (ebd.,
S. 14). VR dient hier als Mediator und ermöglicht es, die Lehrsituation als konkrete Erfahrung
inklusive einer Reproduktion emotionaler Be-
findlichkeiten der*des Studierenden während
der Probelehreinheit und vor dem Hintergrund
bisheriger Videoanalysen zu durchleben. Dieser mehrschrittige Reflexionsprozess und die
VR-Anwendung als eingesetztes Medium kann
neues Wissen zu wirksamen Lehrpraktiken generieren (Kalliopi-Evangelia 2020, S. 65). Im so-
zial-kollaborativen Lernansatz und mit Unterstützung der verantwortlichen Lehrperson als
Coach*in kann so gemäß der Logik der integrati-
ven Pädagogik eine Konzeptualisierung von deklarativem Wissen für den Aufbau guter proze-
duraler Lehrpraktiken erzielt werden (Tarantini
2021, S. 15).

3.5 Digitale Selbstlernphasen interaktiv gestalten

Digitale Medien galten als Bildungsressourcen
lange als vernachlässigbares Add-on, jedoch
weniger als Notwendigkeit für eine kompetente Ausgestaltung eigenen Lebens und Wir-
kens in einer Welt der digitalen Transformation,
wie sie spätestens seit 2016 von der KMK gefordert wird (Kiesler und Weers 2022, S. 190).
Um den Erwerb von Medienkompetenzen im
Lehr-/Lernsetting zu fördern, braucht es nicht
nur konkrete Anforderungen bezüglich der
medientechnischen Infrastruktur sowie einen
uneingeschränkten Zugang zu Medieninhalten,
sondern ebenso eine sich verändernde Beziehung zwischen Lehrenden und Lernenden:
Während die Lehrenden zu Lernbegleitenden
werden, wird von den Lernenden im Rollenverständnis eine immer größere Eigenständigkeit
und Selbstorganisation erwartet (Arnold et al.
2018, S. 259). Diese Verantwortungsübernahme
hat zur Konsequenz, insbesondere die asynchronen, zeit- und ortsunabhängigen Lernphasen im
Blended Learning proaktiv und Outcome orientiert auszugestalten. Im didaktischen Trend, den
Lehr-/Lernprozess als „Shift from Teaching to
Learning" aus der Lernendenperspektive zu denken, steht die eigenständige Konstruktion bzw.
das Explorieren von Wissen, etwa durch das
Lösen authentischer Problemstellungen oder for-
schendes Lernen, daher im Vordergrund (Sahmel
2018, S. 6). Nun wird allgemein angenommen,
dass die heutige Generation der Digital Natives
aufgrund ihrer Erfahrungen im Umgang mit privaten digitalen Medien entsprechend affin und
ausreichend vorbereitet sei. Doch die Realität zeigt, dass eine Sozialisierung in mediati-
sierten Arbeitswelten und Lernräumen die Lernenden weder zwangsläufig medienkompetent

noch bereit macht, digitale Tools in der asynchronen Selbstlernphase zur Lernunterstützung selbstgesteuert einzusetzen (Braun et al. 2022, S. 236). Selbstlernphasen sind ein verbindlicher Teil von Ausbildung und Studium, sei es als Vor- oder Nachbereitung von Lehrveranstaltungen, als Prüfungsvorbereitung oder in Form von Hausaufgaben (Ademmer und Hammerschmidt 2018, S. 68). Die Studierenden eignen sich selbstständig und eigenverantwortlich den Lernstoff an und werden von den Lehrenden in ihren asynchronen Selbstlernphasen durch gezielte Aufgabenstellungen und Feedback begleitet. Da hierfür notwendige Selbststeuerungsfähigkeiten im Management der eigenen Lernzeit der Studierenden sehr individuell ausfallen können wird unterstützend auf einen mediendidaktisch interaktiven Konzeptverbund von digitalen Scaffolds, Lerntagebüchern und Lern-Companions zurückgegriffen (Fong et al. 2023, S. 11 f.).

3.5.1 Praxisimplikationen zur Unterstützung asynchroner Selbstlernphasen

Scaffolding (engl. „Gerüst") meint die begleitende und strukturierte Unterstützung der Lernenden bei der Lösung von Aufgaben während der asynchronen Selbstlernphasen durch die Lehrenden zur Förderung der beidseitigen Interaktion. Mit Blick auf die Unterrichtsziele, Kompetenzerwartungen und Inhalte wird zwischen Ausgangspunkt und Ziel im Lern- und Entwicklungsbereich ein Unterstützungssystem angeboten, das den unterschiedlichen Lernvoraussetzungen und Kompetenzerwartungen situativ und individualisiert angepasst werden kann (Klewitz 2017, S. 20). Im Fokus des curricular-systemischen Makro-Scaffoldings steht die vorübergehende Unterstützung im Rahmen von Lehr- und Lernprozessen anhand von theoretisch-fachlichen Lerngerüsten, welche mit steigender Kompetenz der Lernenden sukzessive reduziert werden, um schließlich völlig zu entfallen (Günther et al. 2021, S. 46). Es gilt dabei der Grundsatz der minimalen Hilfe, um den Prozess der Verantwortungsübernahme

für den eigenen Lernprozess weiter zu unterstützen (Martin und Nicolaisen 2015, S. 60). Diese Lerngerüste werden von den Lehrenden z. B. in Form von fächerbezogenen Lern- oder Studierendenbriefen bereitgestellt und geben als Orientierungshilfe einen Überblick über den zeitlichen und inhaltlichen asynchronen Fächerverlauf. Die Briefe orientieren sich in ihrem Aufbau an den vier grundlegenden Mikro-Bausteinen von Scaffolding (Gibbons 2002):

1. Bedarfs- und Materialanalyse
2. Lernstandanalyse zur Bestimmung konkreter asynchroner Hilfen
3. Planung der Unterstützungsangebote mit zeitlich-inhaltlicher Strukturierung und geeigneten Methoden
4. Interaktionsmomente zur Ergebnissicherung und zum Transfer von gefestigtem oder erweitertem Wissen in die synchrone Lehrinteraktion

Die konkrete Ausgestaltung der Studierendenbriefe knüpft an bereits erworbene Fachkompetenzen an, um diese zu festigen und zu erweitern. Die ersten drei Bausteine widmen sich daher den zeitlich-inhaltlichen Strukturierungsmitteln wie Milestones, Mind-Maps, Concept-Maps und weiteren digitalen Medien aus dem jeweiligen Methodenpool der Lehrenden, z. B. ePortfolios, Lehrvideos, Podcasts, Wiki und Open Educational Resources (OER). Hierbei werden die Studierenden in ihren asynchronen Selbstlernphasen in ein Lerngerüst aus verbindlichen Aufgabenstellungen eingebunden, deren Ergebnisse zwischenevaluiert werden, z. B. in Form von digitalen Sprechstunden, Wissensquizzen oder Gamification-Angeboten (Wessel 2015, S. 49 ff.). Der vierte Mikro-Baustein sieht den Transfer von gefestigtem bzw. erweitertem Wissen aus den asynchronen Selbstlernphasen zurück in die synchrone Lehrinteraktion vor, bspw. durch Flipped-Classroom Elemente.

Digitale Lerntagebücher, ePortfolios oder handlungsorientierte Performance Tasks nehmen als Alternativen zu traditionellen Hausaufgaben immer mehr Raum innerhalb von Ausbildung und Studium von Health Practitioners

ein und wirken sich meist positiv auf das individuelle Leistungsniveau, die Einstellung
und die Motivation von Lernenden aus (Maier
2010, S. 298). Im Einsatz von digitalen Lerntagebüchern verweist Petko (2013) an folgende Dreigliederung im zielorientierten Einsatz von Lerntagebüchern (Petko 2013, S. 206):
1) Entwicklung und Nutzung kognitiver Lernstrategien mit Aspekten der Organisation, Ela-
boration, des kritischen Prüfens und Wieder-
holens, 2) Auf- und Ausbau metakognitiver
Lernstrategien zur Planung, Überwachung und
Regulation des eigenen Lernprozesses und 3)
Förderung ressourcenorientierter Lernstrategien
mit Bezug auf intrinsisch motivierte Ressourcen wie Anstrengung, Aufmerksamkeit und Zeitmanagement und extrinsisch motivierte Ressourcen wie Lernumgebung, Lernen mit anderen
und der Umgang mit Literatur. Lerntagebücher
werden von den Lernenden meist als Elemente
ihrer persönlichen Lernumgebung (Personal Learning Environment) wahrgenommen, die sich
dadurch auszeichnen, dass unterschiedliche informelle Medien zu einem selbstgewählten und
selbstgesteuerten Lernraum in einem Lerntagebuch kombiniert werden können, so z. B. mit
Podcasts, Blogs, Lernvideos, digitalen Mind-
Maps, Concept-Maps, kollaborativen Etherpads
oder Open Educational Resources (OER) (ebd.,
S. 207). Die konkrete Ausgestaltung kann individuell oder anhand vorstrukturierter Vorgaben
seitens der Lehrenden erfolgen, damit die Lernenden in Eigenregie ihre Lernerfahrungen und
Lernergebnisse sowie Probleme und Fragen dokumentieren und reflektieren. Dabei sollten
diese so angelegt werden, dass die Möglichkeit
des Teilens mit ausgewählten am Lehr-/Lern-
prozess beteiligten Personen zur kooperativen
und kollaborativen Zusammenarbeit möglich
ist. Lerntagebücher zeichnen sich zudem dadurch aus, dass sie durch ihre Verknüpfung mit
Lernkontexten eine kontinuierliche Dokumentation des Lernprozesses darstellen (ebd., S. 208).
Im Kontext der Interaktion zwischen Lehrenden und Lernenden bietet der Markt aktuell diverse, teils kostenpflichtige Varianten digitaler Lehrtagebücher für das sogenannte Journal Writing an. Mit einem Lerntagebuch für

Lehrende von Scobee oder LETABU, können
Lernfortschritte der Lernenden transparent gemacht werden. Darüber hinaus sind individuelle Rückmeldungen bei enger Lernbegleitung
möglich und Ergebnisse aus dem Lerncoaching
können dokumentiert werden. Auch Online-Be-
richtshefte zur Stärkung der Lernortkooperation in der praktischen Ausbildung von Health
Practitioners haben sich bewährt. Als digitaler
Ausbildungsnachweis im Format eines digitalen Entwicklungsportfolios ermöglicht ein Online-Berichtsheft neben der reinen Informationsbeschaffung die aktive Beteiligung der Lehrenden. Ausbildungsinhalte können sinnvoll
miteinander verknüpft, aufeinander abgestimmt
und letztlich sowohl effizient als auch transparent gestaltet werden (Bundesministerium
für Bildung und Forschung, o. J.). Als kosten-
günstigere Varianten eignen sich digitale Pinnwände zur Erstellung von digitalen Lerntagebüchern, so bspw. TaskCards. Diese Online-
plattformen ermöglichen die Bereitstellung von
Aufgaben und Informationen in fast allen gängigen digitalen Formaten. Sie können mit Texten, Bildern, Links und verschiedenen anderen Dateianhängen bestückt werden und wahl-
weise im privaten Modus oder über einen Link
zum Lesen oder zur Kooperation und Kollaboration für Dritte zugänglich gemacht werden.
Zudem sind sie auf allen gängigen mobilen Endgeräten einsetzbar. Eine weitere Möglichkeit
bietet die Erstellung von passwortgeschützten
interaktiven Lernwebsites als Content Management Systeme (CMS). Auf dem Markt gängig
sind verschiedene, teils kostenpflichtige Systeme im Baukastenformat, die es ermöglichen,
digitale Lernmaterialien und Aufgaben über verschiedene Ebenen hinweg einzustellen. Eine
kostenlose Variante zur Erstellung von Lernwebsites, Blogs oder Apps ist z. B. WordPress
als Open Source Software (OSS), die darüber
hinaus eine Vielzahl an freien und quelloffenen
WordPress-Plugins zur Funktionserweiterung
anbietet. Einen kostengünstigen Homepage-
Baukasten mit einer Vielzahl an Designvorlagen
bietet Strato an. Strato ist zudem zum Hos-
ting von WordPress geeignet, ist datenschutz-
konform und vergibt eigene Domains für die ei-

gens erstellte Lernwebsite, sodass diese online von anderen Usern gefunden und bei Bedarf auch passwortgeschützt genutzt werden kann. Im Rahmen von lebenslangem Lernen (LLL) bieten Lern-Companions als digitale Lerngefährten eine weitere Unterstützungsmöglichkeit für Health Practitioner insbesondere in der Weiterbildung oder im berufsbegleitenden Studium an, was durch die Hinzunahme an digital zu absolvierenden Lerneinheiten durch eine ansteigende Distanzlehre gefördert wird (Khosrawi-Rad et al. 2022, S. 1). Hierbei kommen sogenannte Conversational Agents (CAs) zum Einsatz, damit die Lernenden in der asynchronen Selbstlernphase ohne Lernbegleitung ihre individuellen Lernherausforderungen selbstständig lösen können (ebd.). Solche CAs begegnen uns in bereits etablierten Anwendungskontexten in der alltäglichen Begleitung, z. B. mit Siri von Apple oder Alexa von Amazon. Ihr Einsatz im Bildungsbereich zeigt zunehmendes Interesse, bieten CAs doch das Potenzial einer adaptiven sowie örtlich und zeitlich flexiblen Lernbegleitung an (Schlimbach et al. 2022, S. 619). Als Learn-Companions mit Chatbot-Funktion zeichnen sie sich dadurch aus, dass sie dialogbasiert über Sprache oder Text mit den Lernenden kommunizieren, wodurch sich die Chance ergibt, durch den Einsatz von generativer künstlicher Intelligenz individualisiert auf die Lernenden einzugehen (ebd., S. 620). Dabei fungieren sie nicht nur als kollaborative Partner, sondern sie sind in der Lage, proaktiv auf die Belange der Lernenden eingehen, anstatt lediglich reaktiv zu handeln (Khosrawi-Rad et al. 2022, S. 3). Konversationen können durch einen Learn-Companion unter Berücksichtigung der Kontextsituation so initiiert und gesteuert werden, dass dieser bspw. die Lernenden auf Basis ihres Lernfortschritts darauf aufmerksam macht, bestimmte Lerninhalte zu wiederholen (ebd.). Der Einsatz von Learn-Companions kann Lernende somit in ihrer Lernorganisation oder bei Herausforderungen in Bezug auf die Lernmotivation oder das Zeitmanagement positiv unterstützen, wenn eine enge Lernbegleitung nicht gegeben ist (Schlimbach et al. 2022, S. 620).

3.6 Blended Assessments als digitale Prüfungsformate

Auch in Bildungseinrichtungen der Health Practitioner wird der Umstand diskutiert, dass Noten und Abschlüsse primär durch summative und analoge Prüfungsformate und Bewertungsmethoden wie z. B. Klausuren oder Tests vergeben werden. Mit dem digitalen Wandel innerhalb der Bildungslandschaft erscheinen diese Prüfungsformate auch für Health Practitioner eher didaktisch veraltet, in der Theorie-Praxis-Verzahnung wenig handlungsbezogen und führen bei den Lehrenden und Lernenden oft zu Frustration und Unzufriedenheit (Budde 2023). Digitale Prüfungsformate hingegen leiten eine neue Ära ein, erscheinen sie doch praxisorientierter in der Zielsetzung, Durchführung, Dokumentation und Aufbewahrung. Des Weiteren entsprechen sie den Forderungen nach ökonomischer und ökologischer Nachhaltigkeit. So benötigt die Bildungslandschaft der Health Practitioner ebenfalls eine neue Prüfungskultur, die formativ-begleitendes und summativ-abschließendes, synchrones und asynchrones Prüfen miteinander verknüpft und dadurch faire Bedingungen für die Lernenden schafft (vgl. Abb. 3.3). Solche digitalen Prüfungsformate, auch Blended Assessments oder e-Assessments genannt, rücken zudem durch die ansteigende Distanzlehre vermehrt in den Fokus und können didaktisch nach dem Zeitpunkt der Prüfung subkategorisiert werden (Dombrowski et al., 2019, S. 205). Dabei lassen sich verschiedene Formate identifizieren: 1) beratend vor dem Studium (z. B. zur Einstufung), 2) diagnostisch vor dem Lernen (z. B. zur Einschätzung von Wissensbeständen), 3) formativ während des Lernens (z. B. Zwischenprüfungen), 4) summativ nach dem Lernen (z. B. Abschlussprüfungen) und 5) qualitätssichernd nach einer Lehrveranstaltung (z. B. Lehrevaluationen) (Schmees et al. 2013, S. 21 ff.). Für Health Practitioner in Ausbildung und Studium liegt der Fokus insbesondere auf den formativen und summativen Bewertungsmethoden. Das Ziel der formativen lernprozessbegleitenden Beurteilung liegt darin,

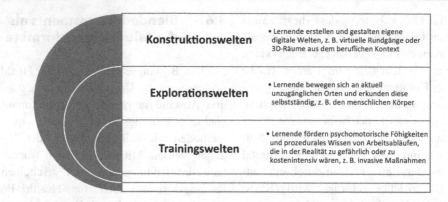

Abb. 3.2 drei Welten für XR-Anwendungen. (Eigene Darstellung, vgl. Buchner und Aretz 2020, S. 202 f.)

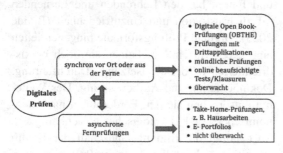

Abb. 3.3 Auswahl (teil-)digitaler Prüfungsformate. (Eigene Darstellung, vgl. Budde et al. 2023, S. 8)

in verschiedenen Verlaufsphasen des Lehr-Lern-Prozesses Feedback zu geben (Jantos und Langesee 2023, S. 47). Formative Prüfungen weisen keine spezifischen rechtlichen Anforderungen auf, da es sich lediglich um Momentaufnahmen des Lernstandes handelt, jedoch nicht um eine Zertifizierung (Budde et al. 2023, S. 5). Dieses diagnostische Feedback soll dazu genutzt werden, um sowohl die Lehre als auch das individuelle Lernen zu optimieren, indem durch die hier gewonnenen Kenntnisse des individuellen Leistungsstandes und Leistungszuwachses Lehrinhalte optimal an die Lernenden angepasst werden können (Schütze et al. 2018, S. 2). Die summative Bewertung hingegen überprüft, was die Lernenden nach einer curricularen Einheit, einem Lernfeld, einem Modul, einem Kurs oder Programm schlussendlich erreicht haben. Hieraus ergibt sich als Rechtsfolge ein rechtlich begrenzter Spielraum für die kon-

zeptionelle Ausgestaltung (Budde et al. 2023, S. 5), z. B. in Form von Klausuren mit der Vergabe von Abschlussnoten oder Abschlusszertifikaten. Nach Jantos und Langesee (2023) bieten formative und summative Bewertungsmethoden unterschiedliche Vorteile, weshalb von den Autorinnen eine Kombination beider zur Erfolgsmaximierung für Lehrende und Lernende vorgeschlagen wird (ebd., S. 47). Digitale Prüfungen (vgl. Abb. 3.3) müssen dabei nicht zwangsläufig komplett digital erfolgen, sondern sie können auch mit analogen Prüfungselementen kombiniert werden und dabei asynchrone sowie synchrone Anteile haben.

So kann bspw. ein kreatives Prüfungsformat als komplexe Übung aus zwei Teilprüfungen bestehen: 1) digital-asynchrone Teilprüfung mit Entwicklung eines digitalen Medienproduktes (z. B. Podcast, Erklärvideo, Weblog, Stop-Motion-Video etc.) und 2) analog-synchrone und mündliche Teilprüfung per Referat und vor Ort oder aus der Ferne. Im Referat wird das digitale Medienprodukt inhaltlich, technisch und konzeptionell und in Abhängigkeit zum jeweiligen gesundheitspädagogischen Handlungsfeld erläutert und anschließend präsentiert. Natürlich sind auch andere Kombinationen denkbar. Als Hilfestellung bei der Erstellung solch sinnvoller Kombinationserweiterungen erscheint der „Blended Assessment Cube" als geeignet, der sich aus drei Dimensionen mit verschiedenen Kombinationsmöglichkeiten   zusammensetzt (Jantos und Langesee 2023, S. 47 f.):

1. **Persönliche Dimension** – befasst sich damit, ob eine Person einzeln oder als Teil einer Gruppe bewertet wird
2. **Physische Dimension** – befasst sich damit, ob die Lernsituation bzw. die Bewertung virtuell oder persönlich stattfindet
3. **Methodische Dimension** – unterscheidet zwischen formativer und summativer Bewertung

Daraus ergeben sich folgende Möglichkeiten für (teil-)digitale Prüfungsformate (vgl. Tab. 3.6):

3.6.1 Fazit

Die didaktische Entwicklung digitaler Lehr- und Lernstrategien und ihre Methoden-umsetzung in Ausbildung und Studium der Health Practitioner beruht neben den technologischen Fortschritten der letzten Jahrzehnte ebenso auf der Motivation, neue digitale und di-daktisierte Konzept verstärkt auf die Lernenden auszurichten. Der Attraktivität der innovativen curricularen Integration digitaler Lehr- und Prüfungsstrategien und Methoden des digitalen und mobilen Lernens wird mit Rücksichtnahme auf die Bedürfnisse der Lernenden großes Potenzial zugeschrieben (Dombrowski et al. 2019, S. 197). Mit dem digitalen Wandel erleben wir auch in der Bildungslandschaft der Health Practitioner einen bedeutsamen und gleichzeitig herausfordernden Wandel der Lehr-, Lern- und Prüfungskultur, welche die tradierten Selbstverständlichkeiten von Ausbildung und Studium hinterfragen und durch neue medienpädagogische Ansätze erweitern kann. Die Erprobung und Evaluierung digitaler Lehrinnovationen für konkrete Szenarien in den Gesundheitsfachberufen gehört aktuell zu den wichtigen wissenschaftlichen Herausforderungen digitaler Lehrkonzepte, für die es jedoch eine gemeinsame Vision braucht, wie zukünftig gelehrt und gelernt werden soll, welche

Tab. 3.6 Blended Assessment Formate. (Eigene Darstellung, vgl. Jantos und Langesee 2023, S. 48)

Persönliche Dimension	Physische Dimension	Methodische Dimension	Blended Assessment Formate
Individuell als Einzelprüfung	Vor Ort und synchron	Summativ, abschließend	Mündliche Abschlussprüfungen oder schriftliche Essays, Tests, Klausuren …
		Formativ, diagnostisch und/oder evaluativ	Mündliche Zwischenprüfung, z. B. Präsentation/Referat mit Feedback, schriftliches Lerntagebuch, Einzelberatung mit der Lehrperson …
	Virtuell und synchron oder asynchron	Summativ, abschließend	Mündliche online-Abschlussprüfung, schriftliche online-Klausur, Multiple Choice- oder Aufsatzfragen …
		Formativ, diagnostisch und/oder evaluativ	Mündliche online-Zwischenprüfung mit z. B. Reflexionsfragen, E-Portfolio, Darstellung von Lernverlauf und Lernerfolg durch z. B. Blog-Beitrag …
Kleingruppe als Kursprüfung	Vor Ort und synchron	Summativ, abschließend	Mündliche Abschlussprüfungen in Kleingruppen, Tandem-Lehrproben, gemeinsame schriftliche Essays, Posterpräsentationen, Wallpaper …
		Formativ, diagnostisch und/oder evaluativ	Mündliche Zwischenprüfungen in Kleingruppen, z. B. Kleingruppenpräsentationen/Referate mit Feedback, Zwischenergebnisse aus dem Flipped-Classroom-Konzept, Teamevaluationen mit Quizz/Gamification …
	Virtuell und synchron oder asynchron	Summativ, abschließend	Mündliche online-Abschlussprüfungen in Kleingruppen per Video-/Audiokonferenz, z. B. Projektvorstellungen …
		Formativ, diagnostisch und/oder evaluativ	Mündliche online-Zwischenprüfungen, z. B. per Gruppenchat, Audio- oder Videokonferenz mit Gruppenfeedback, Gruppenreflexion, Feedback der Lehrperson per Kompetenzmatrix …

Bildungswerte und Ziele im Vordergrund stehen und wie die Akzeptanz der Lehrenden und Lernenden gesteigert werden kann, um Teil dieses Wandels zu sein (Budde et al. 2023, S. 21).

Literatur

Ademmer, T., & Hammerschmidt, W. (2018). Projektbasiertes Lernen im Blended Learning-Format—Marketing-Kommunikation als Running Case.: Bd. Tagungsband zum Forum der Lehre an der TH Ingolstadt. Forum der Lehre-Digitale Akzente setzen.

Arnold, P., Kilian, L., Thillosen, A., & Zimmer, G. M. (2018). Handbuch E-Learning: Lehren und Lernen mit digitalen Medien (5. Aufl.). UTB.

Becker, W., & Metz, M. (Hrsg.). (2022). Digitale Lernwelten – Serious Games und Gamification: Didaktik, Anwendungen und Erfahrungen in der Beruflichen Bildung. Springer VS.

Bergmann, K. (2017). Schule im Umbruch. Das Konzept Flipped Classroom. Grin.

Braun, A., Weiß, S., & Kiel, E. (2022). Überzeugungsmuster angehender Lehrpersonen zum Einsatz digitaler Medien im Unterricht. MedienPädagogik: Zeitschrift für Theorie und Praxis der Medienbildung, 235–259.

Buchner, J., & Aretz, D. (2020). Lernen mit immersiver Virtual Reality: Didaktisches Design und Lessons Learned. MedienPädagogik: Zeitschrift für Theorie und Praxis der Medienbildung, 17 (Jahrbuch Medienpädagogik), 195–216.

Budde, J. (2023). Eine neue Prüfungskultur mit Blended Assessment. Ein Gespräch mit Anne Jantos. Hochschulforum Digitalisierung. https://hochschulforum-digitalisierung.de/blog/eine-neue-pruefungskultur-mit-blended-assessment-ein-gespraech-mit-anne-jantos/.

Budde, J., Tobor, J., & Beyermann, J. (2023). Blickpunkt Digitale Prüfungen. Hochschulforum Digitalisierung. https://hochschulforumdigitalisierung.de/sites/default/files/dateien/HFD_Blickpunkt_Digitale_Pruefungen.pdf.

Bundesministerium für Bildung und Forschung. (o. J.). BLok – Online-Berichtsheft zur Stärkung der Lernortkooperation—Qualifizierung Digital. https://www.qualifizierungdigital.de/qualifizierungdigital/de/projekte/praxisbeispiele/lernortkooperation/blok/blok.html.

Dombrowski, T., Dazert, S., & Volkenstein, S. (2019). Digitale Strategien in der Lehre. Laryngo-Rhino-Otologie, 98(S 1), 197–208.

Dörner, R., Broll, W., Grimm, P., & Jung, B. (Hrsg.). (2019). Virtual und Augmented Reality (VR/AR): Grundlagen und Methoden der Virtuellen und Augmentierten Realität (2., erweiterte und aktualisierte Auflage). Springer Vieweg. https://doi.org/10.1007/978-3-662-58861-1.

Fong, C. J., Gonzales, C., Hill-Troglin Cox, C., & Shinn, H. B. (2023). Academic help-seeking and achievement of postsecondary students: A meta-analytic investigation. Journal of Educational Psychology, 115(1), 1–21.

Gibbons, P. (2002). Scaffolding language, scaffolding learning: Teaching second language learners in the mainstream classroom. Heinemann.

Günther, H., Kniffka, G., Knoop, G., & Riecke-Baulecke, T. (Hrsg.). (2021). Basiswissen Lehrerbildung: DaZ unterrichten (2. Auflage). Klett Kallmeyer.

Hagedorn, C., & Meinel, C. (2022). Gamification – nur Brokkoli mit Schokoladenüberzug oder doch mehr? Wirtschaftsinformatik & Management, 14(6), 415–421.

Hasso-Plattner-Institut. (2023). Über openHPI – die MOOC-Plattform des HPI. https://open.hpi.de/pages/about.

Hochschule für Gesundheit. (2023). Innovatives Lernen in der Pflegeausbildung mittels Augmented und Virtual Reality. https://www.hs-gesundheit.de/aktuelles/details/innovatives-lernen-in-der-pflegeausbildung-mittels-augmented-und-virtual-reality.

Jantos, A., & Langesee, L.-M. (2023). Blended Assessment in Higher Education Collaborative Case Study Work – A Qualitative Study. In M. E. Auer, W. Pachatz, & T. Rüütmann (Hrsg.), Learning in the Age of Digital and Green Transition (S. 44–56). Springer Nature.

Kalliopi-Evangelia, S. (2020). Assessing the potential of using Virtual Reality based approaches for enhancing the professional development of teachers. Cyprus University of Technology.

Khosrawi-Rad, B., Schlimbach, R., & Robra-Bissantz, S. (2022). Gestaltung virtueller Lern-Companions durch einen Co-Creation Prozess. Wirtschaftsinformatik 2022 Proceedings, 11, 1–7.

Kiesler, N., & Weers, C. (2022). Medienbildung für Schule und Unterricht: Ein Lehrforschungsprojekt zur Förderung von Medienbildung von Lehramtsstudierenden. MedienPädagogik: Zeitschrift für Theorie und Praxis der Medienbildung, 189–210.

Klewitz, B. (2017). Scaffolding im Fremdsprachenunterricht: Unterrichtseinheiten Englisch für authentisches Lernen. Narr Francke Attempto.

Kodalle, T., & Metz, M. (2022). Das Konzept Gamification als spielerisches Lernelement. In Digitale Lernwelten – Serious Games und Gamification: Didaktik, Anwendungen und Erfahrungen in der Beruflichen Bildung. Springer VS.

Költzsch, D. (o. J.). FindMyTool – Digital Tools für den Unterricht. https://find-my-tool.io/.

Korn, O., Schulz, A. S., & Hagley, B. J. (2022). Gamification: Grundlagen, Methoden und Anwendungsbeispiele. In Digitale Lernwelten Serious Games und Gamification. Didaktik, Anwendungen und Erfahrungen in der Beruflichen Bildung. Springer VS.

Lemmer, S. (2020). XR, AR, VR, MR – hinter Abkürzungen verbergen sich Welten. HYVE. https://www.hyve.net/de/blog/all-about-virtual-reality/.

Lohr, A., Stadler, M., Schultz-Pernice, F., Chernikova, O., Sailer, M., Fischer, F., & Sailer, M. (2021). On powerpointers, clickerers, and digital pros: Investigating the initiation of digital learning activities by teachers in higher education. Computers in Human Behavior, 119, 1–13.

Love, B., Hodge, A., Grandgenett, N., & Swift, A. W. (2014). Student learning and perceptions in a flipped linear algebra course. International Journal of Mathematical Education in Science and Technology, 45(3), 317–324.

Maas, M. J., & Hughes, J. M. (2020). Virtual, augmented and mixed reality in K–12 education: A review of the literature. Technology, Pedagogy and Education, 29(2), 231–249.

Maier, U. (2010). Formative Assessment – Ein erfolgversprechendes Konzept zur Reform von Unterricht und Leistungsmessung? Zeitschrift für Erziehungswissenschaft, 13(2), 293–308.

Martin, P.-Y., & Nicolaisen, T. (Hrsg.). (2015). Lernstrategien fördern: Modelle und Praxisszenarien. Beltz Juventa.

Mayrberger, K. (2019). Partizipative Mediendidaktik: Gestaltung der (Hochschul-)Bildung unter den Bedingungen der Digitalisierung (1. Auflage). Beltz Juventa.

Nimmerfroh, M.-C. (2016). Flipped Classroom. Der DIE-Wissensbaustein für die Praxis. https://www.die-bonn.de/wb/2016-flipped-classroom-01.pdf.

Oelke, U., & Meyer, H. (Hrsg.). (2021). Didaktik und Methodik für Lehrende in Pflege- und Gesundheitsberufen (1. Auflage). Cornelsen.

Olmanson, J., & Falls, Z. (2016). New Media Literacies. Encyclopedia of Educational Philosophy and Theory, 1–6.

Sahmel, K.-H. (Hrsg.). (2018). Hochschuldidaktik der Pflege und Gesundheitsfachberufe. Springer.

Scheller, I. (2019). Szenisches Spiel: Handbuch für die pädagogische Praxis (9. Auflage). Cornelsen.

Schlimbach, R., Khosrawi-Rad, B., & Robra-Bissantz, S. (2022). Quo Vadis: Auf dem Weg zu Ethik-Guidelines für den Einsatz KI-basierter Lern-Companions in der Lehre? HMD Praxis der Wirtschaftsinformatik, 59(2), 619–632.

Schöpper, H., Dörries, F., & Lodemann, S. (2019). Der Gamification Effekt: Wie Sie Ihr Unternehmen mithilfe von motivierenden Spiel-Elementen wettbewerbsfähiger und digitaler machen. Mittelstand 4.0-Kompetenzzentrum Hamburg, 1–40.

Schütze, B., Souvignier, E., & Hasselhorn, M. (2018). Stichwort – Formatives Assessment. Zeitschrift für Erziehungswissenschaft, 21(4), 697–715.

Siepmann, F. (2023). Immersives Lernen – Trend oder Hype? https://www.elearning-journal.com/2022/12/01/immersives-lernen-trend-oder-hype/.

Stieglitz, S. (2015). Gamification – Vorgehen und Anwendung. HMD Praxis der Wirtschaftsinformatik, 52(6), 816–825.

Stintzing, J. (2022). Serious Games for Health – eine Übersicht und Anwendungsbeispiele. In Digitale Lernwelten—Serious Games und Gamification. Didaktik, Anwendungen und Erfahrungen in der Beruflichen Bildung. Springer VS.

Süss, D., Lampert, C., & Trültzsch-Wijnen, C. W. (2018). Medienpädagogik. Springer Fachmedien.

Tarantini, E. (2021). Immersives Lernen in der Lehrerbildung. Reflexionsprozesse mit Virtual Reality-Technologie gestalten (S. 1–28) [Arbeitsbericht]. Universität St. Gallen, Institut für Bildungsmanagement und Bildungstechnologien. https://www.alexandria.unisg.ch/server/api/core/bitstreams/d7cbd717-0b32-4bfc-ab09-a947b523c1a5/content.

Tolks, D., Lampert, C., Dadaczynski, K., Maslon, E., Paulus, P., & Sailer, M. (2020). Spielerische Ansätze in Prävention und Gesundheitsförderung: Serious Games und Gamification. Bundesgesundheitsblatt – Gesundheitsforschung – Gesundheitsschutz, 63(6), 698–707.

Vereinigung der Bayerischen Wirtschaft (Hrsg.). (2018). Digitale Souveränität und Bildung: Gutachten (1. Auflage). Waxmann.

Werner, J., Ebel, C., Spannagel, C., & Bayer, S. (Hrsg.). (2021). Flipped Classroom – Zeit für deinen Unterricht: Praxisbeispiele, Erfahrungen und Handlungsempfehlungen (3. Auflage). Verlag Bertelsmann Stiftung.

Wessel, L. (2015). Fach- und sprachintegrierte Förderung durch Darstellungsvernetzung und Scaffolding: Ein Entwicklungsforschungsprojekt zum Anteilbegriff. Springer Spektrum.

Lernende Bildungsorganisation – teilhabeorientiertes Management auf allen Ebenen

Gordon Heringshausen

4.1 Bildungsorganisationen im Wandel

Bildungsorganisationen im Rahmen der beruflichen Aus-, Fort- und Weiterbildung und somit im Kontext der Erwachsenenbildung befinden sich seit jeher in Wandlungsprozessen. Die Auslöser für diesen Wandel sind in ihrer Vielfältigkeit beschreibbar und führen zu strukturellen, strategischen, kulturellen und/oder programmatischen Auswirkungen. Sie erfordern eine Offenheit für Veränderung und Entwicklung in Organisationen (Koschorreck und Gundermann 2021). Die Notwendigkeit sich den veränderten technologischen, wirtschaftlichen, bildungspolitischen und bildungswissenschaftlichen Rahmenbedingungen flexibel anzupassen, ergibt sich zugleich regelmäßig aus diversen gesellschaftlichen Herausforderungen, die auf das Bildungssystem einwirken. Insbesondere in den letzten Jahren haben sich – vor allem durch die Coronapandemie – die Herausforderungen in ihrer Vielfältigkeit und ihrer Geschwindigkeit zusätzlich dahingehend verstärkt, dass Bildungsorganisationen sich mehr und schneller als bisher als selbst lernende Organisation begreifen und somit die Notwendigkeit ihrer eigenen Weiterentwicklung als einen eigenen dauerhaften Prozess erkennen und annehmen müssen. Bis dato als sicher geglaubte und seit langem vertraute, gesellschaftliche und individuelle Prozesse verdichteten sich in kürzester Zeit, muss-

ten angepasst werden bzw. lösten sich gänzlich auf. Megatrends wie Digitalisierung, New Work, Globalisierung, Migration und die demographische Entwicklung wurden durch die Coronapandemie schlagartig in den Fokus der medialen Aufmerksamkeit gerückt und in ihrer Bedeutung neu gewichtet (Timm und Lerch 2022; Dollhausen 2015). Die Konsequenzen dieser Veränderungen waren für die Akteure einerseits bereits direkt erlebbar und sie sind zugleich auch für die zukünftige Neuausrichtung von Bildungsorganisationen prognostizierbar. Die dadurch voranschreitende Digitalisierung und die diversen digitalen Technologien und Möglichkeiten haben bereits in den letzten Jahren in den Organisationen längst Changeprozesse angestoßen. Zukünftig werden sie zunehmend immer mehr Lebensbereiche durchdringen und damit zu tiefgreifenden Veränderungen in unserer Lebens-, Arbeits- und Bildungswelt führen (Egloffstein et al. 2019). Die Chancen, die Digitalisierung und digitale Technologien dabei für Bildungsorganisationen bieten, sind vielfältig und beschränken sich in ihrer Gesamtheit nicht nur auf das reine Lehren und Lernen in diversen Bildungskontexten, sondern sie ermöglichen in ihrer Funktion in gleicher Weise den Organisationen selbst wichtige Funktionen im Rahmen der eigenen Entwicklung. So können sie einerseits als Lerninstrumente neue Optionen für die methodische Gestaltung von Lehr- und Lernprozessen

G. Heringshausen et al., *Chancen und Strategien des digitalen Lehrens und Lernens in den Gesundheitsfachberufen*, https://doi.org/10.1007/978-3-662-68869-4_4

bieten und andererseits als Arbeitsinstrumente berufliche und organisationale Arbeits- und Geschäftsprozesse verändern. Zusätzlich zielen sie in ihrer Funktion als Universalinstrument auch auf den Lebens- und Organisationsalltag und beeinflussen dadurch auch die Lernvoraussetzungen der beteiligten Akteure (Egloffstein et al. 2019). Bildungsorganisationen sehen sich dadurch vor Herausforderungen und Aufgaben gestellt, denen sie nur mit adäquaten Maßnahmen aus der Personal- und Organisationsentwicklung begegnen können. Somit werden auch Bildungsorganisationen zu lernenden Systemen, die sich stetig in Bewegung befinden. Die Organisation ist dabei idealerweise als ein System von handelnden Akteuren zu verstehen, die zwar tagtäglich miteinander im Rahmen ihrer beruflichen Rolle in Beziehung stehen, die aber zugleich auch durch ihre Aktivitäten die notwendigen Entwicklungsprozesse innerhalb einer Organisation regelmäßig anstoßen. In Anbetracht dieser Beschreibung muss es Organisationen gelingen, sowohl die Wissensbasis als auch die Handlungsspielräume an die sich verändernden Erfordernisse anzupassen. Für diesen stetigen Wandel müssen die Akteure dazu ihr Handeln an Offenheit und Individualität ausrichten und somit selbst die Organisation in ihrer Entwicklung prägen (Krainz und Iwers 2022). Zugleich müssen Bildungsorganisationen ihr bisheriges (oft noch antiquiertes) Verständnis und das Verhältnis von Lehren und Lernen hinterfragen (Arnold 2018).

Für die Bildungsinstitutionen im Kontext der beruflichen oder hochschulischen Bildung bzw. generell in der Erwachsenenbildung bedeutet dies, dass Lernen und Lehren, auf-grund des permanenten gesellschaftlichen Veränderungsdrucks und stetig neuer Erkenntnisse aus der Bildungsforschung, zunehmend neu gedacht werden muss. Sie können nicht länger weitermachen wie bisher (Arnold 2012). Ganz im Gegenteil, um digital zukunftsfähig zu sein, müssen Bildungsorganisationen das Verhältnis von Lehren und Lernen innerhalb der eigenen Institution und im Rahmen ihres eigentlichen Bildungsauftrages neu ausrichten. Dazu muss sich das Lehren und Lernen nach Arnold (2012) von einer pastoralen Lernkultur hin zu einer „Independent Learning Culture" entwickeln (Tab. 4.1). In diesem Wandlungsprozess kommt den Akteuren innerhalb der Organisation und ihrer Rolle als Lehrende eine entscheidende Bedeutung zu. Nicht nur, dass die Digitalisierung neue Formen des Lehrens und Lernens bedingt, sondern sich zukünftig auch die Beziehungsgestaltung zu Lernenden dahingehend noch stärker als bisher ändern wird, dass sowohl von Lehrenden als auch von Lernenden eine Begegnung im digitalen Lernprozess auf Augenhöhe erlebt wird. Zusätzlich werden in einem modernen Lehr- und Lernverständnis Lehrende zukünftig nicht mehr nur als Inhaber des Wissens und Lernende als Empfänger und Nachvollzieher gesehen, sondern nehmen Lehrende zunehmend die Rolle eines digitalen Lernberaters und Lernbegleiters ein. Lernende sind in diesem Zusammenhang eher als digital angeleitete Selbstlerner zu sehen. Die Aufgabe der Lehrenden ist, Lernen zu ermöglichen und nicht zu „verordnen" (Erpenbeck und Sauter 2016). Dadurch geben sie dem Lehren die notwendige Bedeutung und weisen vor dem Hintergrund einer nachhaltigen Lehr- und Lernkultur

Tab. 4.1 Lernkulturwandel in Bildungsorganisationen. (Eigene Erstellung in Anlehnung an Arnold 2012, S. 3)

Postorale Lernkultur	Nachhaltige Lernkultur
Distribuierung von Wissen 70 %	Distribuierung von Wissen 50 %
Lernbegleitung 20 %	Lernbegleitung 30 %
Diskurs 10 %	Diskurs 20 %
Rollenteilung: Lehrende treten als Inhaber des Wissens auf und Lernende nehmen die Rolle eines Empfangenden und eines Nachvollziehenden ein	Rollenteilung: Die Lehrenden treten als Lernberatende und Lernbegleitende auf und Lernende nehmen die Rolle als angeleitete Selbstlernende ein

Tab. 4.2 Elemente eines digitalen Lernkulturwandels. (Eigene Erstellung in Anlehnung an Arnold 2012, S. 8)

Selbstlernen	Lernen ist eine Selbstführung, die Lernende lernen und können müssen
Lernarrangement	Wirksame Lehre ist einerseits Anregung und zugleich Lernbegleitung
Subjektorientierung	Menschen lernen bloß zu ihren eigenen Bedingungen
Aktivierung	Lernen ist ein Geben und kein Nehmen
Anwendung	Lernen ist eine Veränderung durch die Selbstveränderung

dem gesamten Lehr- und Lernprozess zugleich eine neue veränderte Funktion zu. Die dazugehörigen Elemente, im Sinn einer nachhaltigen „Independent Learning Culture" und die sich daraus ergebenden wesentlichen Elementen des anstehenden digitalen Lernkulturwandels in Organisationen, lassen sich demzufolge wie folgt abbilden (Tab. 4.2):

Letztendlich erfordert die Digitalisierung eine umfassende Transformation und Flexibilität von Organisationen. Die strategische Anpassung an diesen digitalen Wandel ist für die Zukunftsfähigkeit in Bildungsorganisationen zwingend notwendig (Helferich und Pfeil 2019). Dazu gehört, dass die Notwendigkeiten erkannt, die richtigen Strategien entwickelt, die Maßnahmen implementiert und deren Wirkung evaluiert werden. Im Systemverständnis nehmen dabei die handelnden Akteure vor Ort (Leitung, Lehre, Verwaltung), innerhalb der jeweiligen Bildungseinrichtung, eine Schlüsselposition ein.

4.2 Lebenslanges Lernen als Organisationsprinzip

Bildungsorganisationen im Kontext der beruflichen Aus-, Fort- und Weiterbildung und der Erwachsenenbildung sind seit jeher zentrale Orte des Lernens von Erwachsenen. Sie werden aber zunehmend noch stärker zu Einrichtungen lebenslangen Lernens für Lehrende und für Lernende. Dabei ist Erwachsenenlernen und lebenslanges Lernen bereits ein altes Anliegen der Erwachsenenpädagogik. Neu ist aber, dass sich auch Organisationen verstärkt selbst als Lernende begreifen und damit, wie im vorangegangenen Kapitel (vgl. Abschn. 4.1) beschrieben, versuchen auf gesamtgesellschaft-

liche Veränderungen und die Anforderungen der Digitalisierung zu reagieren (Helferich und Pfeil 2019). Vor dem Hintergrund der Idee des lebenslangen Lernens erfüllt die Bildung Erwachsener demzufolge Funktionen in Organisationen sowohl auf individueller wie auch auf gesellschaftlicher und institutioneller Ebene (Schmidt-Hertha 2018). Auf der individuellen Ebene verschiebt sich für den Einzelnen die Gewichtung von Lernen vom Lebenslauf und wird für ihn zur Lebensform. Insbesondere der Unterschied in der Bildungshistorie (Jugend- versus Erwachsenenbildung) verändert sich dahingehend, dass in der aktuellen Gesellschaft die stetige Weiterbildung als Lebensform propagiert und auch praktiziert wird (Arnold 2015). Ebenso lernt und entwickelt sich aber auch eine Organisation kontinuierlich. Dadurch, dass Organisationen per Definition als fest bestehende, arbeitsteilige Systeme, in dem personale oder sachliche Aufgabenträger zur Erfüllung der Unternehmensaufgabe (im Bildungskontext wohl eher Dienstleistungen) und zur Erreichung der Unternehmensziele verbunden sind, definiert werden, lassen sich individuelle Lernprozesse auch auf ganze Organisationen im Sinn organisationaler Lernprozesse übertragen (Kauffeld 2014). Da der Erfolg einer Bildungsorganisation schließlich immer auch vom Personal- und Technologieeinsatz und damit vom Transfer von Input (z. B. Lehrpersonal, Infrastruktur, etc.) in Output (z. B. Lehrerfolg, Teilnehmerzahlen, Absolventen, etc.) abhängt, ist es zwingend notwendig innerhalb einer Institution die Zusammenarbeit verbindlich zu regeln. Nur so kann es gelingen alle Mitglieder der Organisation auf das gemeinsame Ziel auszurichten (Kauffeld 2014). Dazu gehört, dass im Kontext des lebenslangen Lernens die handelnden

Akteure ihre Fähigkeiten und die zur Verfügung stehenden Ressourcen nicht mehr nur individuell für eigene Ziele einsetzen, sondern diese im übergeordneten Interesse der Organisation bündeln und einheitlich zusammenführen müssen, um sie somit einer einheitlichen Disposition zu unterstellen (Kauffeld 2014). Letztendlich ist aber der Erfolg dieser übergeordneten Zielstellung von weiteren vielfältigen Faktoren abhängig. Nach Erpenbeck und Sauter (2013) erschweren z. B. eine zu starke Hierarchisierung, eine geringe Beteiligung der Akteure und eine intransparente Kommunikation eine innovative Lernkultur in einer Organisation. Sie verhindern so die Entwicklung hin zu einer lernenden Organisation im Rahmen des lebenslangen Lernens als gewähltes Organisationsprinzip (vgl. Abschn. 4.2.1). Gleiches gilt für die skizzierten Veränderungsprozesse der digitalen Transformation im Rahmen der Anpassung der Organisation an die digitalen Erfordernisse in der Bildungswelt. So hat sich, allein durch den in den letzten Jahren erlebten Digitalisierungsschub, in vielen Bereichen der Aus-, Fort- und Weiterbildung, rückblickend bereits die Art und Weise wie in Bildungsorganisationen gearbeitet, kommuniziert, informiert, gelehrt und gelernt wird in einem rasanten Tempo verändert (Koschorreck und Gundermann 2021). Die Möglichkeiten, die dabei die neuen Technologien und digitalen Anwendungen bieten, führten in den letzten Jahren zu einer grundlegenden Veränderung der Arbeits- und Lerngewohnheiten in Organisationen. Die allermeisten Gesundheitsfachschulen und/oder Hochschulen haben aufgrund der Notwendigkeit, die sich durch die Coronapandemie ergab, in den letzten Jahren verschiedene Möglichkeiten zur Gestaltung des digitalen Wandels ihren Einrichtungen der Aus-, Fort- und Weiterbildung kurzfristig entwickeln und in der Praxis ausprobieren müssen. Gleichzeitig mussten sie in Infrastruktur und Technologie investieren und auf die Offenheit für Neues und die Bereitschaft zur Veränderung seitens der Mitarbeitenden hoffen. Rückblickend gelang dies in einer Art und Weise, die nicht zu erwarten war. Es ist kaum vorstellbar die Flexibilität, die Homeoffice, di-

gitale Beratung und Lehre, Hybridmodelle im Unterricht und in der Lehre bieten, wieder missen zu müssen (Krapf 2022). Daher ist davon auszugehen, dass Bildungsorganisation zukünftig diese eher adaptieren und ausbauen als denn wieder reduzieren oder gar zurücknehmen. Zugleich muss aber auch die Bildungsorganisation – im Ansatz einer lernenden Organisation – bereit sein, dem eigenen lebenslangen Lernen und der eigenen stetigen Entwicklung die notwendige Bedeutung beizumessen, indem sie ihre bisherige Lehr- und Lernstrategie, ihre teilweise liebgewonnenen organisationalen Strukturen und die spezifische Philosophie und Unternehmenskultur in der Institution kritisch überprüft und bei Bedarf stetig weiterentwickelt. Die Leitungskräfte in Organisationen sind dazu aufgefordert, das lebenslange (auch das informelle) Lernen von Mitarbeitenden in der Organisation als notwendiges Element für die weitere Entwicklung der eigenen Organisation anzusehen (Helferich und Pfeil 2019). Nur so gelingt es einer Bildungseinrichtung sich kontinuierlich und flexibel an dynamisch wandelnde Umweltbedingungen anzupassen, um sich zukunftsfähig auszurichten.

4.2.1 Organisationales Lernen

Nach Dick (2018) lässt sich organisationales Lernen als die Entwicklung der Fähigkeit einer Organisation benennen, sich mit ihrer Umwelt angemessen zu verändern (Dick 2018). Die notwendige Adaption trifft aber nicht nur auf bestehende Infrastrukturen und Prozesse bzw. Produkte und Dienstleistungen zu, sondern erfordert auch Veränderungen in der Unternehmenskultur und dabei auch das Verschieben der eigenen bisherigen Organisationsgrenzen durch Aufsplittung, Fusion oder Vernetzung. Diese Lernprozesse innerhalb von Organisationen müssen dazu einerseits einer Absicht folgen und zugleich in antizipierter Richtung verlaufen. Erst dadurch ist das organisationale Lernen und damit die zieldienliche Veränderung in einer Organisation erkennbar (Dick 2018). Wenngleich der Begriff des organisationalen Lernens bereits seit vielen Jahrzehnten implementiert als auch konzeptionell unterlegt und aufbereitet ist (vgl. Argyris und Schön 1978, 1996; Arnold 1996), ist in der einschlägigen Literatur bzw. im allgemeinen und tagtäglichen Sprachgebrauch allerdings die konzeptionelle Abgrenzung und spezifische Definition von organisationalem Lernen von häufig verwendeten Begriffen wie organisatorischen Wandel bzw. Organisationsentwicklung noch immer nicht trennscharf. Zwar weisen Ansätze der Organisationsentwicklung große Schnittmengen mit den Ansätzen des organisationalen Lernens auf (Kuper und Thiel 2018) aber zugleich unterscheiden sie sich dann doch in ihrer Funktion und Zielrichtung. Allerdings werden regelmäßig diese Begriffe immer noch synonym verwendet, wobei festzustellen ist, dass sich nach und nach aber eine begriffliche Wendung von der Organisationsentwicklung hin zum Organisationslernen vollzieht (Dobischat und Düsseldorff 2009). In der begrifflichen Bedeutung ist Organisationsentwicklung eine geplante Form des Wandels von Organisationen und sie ist eng verknüpft mit der Personalentwicklung. Sie fokussiert auf die Veränderung von Einstellungen, Haltungen und Verhaltensformen der Mitglieder der Organisation. Ziele sind Verhaltensänderungen durch Möglichkeiten der Entwicklung und der Förderung von Lernprozessen innerhalb der Organisation. Für diesen Entwicklungs- und Veränderungsprozess werden sowohl die Organisationen (hier Infrastrukturen und Prozesse) als auch die dort wirkenden Menschen (u. a. Lehrende und Lernende) benötigt. Der Prozess der Organisationsentwicklung ist dazu langfristig und ganzheitlich anzulegen. Als mögliche Ziele lassen sich neben der Verbesserung der Leistungs-, Arbeits- und Problemlösefähigkeit auch die Erhöhung der Qualität der Arbeit und die Verbesserung der Lebensqualität identifizieren (Dobischat und Düsseldorff 2009).

French und Bell (1977) beschreiben folgende Merkmale der Organisationsentwicklung:

- Wandel als langfristig angelegte und geplante Form,
- Einbeziehung der ganzen Organisation,

- Beteiligung aller Betroffenen am Prozess der Entwicklung,
- Ermöglichung von Veränderung durch erfahrungsbasierte Lern- und Problemlöseprozesse,
- Prozessbegleitung und Unterstützung durch Methoden der Sozialwissenschaften (French und Bell 1977, zit. nach. Nerdinger 2014, S. 160).

Im Unterschied zur Organisationsentwicklung bezieht sich organisationales Lernen (Organisationslernen) auf „… die Weiterentwicklung des Wissens einer Organisation im Hinblick auf deren Ziele, wobei es natürlich die einzelnen Organisationsmitglieder sind, die dieses Lernen verantworten." (Seel und Hanke 2015 S. 752). Dabei unterstützen Organisationen die Lern- und Problemlöseprozesse ihrer Mitglieder aktiv. In diesen ständigen Veränderungsprozessen ermutigen lernende Organisationen die Einzelnen stetig zu lernen, sich zu entwickeln und ihr individuelles Potenzial zu entdecken und zu entfalten (Mandl und Winkler 2012). Vor diesem Hintergrund ist aber auch das Konzept des Wissensmanagements und die Theorie des Organisationslernens eng miteinander verknüpft. Für die Akzeptanzsicherung des organisationalen Lernens und für den Abbau von Widerständen in Organisationen gegen Lern- und Problemlöseprozesse eignet sich das Konzept des Wissensmanagements, als strategisches Mittel, in sehr guter Weise (Dobischat und Düsseldorff 2009).

Im zusammenfassenden direkten Vergleich lassen sich Organisationsentwicklung und Organisationslernen wie folgt beschreiben: während Organisationsentwicklung den Wandel als den Sonderfall und als separates Problem benennt, sieht Organisationslernen den Wandel als Normalfall und als Teil des Veränderungsprozesses an. In der Organisationsentwicklung erfolgt die Steuerung des Wandels direkt durch Experten (die Organisation und die Mitglieder sind hier in der Kundenrolle) während Organisationslernen den Wandel indirekt steuert und ihn als generelle und

umfassende Kompetenz der gesamten Organisation ansieht (Kauffeld 2014). Diese Kompetenz des organisationalen Lernens, der einzelnen
Akteure als auch der gesamten Organisation, ist
im Hinblick auf die sich veränderten Umwelt-
anforderungen (Digitalisierung, technischer
Fortschritt, veränderte Bedürfnisse und Bedarfe
von Lehrenden und Lernenden in der Bildungslandschaft) unmittelbar notwendig. Demnach
lässt sich organisationales Lernen in Bildungseinrichtungen als ein wichtiger und notwendiger
Prozess beschreiben, in dem sich die Wissens-
bestände innerhalb der Organisation stetig
weiterentwickeln müssen und sich die Bildungsinstitutionen in der Auseinandersetzung mit
ihrer Umwelt so selbst ermöglichen, ihren eigenen Wissensbestand stetig zu erweitern. In
Bezug auf mögliche Lernebenen im organisationalen Lernen hat das sogenannte single-loop-learning regelmäßig einen eher defensiven Charakter. Dieses instrumentelle Lernen auf der ersten Lernebene (single-loop-learning) ermöglicht
es, durch einfache Prozesse, Fehler zu identifizieren und zu korrigieren, um somit nach definierten Effizienzkriterien eine kontinuierliche
Anpassung zu initiieren (Gessler und Sebe-
Opfermann 2006). In Hinblick auf notwendige
Veränderungen erlaubt das double-loop-lear-
ning (Veränderungslernen auf der zweiten Lernebene) die Ursachenforschung und Erklärung
für identifizierte Fehler. Dadurch können Prozesse und Routinen, die für die Fehlerent-
stehung verantwortlich sind, hinterfragt und auf
ihre Gültigkeit angesichts veränderter Umweltbedingungen untersucht werden. Dies schafft
für Bildungsorganisationen die Möglichkeit der
Entwicklung neuer bzw. adaptierter Handlungs-
strategien. Auf der dritten Lernebene kommt mit
dem metareflexivem Deutrolernen (deutro-learning) die Selbstreflexion der Lernprozesse hinzu
(Gessler und Sebe-Opfermann 2006). Die Funktion des deutro-learning ist es, Muster, die in
ähnlichen Situationen bereits Lernen ermöglicht
haben, zu erkennen und dadurch einen aktuellen
Bezug zur Sinnhaftigkeit und der Vision einer
Organisation herzustellen. Deutrolernen lässt
sich als „Lernen zu lernen" beschreiben und

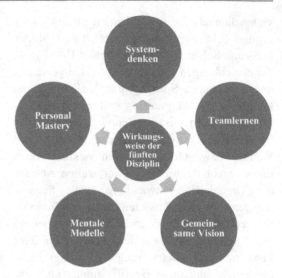

Abb. 4.1 Wirkungsweise die fünfte Disziplin. (Eigene
Erstellung in Anlehnung an Senge 2008; Gessler und
Sebe-Opfermann 2006)

geht somit über das reine Anpassungslernen hinaus. Es versucht das Problemlösungspotenzial
der Organisation zu identifizieren und so zu
neuen entwicklungsbezogenen Gestaltungs-
perspektiven für Bildungsorganisationen zu führen (Franz 2018). Nach Senge (2008) kommt
in diesem Zusammenhang organisationsspezi-
fischen kulturellen Aspekten (Werte, Regeln
und Normen) sowie den grundlegenden Einstellungen und der Offenheit für das organisationale Lernen eine besondere Bedeutung zu (vgl.
Abb. 4.1).

Vor dem Hintergrund der drei Lernebenen
und der fünf Disziplinen darf Lernen also nicht
nur in einzelnen Episoden stattfinden, sondern
sollte zu einem Grundprinzip der Bildungsorganisation und ihrer handelnden Akteure werden (vgl. Abschn. 4.2.2).

4.2.2 Teach the Teacher – Neuorientierung in Inhouse-Weiterbildungen

Kompetentes Handeln von Lehrkräften setzt von
allen Beteiligten Wissen, Fertigkeiten und Erfahrung voraus. Die Entwicklung, Förderung

und Erhaltung einer professionellen Handlungs-kompetenz von Lehrkräften, als zentrales An-liegen, muss demnach im Mittelpunkt aller personalpolitischen Aktivitäten von Bildungs-organisationen stehen. Dieser Diskurs ist aber auch seit jeher ein stetig wiederkehrendes Thema im Kontext der Modernisierungs- und Reformbestrebungen in der bisherigen Lehrer-bildung und ist zugleich Gegenstand der Kon-troverse über Möglichkeiten von Qualitäts-sicherung durch die Definition und Überprüfung von Ausbildungsstandards (Baumert und Kun-ter 2006). Für Bildungsorganisationen ergibt sich, mit Blick auf den erlebten massiven Um-bruch infolge der digitalen Transformation und die dadurch notwendige Weiterbildung von Lehrkräften, die Relevanz sämtliche personal-politische und systematische Planungen, die eigene Organisation, die Durchführung und die Evaluation von Weiterbildungsmaßnahmen stra-tegisch neu zu denken. Nur so lässt sich das Ziel, der erforderlichen Erweiterung und der Optimierung der Qualifikation und Kompeten-zen der Mitarbeitenden (z. B. Entwicklung der digitalen Kompetenzen vgl. Kap. 7), erreichen.

Das kann durch geplante Bildungsangebote z. B. in der innerbetrieblichen Fort- und Weiter-bildung, in der gezielten Personalentwicklung von Lehrkräften in der Einrichtung insgesamt, aber auch durch eine individuelle anforderungs-spezifische Förderung von einzelnen Mit-arbeitenden erfolgen (Watzka 2014; Seel und Hanke 2015).

Es stellt sich allerdings die Frage, wel-che Standards sich für die Weiterbildung von Lehrkräften und die Weiterentwicklung von Professionswissen identifizieren lassen (vgl. Abb. 4.2). Beispielhaft soll hierzu das professio-nelle Handlungsmodell des National Board for Professional Teaching Standards (NBPTS 2002) mit seinen fünf Kernaussagen (Kompetenzvor-stellungen) zugrunde gelegt werden:

• Die Lehrenden engagieren sich für die Ler-nenden und deren Lernen.
• Die Lehrenden kennen die Fächer, die sie unterrichten. Sie wissen, wie sie in diesen Fä-chern den Inhalt Lernenden anbieten können bzw. welche Kompetenzen entwickelt werden sollen.

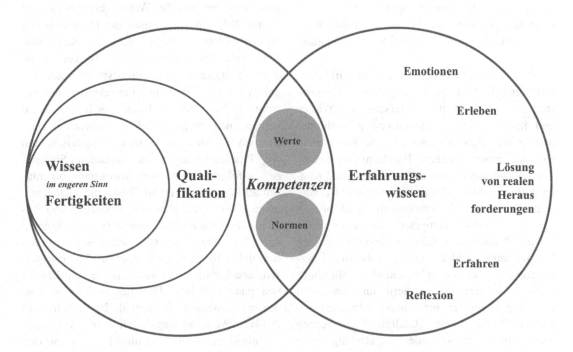

Abb. 4.2 Elemente der Kompetenzentwicklung. (Eigene Erstellung in Anlehnung an Sauter und Staudt 2016)

- Die Lehrenden sind für die Steuerung und Überwachung des Lernerfolgs der Lernenden verantwortlich.
- Die Lehrenden reflektieren systematisch ihre Lehrpraxis und lernen aus gemachten Erfahrungen.
- Die Lehrende erleben sich als Mitglieder von Lerngemeinschaften.

Aus diesen Aussagen lassen sich für die eigenen Inhouse-Weiterbildungen in Bildungsorganisationen Elemente für Bildungskonzepte mit dem Ziel der professionellen Kompetenzentwicklung von Lehrkräften übersetzen. Demnach entsteht dann professionelle Handlungskompetenz, wenn Teach-the-Teacher-Weiterbildungen folgende Elemente vereinen (Baumert und Kunter 2006, S. 481):

- Sie beinhalten: spezifisches, erfahrungsgesättigtes deklaratives und prozedurales Wissen, sozusagen Fachkompetenzen im klassischen Sinn, Wissen und Können,
- professionelle Werte, Überzeugungen, subjektive Theorien, normative Präferenzen und Ziele,
- motivationale Orientierungen,
- metakognitiven Fähigkeiten und Fähigkeiten individueller professioneller Selbstregulation.

In der einschlägigen Literatur zur Bildungsforschung besteht dazu weitgehende Übereinstimmung darüber, dass einerseits „… Wissen und Können – also deklaratives, prozedurales und strategisches Wissen – zentrale Komponenten der professionellen Handlungskompetenz von Lehrkräften darstellen." (Baumert und Kunter 2006, S. 481) und somit zwingend notwendig sind. In diesem Zusammenhang wird professionelle Handlungskompetenz von Lehrkräften oft mit Wissen und Können (knowledge), mit Werthaltungen (value commitments) und Überzeugungen (beliefs) gleichgesetzt, allerdings bräuchte es eine differenzierte und kategorial getrennte Kompetenzbetrachtung (Baumert und Kunter 2006). Denn Handlungskompetenzen von Lehrkräften schließen regelmäßig auch persönlichkeitsnahe Leistungsvoraussetzungen

mit ein, die die einzelnen Lehrkräfte zur Bewältigung ihrer vielfältigen Aufgaben befähigen, für die sie oft keine fertigen und direkt abrufbaren Handlungsprogramme und Wissensvoraussetzungen (Beziehungsgestaltung, Aktion-/Reaktion, etc.) besitzen (Schaper 2014).

Nach Erpenbeck und Sauter (2010) lassen sich Kompetenzen durch folgende Bezüge kennzeichnen:

- Bezug zur Selbstorganisationsfähigkeit und Subjektzentriertheit
- Bezug auf die Qualifikationsabgegrenztheit
- Bezug auf die Wertorientiertheit.

Demnach basieren Kompetenzen auf der Fähigkeit, sich selbst zu organisieren (z. B. Mitbestimmung der Ziele durch die Lernenden), auf der Fokussierung auf den jeweiligen Lernenden (Subjektbezogenheit), auf der Fähigkeit zur selbstorganisierten Lösung eines Problems durch eine Person (Ganzheitlichkeit) und auf der Diversität der persönlichen Handlungsdispositionen (Wertvermittlung) (vgl. Abb. 4.2). In diesem Sinn nähert sich der Kompetenzbegriff dem klassischen Bildungsideal auf eine neue und zeitgemäße Weise (Erpenbeck und Sauter 2013) und geht über die Definition von Weinert (2001) hinaus, bei der Kompetenzen verstanden werden als „… die bei Individuen verfügbaren oder durch sie erlernten kognitiven Fähigkeiten und Fertigkeiten, um bestimmte Probleme zu lösen, sowie die damit verbundenen motivationalen, volitionalen und sozialen Bereitschaften und Fähigkeiten, um die Problemlösungen in variablen Situationen erfolgreich und verantwortungsvoll nutzen zu können" (Weinert 2001, zit. nach Hammann 2004, S. 196). Für die Erklärung von Bildungs- und Qualifikationsprozessen im Kontext von Teach-the-Teacher-Weiterbildungen haben sich daher hauptsächlich systemisch-konstruktivistische Lerntheorien und Ansätze zum Erwerb von pädagogischem Handlungswissen als bedeutsam erwiesen (Götz et al. 2009; Schwehm 2017). Weiterbildungslernen in Bildungsorganisationen sollte demnach in Kontexten und in Beziehungen zueinander stattfinden und

jeweils eine subjektiv-internale Konstruktions-
leistung der Lernenden sein. Wichtig ist in diesem Zusammenhang, dass Weiterbildungslernen ebenso Prozesse der Selbstorganisation
anspricht. Daraus folgt aus didaktischer Perspektive, dass Lern- und Beziehungsarrange-
ments in Inhouse-Weiterbildungen so zu gestalten sind, dass sie Vorwissen, Vorerfahrungen,
Einstellungen, Interessen und Denkstile von
Lernenden (und auch von Lehrenden) berücksichtigen. Erst damit betten sie Lernen in die relevanten Sinn- und Handlungskontexte. Dies
regt dann bei Lernenden aktive Konstruktions-
prozesse an und unterstützt somit die autonome,
aktive und effektive Wissenskonstruktion (Götz
et al. 2009; Nicolaisen 2017; Schwehm 2017).
Für das Lernen im beruflichen Kontext von Lehrenden (z. B. für die berufliche Fort- und Weiterbildung) bedeutet das: individuelle Kompetenzentwicklung von Lehrkräften wird nur dann
ermöglicht und angeregt, wenn in der Weiter-

bildung die Lernenden sich – in ihren jeweiligen
Kontextbeziehungen – aktiv beteiligen können.
Dies kann u. a. im Rahmen von Partizipation ge-
schehen (vgl. Abschn. 4.5.2). So entwickeln sich
Wissen und Kompetenz im sozialen Austausch
innerhalb einer spezifischen Praxis und sind
daher von ihr auch nicht zu abstrahieren.

Dieser individuelle Prozess des Wissenserwerbs erfordert ein abwechslungsreiches Angebot der jeweils Verantwortlichen und Lehrenden. Nur so können sich die Lernenden ihre
Interessengebiete selbst in den Weiterbildungen
erschließen. Diese Form des selbstgesteuerten
Lernens findet in der pädagogischen Praxis zunehmend Anerkennung und lässt sich 1:1 auch
auf Teach-the-Teacher-Angebote übertragen
(vgl. Abschn. 4.5). Die dazu notwendigen spezi-
fizierten Wissenskomponenten für Lehrkräfte
lassen sich in der Abb. 4.3 in Form des Modells
professioneller Handlungskompetenz für Lehrende identifizieren (Baumert und Kunter 2006).

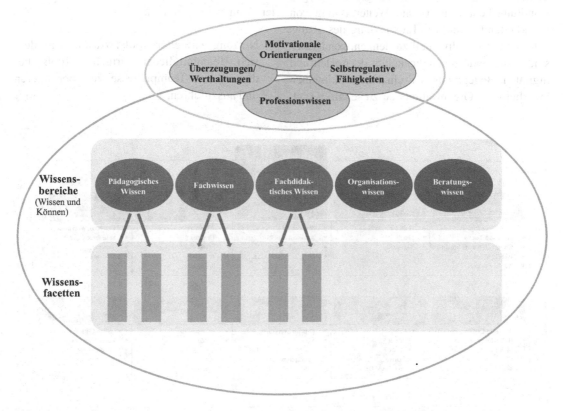

Abb. 4.3 Modell professioneller Handlungskompetenz – Professionswissen. (Eigene Erstellung in Anlehnung an Baumert und Kunter 2006)

4.2.3 Digitales Teambuilding

Der Teamgedanke ist für Bildungsorganisationen von großer Bedeutung, da er die Qualität der Bildung verbessern und dazu beitragen kann, die individuellen Bedürfnisse der Akteure besser zu erfüllen. Die einzelne Lehrkraft nimmt eine Schlüsselrolle bei der Förderung von Teamarbeit und Zusammenarbeit in einer Bildungseinrichtung ein, füllt sie doch oft parallel mehrere Rollen: u. a. die Rolle der Lehrkraft, der Rolle der angestellten Person und die Rolle des Mitglieds in einem Organisationsteam. Da Teams aber nicht einfach für sich isoliert bestehen, sondern immer in einen Kontext eingebunden sind, kommt so der Teamentwicklung eine wichtige Funktion zu (Becker 2016). Im Rahmen der allgemeinen Digitalisierung, der zunehmend digitalen Lehre und der Möglichkeit sein Büro und die Arbeitsräume durch Homeoffice und PC teilweise zu ersetzen, ergibt sich für Verantwortliche und Leitungen von Bildungseinrichtungen Handlungsbedarf. Fort- und Weiterbildung von Mitarbeitenden und die Entwicklung des Teams sind nicht nur individuell zu denken, sondern es sind insbesondere Möglichkeiten der realen und digitalen Begegnung der einzelnen Individuen innerhalb der Organisation neu zu schaffen (vgl.

Abschn. 4.2). Dazu ist es erforderlich, die eigene Perspektive dahingehend zu erweitern und den gesamten Kontext der Bildungsorganisation als den Lebensraum für Mitarbeitende und Teams zu berücksichtigen und wenn möglich zu optimieren (Becker 2016). Da aber Leben, Arbeiten und Kommunizieren in Organisationen zunehmend durch Informations- und Kommunikationstechnologien geprägt wird (Kauffeld et al. 2016) und insbesondere Teams zunehmend verteilt arbeiten (Bregas et al. 2022), ist eine Möglichkeit auf die aktuelle Situation an Bildungseinrichtungen und den individuellen Bedarfen der Angestellten zu reagieren, die Methode des digitalen Teambuildings mit verschiedenen digitalen For maten und Tools (vgl. Abb. 4.4). Diese digitalen Formate ermöglichen eine virtuelle, örtlich unabhängige Zusammenarbeit und bieten regelmäßig kostengünstige, einfache und schnelle Kommunikation (Kauffeld et al. 2016). In diesem Zusammenhang lassen sich drei primäre Dimensionen in der Nutzung und Gestaltung digitaler Formate beschreiben:

- Nutzung virtueller Tools: Ausmaß, in dem sich Teammitglieder virtueller Tools bedienen, um Teamprozesse zu koordinieren und auszuführen,

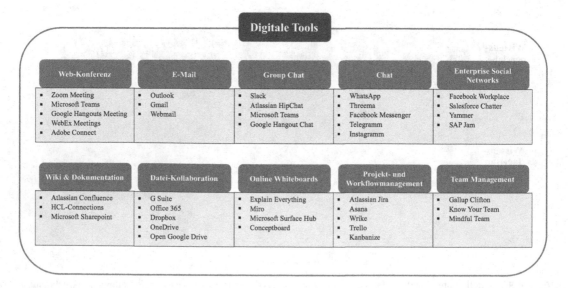

Abb. 4.4 Digitale Teamtools. (Eigene Erstellung in Anlehnung an Hasenbein 2020)

- Informationsgehalt: Informationsgehalt, den diese Tools bieten (z. B. eine Zoom-Konferenz enthält auch para-/non-verbale Informationen und hat damit einen höheren Gehalt als Emails),
- Synchronität: Synchronität der (virtuellen) Kommunikation zwischen Teammitgliedern (in Echtzeit vs. zeitlich versetzt, z. B. in Emails) (Kauffeld et al. 2016, S. 43).

In Bildungsorganisationen bezieht sich digitales Teambuilding primär auf Aktivitäten und Strategien, die darauf abzielen die Zusammenarbeit, Kommunikation und das Teamgefühl von Lehrkräften in virtuellen Teams oder in Teams die über verschiedene Bildungsstandorte hinweg arbeiten, zu stärken. Dazu bieten sich u. a. folgende Tools des digitalen Teambuildings an (Hasenbein 2020, S. 140):

- *Videokonferenzen und Online-Meetings:* Regelmäßige Videokonferenzen und Online-Meetings (u. a. Zoom, Skype, BigBlueButton, Microsoft-Teams) sind ein wichtiger Teil des digitalen Teambuildings. Sie ermöglichen es Teammitgliedern, sich persönlich zu sehen und miteinander zu kommunizieren, auch wenn sie sich räumlich voneinander entfernt befinden.
- *Kommunikationstools:* Die Nutzung von Kommunikationstools wie Slack, Microsoft Teams oder Trello fördert die effektive Zusammenarbeit und den Informationsaustausch in virtuellen Teams.
- *Online-Workshops und Schulungen:* Teammitglieder können an Online-Workshops und Schulungen teilnehmen, um ihre Fähigkeiten zu erweitern und neue Techniken und Methoden zu erlernen. Dies fördert die individuelle Entwicklung und stärkt gleichzeitig das Teamwissen.
- *Soziale Plattformen:* Die Verwendung von sozialen Medien und internen Plattformen kann die Vernetzung der Teammitglieder fördern. Diese Plattformen ermöglichen den Austausch von Ideen, Interessen und persönlichen Informationen, um Beziehungen im Team aufzubauen.

- *Feedback und Leistungsmanagement:* Durch digitale Tools können Teammitglieder regelmäßig Feedback geben und erhalten. Dies ist wichtig, um die individuelle Entwicklung und die Teamdynamik zu verbessern.
- *Projektmanagement-Software:* Die Nutzung von Projektmanagement-Tools wie Asana, Jira oder Basecamp erleichtert die Zusammenarbeit und Koordination von Aufgaben in virtuellen Teams.
- *Digitale Teamübungen:* Diese Aktivitäten sind darauf ausgerichtet, die Teammitglieder miteinander in Verbindung zu bringen und sie dazu zu bringen, gemeinsam Herausforderungen zu bewältigen. Dazu gehören Online-Spiele, Rätsel, virtuelle Escape-Rooms und andere interaktive Aktivitäten, die auf Zusammenarbeit und Problemlösung abzielen (Hasenbein 2020, S. 140).

Zu beachten ist, dass die Herausforderungen, die mit digitaler Teamarbeit einhergehen (vgl. Tab. 4.3) vielfältig sind und deren Bewältigung entscheidend ist, um sicherzustellen, dass virtuelle Teams mindestens genauso effektiv und kooperativ arbeiten können wie Teams, die sich physisch am selben Ort befinden. Digitales Teambuilding beinhaltet, aber generell das Potenzial die Verbindung zwischen Teammitgliedern zu fördern, die Teamdynamik zu verbessern und die Leistungsfähigkeit in einer zunehmend digitalen Arbeitsumgebung zu erhöhen.

4.2.4 Nutzen lernender Bildungsorganisationen

Lernende Bildungsorganisationen, die sich kontinuierlich bemühen, ihre eigenen Lehr- und Lernprozesse zu verbessern und sich an die stetigen Veränderungen in der Bildungslandschaft anzupassen, können sowohl aus dem Prozess als auch aus dem Ergebnis des lebenslangen Lernens als ihr Organisationsprinzip, verschiedene Vorteile ziehen. Sie erfahren dadurch nicht nur eine interne Qualitätskontrolle-, -sicherung und -steigerung ihrer Bildungsangebote, sondern

Tab. 4.3 Herausforderungen virtueller Teamarbeit und Maßnahmen zur Bewältigung für verschiedene Akteure. (Eigene Erstellung in Anlehnung an Kauffeld et al. 2016, S. 48)

	Herausforderungen	Maßnahmen
Mitarbeitende	E-Mail-Überflutung Niedrige Aufgaben-Medien-Passung Weniger direktes Feedback	• Nutzung von Filtern & Priorisierungstools, • Deaktivierung von Benachrichtigungen, • Erweiterung der Informationen, • Entwicklung der Selbstmanagementkompetenz
Teams	Diversität Mangelnde Kohäsion & Vertrauen Erhöhtes Konfliktpotenzial	• Klärung der Rollenverteilung, • Entwicklung interkultureller Kompetenzen, • face-to-face Treffen zu Projektbeginn, Austausch bisheriger Erfahrungen, • Nutzung von Online-Teamentwicklungstools, • Etablierung von Kommunikationsnormen, • Regelmäßige Stimmungsabfrage mit Interventionsmöglichkeiten
Leitungskräfte	Erhöhtes Konfliktpotenzial Weniger Feedbackmöglichkeiten Diversität	• Regelmäßige Stimmungsabfrage mit Interventionsmöglichkeiten, • Nutzung von Medien mit hoher Reichhaltigkeit beim Konfliktmanagement, • Nutzung von Online-Feedback-Tools, Entwicklung interkultureller Kompetenzen
Organisationen	Technische Ausstattung Gesundheitsrisiken	• Bereitstellung entsprechender Hardware, • Einrichtung einer schnellen Internetverbindung & gesicherten Netzwerkes, • Bereitstellung von ergonomischen Arbeitsmöbeln sowie Schaffung adäquater Umgebungsfaktoren

sie erwerben zugleich die Fähigkeit (vgl. Abschn. 4.2.1) sich dem kontinuierlichen Wandel flexibel anzupassen. Somit können sie sich selbst in die Lage versetzen, relevante und zeitgemäße Bildungsdienstleistungen anzubieten. Dies gelingt ihnen, indem sie durch kontinuierliches Lernen und stetige Veränderungsbereitschaft ihre internen Abläufe optimieren und so parallel ihre Effizienz (Kosten, Personal, Ressourcen) erhöhen. Durch eine gezielte Mitarbeiterentwicklung (z. B. zielgruppen- und bedarfsorientierte Inhouse-Weiterbildungen) können sie die berufliche Kompetenzentwicklung ihrer Lehrkräfte fördern. Dadurch haben sie auf dem hart umkämpften Fachkräftemarkt dann die Möglichkeit gut qualifizierte und motivierte Fachkräfte zu halten und/oder zu gewinnen. Dies ist insbesondere vor dem Aspekt relevant, dass Lehrkräfte die individuelle Fort- und Weiterbildung bereits als einen integralen Bestandteil des eigenen beruflichen Karriereverlaufs und damit als eine Art Selbstverständlichkeit ansehen (Dobischat und Schä-

fer 2022). Dieser Mehrwert ist zu beziffern, denn er wird als objektiv harter messbarer Ertrag im internen Kennzahlensystem sichtbar. Lernende Bildungsorganisationen fördern zudem Bildungsinnovationen durch die Entwicklung neuer Lehrmethoden oder die Schaffung interdisziplinärer Lernumgebungen. Durch die Bereitschaft im Kontext des lebenslangen Lernens zur Vernetzung, Kooperation und Beziehungsgestaltung kann eine Bildungsorganisation also ihre Reputation als moderne Bildungseinrichtung steigern und sich besser im zunehmenden Wettbewerb behaupten. Aus Sicht einer Bildungsorganisation lassen sich daher folgende unternehmensspezifische Vorteile identifizieren:

• Anpassung der Qualifikationen der Lehrkräfte an veränderte Gegebenheiten
• Erhöhung der Flexibilität der einzelnen Mitarbeiter
• Identifikation und Vermeidung zukünftiger Kompetenzdefizite

- Verbesserung der eigenen Marktposition und damit der Wettbewerbsfähigkeit
- Steigerung der Identifikation mit der eigenen Bildungseinrichtung (Becker 2014; Lass-Lennecke 2021).

Insgesamt trägt eine lernende Bildungsorganisation ebenso dazu bei, dass sich durch die Förderung des lebenslangen Lernens einerseits die Bildungserfahrungen für Lernende verbessern (subjektiver weicher Nutzen), die Lehrenden davon profitieren und die Organisation somit auf lange Sicht erfolgreich bleibt (Dobischat und Schäfer 2022).

4.3 Bedarfe der Lernenden erfassen und umsetzen

Wo ergeben sich Lernbedarfe innerhalb unserer Bildungsorganisation und welche Bedürfnisse haben eigentlich unsere Mitarbeitenden? Brauchen wir als Bildungsinstitution selbst eine eigene Lernstrategie? In welchen Bereichen benötigen wir als Lehrende zukünftig welches Wissen und welche Kompetenzen? Wie kommen Mitarbeitende mit den Veränderungen in der Bildungslandschaft zurecht und wie lässt sich gegebenenfalls digitale Medienkompetenz für Lehrende entwickeln? … Fragen über Fragen. Doch die möglichen Antworten sind so vielfältig wie zugleich spezifisch.

Um in einer sich stetig ändernden Bildungslandschaft wettbewerbsfähig zu bleiben und die Anforderungen, die sich aus dem jeweiligen Qualitätsmanagement ergeben, zu erfüllen, benötigen Bildungsorganisationen eine (digitale) Lernstrategie, die sicherstellt, dass die Fähigkeiten und das Wissen, welches benötigt wird, weiterentwickelt und die spezifischen Lernbedürfnisse ihrer Mitarbeitenden identifizieren kann. Daraus lässt sich dann der Prozess des kontinuierlichen Lernens und die notwendigen Lernangebote (Fort- und Weiterbildungsangebote) strukturieren. Im Fokus dieser Angebote sollte neben der individuellen Ausgangssituation, dem ermittelten Lernbedarf und dem daraus formulierten handlungs-

kompetenzorientierten Lernziel, vor allem der auf die Zielgruppe ausgerichtete Lerninhalt (z. B. digitale Kompetenzentwicklung, Entwicklung der Methodenkompetenz) stehen (Feichtenbeiner et al. 2018). Um den Bedarf der Lernenden (u. a. Mitarbeitenden, Teams) in Bildungsorganisationen zu erfassen und zu analysieren, eröffnen die digitalen Informations- und Kommunikationsmedien neue Möglichkeiten. Sie ermöglichen die Anforderungen der Lernenden zu erfassen und sie partizipativ in die Gestaltung der Lernangebote einzubeziehen (Keindorf et al. 2019). Im Hinblick auf die Sicherstellung und Weiterentwicklung der Organisations- und Bildungsqualität stellt nach Mai (2020) dazu die Lernbedarfsanalyse das elementare Instrument für Bildungsorganisationen dar. Gemäß dem PDCA-Zyklus (Plan-Do-Check-Act-Zyklus im Qualitätsmanagement) ist die kontinuierliche Bedarfsbestimmung innerhalb des Bildungsprozesses in der Organisation regelmäßig dem Planungsprozess zuzuordnen und ermöglicht so die Anpassung der Bildungsmaßnahmen an die tatsächlichen Bedarfe der Lernenden (Mai 2020). So wie generell in Lehr- und Lernsituationen kommt auch im organisationalen Lernen der Lernprozessbegleitung im Hinblick auf den gewünschten Lernerfolg die entscheidende Rolle zu (vgl. Abb. 4.5).

Zu Bestimmung des Lernbedarfs gilt es in der ersten Phase der Lernprozessbegleitung die persönliche Ausgangssituation der jeweils Lernenden (z. B. bisherige Lernerfahrungen, eigene Lernbedürfnisse, fachliches Vorwissen, Ausprägung der digitalen Medienkompetenz) zu bestimmen, um die notwendigen Lern- und Unterstützungsbedarfe abzuleiten (Feichtenbeiner et al. 2018). Als Instrumente bieten sich beispielsweise Kompetenzmessverfahren (vgl. Abschn. 4.5.2), Kompetenzentwicklungsbögen (strukturierte Hilfe für die Fremdeinschätzung durch die Lernprozessbegleitung und die Selbsteinschätzung durch die Lernenden) oder Medienkompetenzchecks (Bestimmung der Medienkompetenz der Lernenden) an (Feichtenbeiner et al. 2018). Aber auch gänzlich automatisierte digitale Tools zur Kompetenzfeststellung sind vorstellbar und

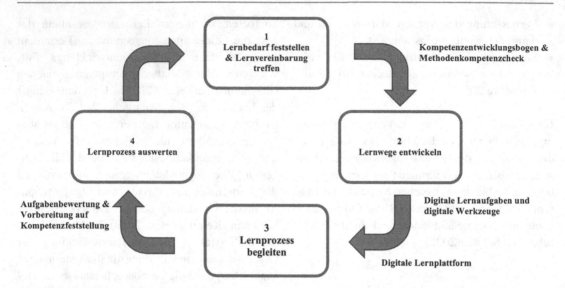

Abb. 4.5 Digitale Lernbedarfsermittlung in der Lernprozessbegleitung und dazugehörige Instrumente. (Eigene Erstellung in Anlehnung an Hasenbein 2020; Meinhard 2018)

ermöglichen Organisationen die Identifizierung von Lernthemen und Lerninteressen ihrer Mitarbeitenden (Blanc et al. 2023). Mit dem aktuellen Innovationswettbewerb INVITE (Digitale Plattform berufliche Weiterbildung) leistet das Bundesministerium für Bildung und Forschung (BMBF) einen Beitrag zur Optimierung des digitalen Weiterbildungsraums der berufsbezogenen Weiterbildung (BMBF 2022).

Praxis-Tipp Innerhalb einer Bildungsorganisation braucht es die klare Zuordnung (Person und/oder Funktion) für die Aufgabe der Lernprozessbegleitung. So könnten z. B. engagierte Mitarbeitende (aus der Verwaltung und/oder der Lehre etc.) als kontinuierliche Begleitung in internen Lern- und Arbeitsprozessen die Aufgaben anteilig übernehmen, um so einen kontinuierlichen Lernprozess innerhalb der Organisation sicherzustellen.

4.4 Rahmenbedingungen digitaler (Lehr-)Partizipation

Partizipation ist als sozialer Aushandlungsprozess in einem sachbezogenen und sachkundigen, offenen, freiwilligen und kooperativen Dialog gekennzeichnet, der als wesentliche Merkmale die Einflussnahme auf eine Entscheidung bzw. auf eine Handlung insbesondere aber das gemeinsame Verantworten des Handlungsergebnisses vereint (Kärner et al. 2023). Dazu müssen allerdings die Handelnden informiert und aktiv eingebunden werden. Zugleich benötigen sie einen entsprechenden Handlungs- und Entscheidungsfreiraum (siehe Praxis-Tipp in Abschn. 4.3). In Bildungsorganisationen lässt sich erst dann von Partizipation sprechen, wenn die Lehrenden innerhalb der Institution an den entscheidenden Entscheidungs- und Willensbildungsprozessen, welche einen Dialog zwischen Lernenden, Lehrenden und anderen internen Entscheidungsträgern beinhalten, beteiligt werden (Kärner et al. 2023). Dazu sind folgende Rahmenbedingungen notwendig:

→ **Selbstbestimmung**
- Die Lernenden können innerhalb der Bildungsorganisation eigenverantwortlich die Entscheidungen über die Gestaltung der externen Bedingungen ihres Lernens bestimmen.
- Sie können selbstständig zwischen verschiedenen Lernangeboten (für die eigene Fort- und Weiterbildung) auswählen.

- Die Lernprozessbegleitung (vgl. Abschn. 4.3) bietet bei Bedarf ihre Unterstützung an.

→ **Mitbestimmung**

- Lernende haben das Recht sich zu beteiligen und tragen Mitverantwortung bei der Auswahl und Gestaltung von externen Bedingungen des Lernens und von Lernangeboten.
- Entscheidungen werden mittels Konsensprinzip oder Mehrheitsentscheidung getroffen.

→ **Mitwirkung**

- Durch das Einbringen eigener Ideen und Interessen und durch die aktive Gestaltung der inhaltlichen und strukturellen Rahmenbedingungen des eigenen Lernens können die Lernenden in der Institution unmittelbar an Lernprozessen mitwirken (Kärner et al. 2023, S. 1059).

→ **Praxis-Tipp** Im Rahmen der Partizipation bieten sich digitale Instrumente der „Analyse, Darstellung und Interpretation von Daten aus Lehr- und Lernsettings mit dem Zweck, dass Lernende ihr Lernen unmittelbar verändern können" (FNMA 2019, S. 8) an. Learning-Analytics-Anwendungen (Learning Analytics) haben dabei das Ziel individuelle Lernprozesse von Lernenden gezielt zu verbessern. Sie ermöglichen die Interpretation von Daten und geben Empfehlungen, damit Lernende ihr Lernverhalten oder Lehrende das didaktische Setting bzw. die Lehr- und Lernsituation verbessern können (vgl. Schön et al. 2023).

4.4.1 Digitale Infrastruktur

Neben digitalen Technologien (technische Geräte inkl. Software) benötigen Bildungsorganisationen auch digitale Werkzeuge (Unterrichtsmedien, materielle und informative Lehr- und Lernhilfen) um Lernprozesse zu ermöglichen und Lernende in ihren Bedarfen individuell zu fördern (Roth et al. 2023). Zugleich sind aber auch Lernräume (z. B. digitale Lernumgebungen) für Lernende in Organisationen so

zu gestalten, dass sie die passgenauen und lernförderlichen digitalen Technologien zur Verfügung stellen und sie dadurch:

- die Lernenden motivieren, indem sie bei ihnen Erwartungen wecken, die eine gedankliche Auseinandersetzung mit dem Lerngegenstand bedingen,
- auf selbstorganisiertes Lernen abzielen, indem sie Lerninhalte angemessen aufbereiten und regelmäßige Rückmeldungen über Lernfortschritte enthalten,
- die Entwicklung von Kooperationsfähigkeit in den Fokus ihrer Ausrichtung stellen,
- soziale Interaktion (verbale Kommunikation, Exploration und Identifikation) innerhalb von sozialen Bezugsgruppen mit den jeweiligen Inhalten und Phänomenen zielgerichtet unterstützen (Roth et al. 2023, S. 27).

Dies kann bereits gelingen, wenn eine digitale Lernumgebung von Lernenden interaktiv nutzbare computerbasierte Elemente (z. B. in mobilen Anwendungen/Apps) enthält, die aus fachdidaktischer Perspektive einen essenziellen Beitrag zum gewünschten Lernerfolg liefern. In der einschlägigen Literatur und im Internet finden sich dazu weiterführend unzählige Publikationen und Webseiten, die die Notwendigkeit und die erforderlichen Schritte zur Implementierung digitaler Strukturen dokumentieren (vgl. Stöckl und Struck 2021; Kretzschmar et al. 2021; Wilmers et al. 2021; Mehner und Kauffeld 2023).

4.4.2 Digitale Prozesse

Im Hinblick auf die digitalen Anforderungen verändern sich Lernumgebungen in Bildungsorganisationen, inkl. der dazugehörigen internen Prozesse, Objekte und Ereignisse, nicht nur aus Sicht der Teilnehmenden von Bildungsmaßnahmen, sondern auch für Lehrende. Für diese ist digitales Arbeiten, in der Beratung, in der Kommunikation und im Unterricht bzw. in der Lehre, inzwischen zu einem festen Bestandteil ihres Arbeitsalltags geworden. Im Jahr 2022 beschreiben beispielsweise 97 % der

Hochschullehrenden und 83 % der Lehrenden in Schulen ihre Arbeit als in hohem oder sehr hohem Maß digitalisiert (DGB-Index 2023). Allein schon aufgrund dieser Tatsache ergibt sich die Notwendigkeit für eine übergeordnete lernpsychologisch und systemtheoretisch begründete Rahmenkonzeption für Planungsmodelle in den digitalen Prozessen zur Implementierung von digitalen Lernumgebungen. Das Instructional Design oder (auch didaktisches Design oder Instruktionsdesign) bezeichnet die systematische Planung, Entwicklung und Evaluation von Lernumgebungen und Lernsystemen (vgl. Dick und Carey 1990). Als eine einheitliche und populäre Rahmenkonzeption des didaktischen Designs bietet sich mit ADDIE (Analysis, Design, Development, Implementation, Evaluation) ein Sammelbegriff, der sich auf Prozessmodelle des Instructional Designs bezieht, die eine gemeinsame Struktur aufweisen. Die ADDIE-Rahmenkonzeption kann dabei als vielfach erprobtes Planungs- und Entwicklungsinstrument, für das zahlreiche Handreichungen und Anleitungen zur Durchführung verfügbar sind, konkretes Planungs- und Gestaltungskonzept für multimediale Lern- und Lehrumgebungen dienen (Seel und Hanke 2015; Müller und Erlemann 2022). Die adaptierte Konzeption für die Implementierung digitaler Prozesse in Bildungsorganisationen könnte demnach folgende Phasen Analyse (A), Design (D),

Development (D), Implementation (I) und Evaluation (E) beinhalten (Abb. 4.6):

→ *A – Analyse*

Hier erfolgt zunächst eine Bedarfsanalyse auf unterschiedlichen Ebenen der Anwendung eines digitalen Lehrsystems. Zudem wird eine Analyse der Zielsetzungen und angestrebten Leistungen, der Merkmale der Lernenden und der Aufgaben wie auch eine Kosten-Nutzen-Analyse des geplanten Bildungsvorhabens durchgeführt.

→ *D – Design*

Der Entwurf der Ergebnisse der Lehrmaßnahmen steht im Mittelpunkt. Die gesamte Struktur einer Lernumgebung wird skizziert (Storyboard). Die Gesamtplanung der Lehrmaßnahmen steht im Mittelpunkt (Makroplanung). Die damit verbundenen Entscheidungen, die sich auf die externen Bedingungen des Lernens (z. B. digitale Lehrmethoden, soziale Interaktionen, digitale Medien und die Organisation der Online-Umgebung) und die Erzeugung eines Prototyps beziehen, gilt es zu berücksichtigen.

→ *D – Development-Phase*

Nun steht die konkrete Realisierung der in der vorherigen Phase getroffenen Entscheidungen

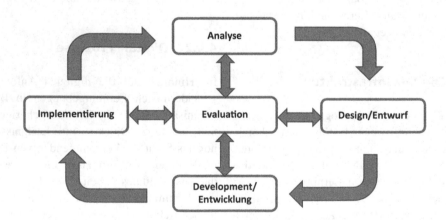

Abb. 4.6 Die Hauptphasen des didaktischen Designs ADDIE. (Eigene Erstellung in Anlehnung an Aprea 2018)

an, d. h. die Konzeption einer (online-)Bildungs-
veranstaltung und die Planung der erforderlichen Materialien sind der nächste Schritt. Zuerst wird dabei die Frage geprüft, ob bereits
vorhandene Materialien für die digitale Verwendung angepasst oder sofort verwendet werden können bzw. ob tatsächlich neue Materialien
zu entwickeln sind.

→ I – Implementierung

Im Anschluss erfolgt die konkrete Umsetzung
der geplanten digitalen Lehrmaßnahmen in
einer realen Situation. Unter kontrollierten Bedingungen und einer kritischen Prüfung der Ver-
wirklichung findet die Implementierung statt
und ist mit einer Prozessevaluation (digitales
Monitoring während der Entwicklungsphase)
verknüpft.

→ E – Evaluation

Die Evaluation fokussiert final auf die Prüfung des Erfolgs einer digitalen Lernumgebung
und der Lehrmaßnahmen. Es geht in dieser Phase darum, den Einfluss der digitalen
Lehrbedingungen auf die Zielgruppen in Abstimmung mit den entwickelten Lernzielen zu
prüfen. Vor dem Hintergrund der Prozesse und
der Ergebnisevaluation geht es zum einen um
eine prozessorientierte Bewertung der Entwicklung von digitalen Lehrangeboten und zum
anderen um die Qualitätssicherung (Müller und
Erlemann 2022, S. 42; Seel und Hanke 2015,
S. 726; Seel und Ifenthaler 2013, S. 91).

Das ADDIE-Modell erlaubt es Bildungseinrichtungen, ihre existierenden bzw. neu zu ent-
wickelnden digitalen Lernprogrammen an die
spezifischen Bedürfnisse der Lernenden und an
die aus der Bedarfsanalyse abgeleiteten Ziele
anzupassen. Es fördert eine systematische und
strukturierte Herangehensweise an die Entwicklung von digitalen Lerninhalten für eine
Vielzahl von E-Learning-Anwendungen, indem
jeder Schritt im Entwicklungsprozess der digitalen Lernprogramme sorgfältig durchdacht und
geplant wird.

4.5 Praxis-Implikationen

Wie in den vorangegangenen Kapiteln skizziert, hat die Digitalisierung auf Bildungsorganisationen erhebliche Auswirkungen und
in der Gesamtbetrachtung hängt die lang-
fristige Überlebensfähigkeit einer Bildungseinrichtung unter den Bedingungen der star-
ken Veränderungsdynamik im Aus-, Fort- und
Weiterbildungsmarkt von ihrer Lern-, Wand-
lungs- und Anpassungsfähigkeit ab. Die zunehmende Wissensdynamisierung in Folge der
voranschreitenden Digitalisierung erfordert Ent-
wicklungsschritte auf dem Weg zur einer lernenden Bildungsorganisation.

4.5.1 Handlungsfelder zur Entwicklung einer lernenden Bildungsorganisation

Für die lernende Bildungsorganisation stellt
sich in der Umsetzung die Frage: Wie wird Wissen in der Institution organisiert und wie findet
dieses Wissen in der eigenen Einrichtung statt?
Im Kontext der digitalen Reife von Bildungsorganisationen bietet das „Baustein-Modell"
von Probst et al. (aus der Mitte der 1990er
Jahre) eine gute Orientierung und Passgenauigkeit für den Erwerb, die Entwicklung, den
Transfer, der Speicherung sowie der Nutzung
von Wissen und zugleich zur Erklärung und
zur Verdeutlichung der Handhabbarkeit des digitalen Wissensmanagements. Das Modell lie-
fert durch seine einfache Struktur pragmatische
Impulse für die Institution auf dem Weg hin zu
einer lernenden Bildungsorganisation. Probst
et al. (2006) verdeutlichen dies in den folgenden acht Handlungsfeldern (zit. nach Seel und
Hanke 2015):

1) Wissensidentifikation: Erzeugen interner und
   externer Transparenz über vorhandenes Wissen
2) Wissenserwerb: Welche Fähigkeiten sind extern einzuwerben?
3) Wissensentwicklung: Aufbau neuen Wissens

4) Wissens(ver)teilung: Wissen an den richtigen Ort bringen
5) Wissensnutzung: Sicherstellung der Anwendung
6) Wissensbewahrung: Schutz vor Wissensverlusten
7) Wissensziele: Lernanstrengungen eine Richtung geben
8) Wissensbewertung: Messen des Erfolgs der Lernprozesse

Diesen Handlungsfeldern lassen sich unterschiedliche Dimensionen (inkl. Indikatoren) im Hinblick auf den exemplarischen Reifegrad der Digitalisierung einer Organisation zuordnen (Tab. 4.4). Anhand dieser Indikatoren ist es für Bildungsorganisationen möglich, passend zur jeweiligen Dimension, eigene Indexwerte zu bestimmen und diese in der Gewichtung nachfolgender Schritte einzuordnen. Wichtig ist dabei, dass sich diese Dimensionen gegenseitig beeinflussen und nicht isoliert voneinander zu betrachten sind (Egloffstein et al. 2019).

4.5.2   Praxisbeispiel „Kompetenzentwicklung von Lehrkräften"

Eine Bildungsinstitution führt im Rahmen ihrer Fort- und Weiterbildungsplanung für das kommende Jahr eine Bedarfsanalyse zu Inhalten und Kompetenzentwicklungsbedürfnissen unter ihren Lehrkräften durch. Die für gezielte Fort- und Weiterbildungsangebote notwendige Voraussetzung bildet die Kompetenzmessung, auf der dann die folgenden individuellen Lernprozesse aufbauen können. Dazu soll nun Rahmen einer Bedarfserhebung (vgl. Abschn. 4.3) für eine Gesundheitsfachschule der perspektivische Fort-und Weiterbildungsbedarf für ein digitales Lernangebot aus Sicht der Mitarbeitenden erhoben werden. Im Rahmen einer Anforderungsanalyse wird die ausgewählte Zielgruppe (hier pädagogische Lehrkräfte an einer Pflegefachschule) im Rahmen eines moderierten Präsenzworkshops in einem ersten Schritt zu notwendigen allgemeinen Kompetenzen von

Tab. 4.4 Dimensionen und Indikatoren auf dem Weg zur lernenden Bildungsorganisation. (Eigene Darstellung in Anlehnung an Egloffstein et al. 2019, S. 35)

Dimension	Indikatoren
Ausstattung und Technik	• Ausstattung mit digitalen Geräten, • Software Aktualität der Infrastruktur • Einheitliche Technik und Standards
Strategie und Führung	• Führungskräfte treiben Digitalisierung priorisiert voran • Evaluation von neuen Technologien • Demokratischer Führungsstil, • Gewährung von Gestaltungsfreiräumen
Organisation	• Ausreichende finanzielle Ressourcen • Technischer Support (intern vs. externe Dienstleister) • Zentrale Beschaffung und Wartung • Pädagogische Unterstützung
Mitarbeitende	• Wissen/Fähigkeiten im Umgang mit digitalen Technologien • Nutzung von Geräten und Diensten • Einstellungen • Weiterbildungsbereitschaft
Kultur	• Offenheit für neue Technologien • Bereitschaft für Veränderungen • offene Kommunikation • gegenseitige Unterstützung
Digitales Lehren und Lernen	• Digitale Plattformen und e-Learning-Angebote • Arbeit mit Tablets/digitalen Geräten im Unterricht • Digitale Bildung als Unterrichtsziel • Nutzung von Learning Analytics

Lehrkräften mittels Kartenabfrage befragt. Die identifizierten Kompetenzen sollen dann abschließend in einem Kompetenzprofil mit 16 Kompetenzen (4 aus jeder Kompetenzgruppe) dargestellt werden, um daraus in einem weiteren Schritt notwendige Lerninhalte und die entsprechenden (digitalen) Lernwege zu entwickeln. Insgesamt nehmen 8 Lehrkräfte an dem Präsenz-Workshop in der Einrichtung teil.

Folgende inhaltliche Fragestellung wird als einleitende Frage im Workshop formuliert:

> „Welche Kompetenzen benötigt eine Lehrkraft an einer Gesundheitsfachschule vor dem Hintergrund der aktuellen Anforderungen (fachliche Anforderungen, Anforderungen der Auszubildenden, Anforderungen der Organisation etc.)?"

Die Teilnehmenden können ihre Antworten auf Moderationskarten festhalten. Im Ergebnis werden die Karten mittels Meta-Planvisualisiert und in Ihrer Vielfalt in der Gesamtgruppe diskutiert. Dabei wird bereits vom Moderator auf eine Clusterung (ähnliche Kompetenzen werden zusammengefügt) geachtet. Während der Auswertung mit der Gruppe stellt sich die Frage: *„Was ist eine Eigenschaft und was ist eine Kompetenz?"*

Die Frage wird in die Gruppe zurückgegeben und gemeinsam erörtert. Nach ausführlicher und teilweise intensiver Diskussion hält die Gruppe auf einem Smartboard folgende Definition fest:

> „Kompetenzen sind Fähigkeiten auf Anforderungen (Probleme) adäquat zu reagieren und daraus zu lernen."

Da auf den Karten teilweise nur Verschlagwortungen vorgenommen werden, wird durch den Moderator eine weitere Sichtung und inhaltliche Strukturierung vorgenommen. Die Teilergebnisse werden nun auf mehreren Flipcharts festgehalten (beispielhaft Abb. 4.7). Im Ergebnis werden von den Teilnehmern insgesamt ca. 30 verschiedene Kompetenzen schriftlich fixiert, die für Lehrkräfte aktuell und perspektivisch von Bedeutung sind bzw. sein werden.

Im weiteren Verlauf wird den Teilnehmenden das KODEX-Kompetenzmanagementsystem vorgestellt – hier insbesondere der Kompetenz-atlas mit den Erläuterungen zur inhaltlichen Bedeutung der einzelnen Teilkompetenzen (vgl. Werner 2012; Sauter und Staudt 2016). Aufgabe für die Gruppe ist es nun einen Abgleich durchzuführen und die eingangs benannten Kompetenzformulierungen nun den Teilkompetenzen des Kompetenzatlasses zuzuordnen. Dies gelingt problemlos (23 Teilkompetenzen werden benannt).

Im Anschluss wird vom Moderator die Fragestellung zur Bearbeitung ausgegeben:

> „Wie hat sich die Gewichtung der ausgewählten Teilkompetenzen auf einer Skala verändert im Hinblick auf die Vergangenheit und welche zukünftige Gewichtung wird der Kompetenz beigemessen?"

Dies wird im Rahmen eines moderierten Fokusgruppengespräches vom Moderator auf einem Flipchart visualisiert. Der mittlere Punkt „0" ist jeweils die aktuelle Kompetenzsituation im Jahr 2023 (Abb. 4.8). Die Ergebnisse werden diskutiert, protokolliert und dienen nun der Lernprozessbegleitung für die Entwicklung der notwendigen Lerninhalte und die entsprechenden Lernwege.

In einem weiteren Schritt ist es nun Aufgabe für die Gruppe aus den erarbeiteten 23 Kompetenzzuschreibungen vor dem Hintergrund der 64 Teilkompetenzen des Kompetenzatlasses 16 strategisch wichtige Kompetenzen für eine Lehrkraft zu identifizieren. Konkret sollten die Teilnehmenden jeweils 16 Teilkompetenzen auswählen und für sich selbst reflektieren und im Anschluss daran mit der Gruppe die Bedeutung/Gewichtung zu diskutieren. Dazu werden die genannten 23 Kompetenzen mittels Punktabfrage offen auf einer Metaplanwand gewichtet, einzeln inhaltlich und perspektivisch diskutiert und im Ergebnis werden folgende Teilkompetenzen in einem Kompetenzbild für die „Lehrkraft der Zukunft" zusammengefasst (vgl. Werner 2012):

Personale Kompetenz
- Glaubwürdigkeit – Fähigkeit glaubwürdig zu handeln
- Selbstmanagement – Fähigkeit das eigene Handeln zu gestalten

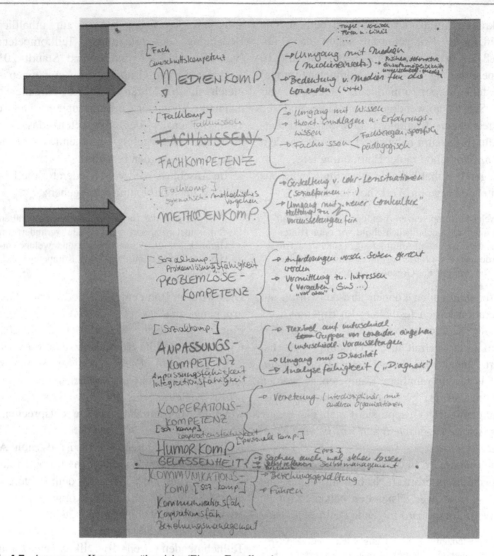

Abb. 4.7 Auszug zur Kompetenzübersicht. (Eigene Erstellung)

- Humor – Fähigkeit sich „von außen" relativierend zu betrachten
- Zuverlässigkeit – Fähigkeit zuverlässig zu handeln

Sozial-kommunikative Kompetenz
- Konfliktlösungsfähigkeit – Fähigkeit auch unter Konflikten erfolgreich zu handeln
- Kommunikationsfähigkeit – Fähigkeit mit anderen erfolgreich zu kommunizieren
- Problemlösungsfähigkeit – Fähigkeit Problemlösungen erfolgreich zu gestalten

- Sprachgewandtheit – Fähigkeit zu geschmeidigem Sprechhandeln

Fach- und Methodenkompetenz
- Fachwissen – Fähigkeit neuestes Fachwissen einbeziehend zu behandeln
- Systematisch-methodisches Vorgehen – Fähigkeit Handlungsziele systematisch-methodisch zu verfolgen
- Digitale Lehrfähigkeit – Fähigkeit Wissen und Erfahrungen anderen erfolgreich digital zu vermitteln

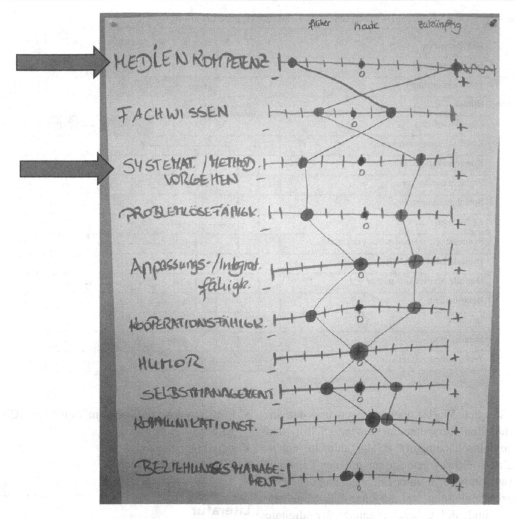

Abb. 4.8 Auszug: Skalierung der Kompetenzen im historischen Verlauf. (Eigene Erstellung)

- Digitale Medienkompetenz – Fähigkeit, digitale Medienkanäle als auch deren Inhalte zu nutzen sowie mit und in diesen Kanälen zu agieren

Aktivitäts- und Handlungskompetenz
- Belastbarkeit – Fähigkeit unter äußern und inneren Belastungen zu handeln
- Initiative – Fähigkeit Handlungen aktiv zu beginnen
- Impulsgeben – Fähigkeit anderen Handlungsanstöße zu vermitteln
- Zielorientiertes Begleiten – Fähigkeit andere auf Ziele hin zu orientieren

In einem letzten Schritt wird nun ein Zielkorridor für die ausgewählten Kompetenzen festgelegt. Dieser Sollkorridor wird jeweils von den Teilnehmenden individuell auf einem Fragebogen eingetragen. Als Rahmenbedingung gilt nur, dass die Werte mindestens 3 maximal 5 Stufen auseinanderliegen sollen. Die Werte werden anschließend gemittelt und für alle visualisiert auf ein Kompetenzraster übertragen. (Tab. 4.5) In einem weiteren Schritt besteht jetzt die Möglichkeit der Selbst- und Fremdeinschätzung, z. b. durch Kollegen/Kolleginnen, Einrichtungs- und/oder Teamleitung (Werner 2012; Werner und Staudt 2016).

Tab. 4.5 KODEX-Sollprofil – Kompetenzprofil Lehrkraft. (Eigene Erstellung)

Kompetenzen	1	2	3	4	5	6	7	8	9	10	11	12
Glaubwürdigkeit								8	---	---	11	
Selbstmanagement				4	---	---	---	8				
Humor		2	---	---	5							
Zuverlässigkeit							7	---	---	---	11	
Konfliktlösungsfähigkeit			3	---	---	---	7					
Kommunikationsfähigkeit									9	---	11	
Problemlösefähigkeit				4	---	---	7					
Sprachgewandtheit								8	---	---	11	
Fachwissen			3	---	---	---	7					
Systematisch-methodisches Vorgehen						6	---	---	9			
Digitale Lehrfähigkeit									9	---	11	
Digitale Medienkompetenz								8	---	---	11	
Belastbarkeit					5	---	---	8				
Initiative				4	---	---	---	8				
Impulsgeben							7	---	---	---	11	
Zielorientiertes Begleiten			3	---	---	---	7					

Aus den Workshopergebnissen und den in-dividuellen Kompetenzmessungen (Selbst- und Fremdeinschätzungen) erfolgt nun in einem nächsten Schritt gemeinsam mit der Personal-entwicklung (u. a. unter Einbeziehung der Lern-prozessbegleitung, vgl. Abschn. 4.3) die inhalt-liche und didaktische Planung der digitale Lernaufgaben und notwendigen digitalen Werk-zeuge.

→ **Literaturhinweis** Das „Handbuch Digitale Kompetenz" (inkl. E-Book) von Philipp Ramin aus dem Jahr 2021 bietet eine Vielzahl an kon-kreten Beiträgen aus der Praxis, die dabei hel-fen die unterschiedlichen Herangehensweisen und branchenspezifische Unterschiede zu ver-stehen und mit den eigenen Vorgehensweisen zu vergleichen. In diesem Buch haben 48 Unter-nehmen Ihre Erfahrungen und Best Practices in den Bereichen Transformation, Digitale Kom-petenz und zur Zukunft des Lernens zusammen-getragen.

- https://www.youtube.com/watch?v=4Clih-F1afSQ
- #digikompetenzbuch
- #DigikompetenzBuch

Literatur

Aprea, C. (2018). Instruktionsdesign und Unterrichts-planung. In: H. Niegemann & A. Weinberger (Hrsg.), *Lernen mit Bildungstechnologien,* (S. 1–19). Sprin-ger Reference Psychologie. DOI: https://doi.org/10.1007/978-3-662-54373-3_10-1.

Argyris, C. & Schön, D.-A. (1978). *Organizational Lear-ning: A Theory of Action Perspective.* Reading: Addi-son-Wesley.

Argyris, C. & Schön, D.-A. (1996). *Organizational Lear-ning II. Theory, Method, and Practice.* Reading: Ad-dison-Wesley.

Arnold, R. (1996). Systemlernen und Berufsbildung. In: H. Geißler (Hrsg.), *Arbeit, Lernen und Organisation* (S. 371-383). Deutscher Studien Verlag.

Arnold, R. (2012). Independent Study reloaded – An-geleitetes Selbstlernen als Widerspruch, der einen professionellen Anspruch markiert? *Wirtschaft & Erziehung, 64,* 47–53. In: R. Arnold, *Aufgelesen*

Independent Study reloaded 04/2012. (S. 1–9). Staatliches Studienseminar für das Lehramt an berufsbildenden Schulen Neuwied. https://studienseminar.rlp.de/fileadmin/user_upload/studienseminar.rlp.de/bb-nr/paed-fundst/2012/AGL-04-2012.pdf.

Arnold, R. (2015). *Weiterlernen als Lebensform – zwischen Entgrenzung und Emotionalität. Studienbrief EB0210 Erwachsenenbildung.* Technische Universität Kaiserslautern.

Arnold, R. (2018). *Wie man lehrt, ohne zu belehren. 29 Regeln für eine kluge Lehre. Das LENA-Modell.* Carl-Auer.

Baumert, J. & Kunter, M. (2006). Stichwort: Professionelle Kompetenz von Lehrkräften. *Zeitschrift für Erziehungswissenschaft, 9, Heft 4,* 469–520. DOI: https://doi.org/10.1007/s11618-006-0165-2.

Becker, F. (2016). Teamarbeit, Teampsychologie, Teamentwicklung – So führen Sie Teams! Springer.

Becker, M. (2014). *Betriebliche Weiterbildung als Strategie der Organisationsentwicklung in Unternehmen. Studienbrief EB1420 Erwachsenenbildung.* Technische Universität Kaiserslautern.

Blanc, B., Goertz, L. & Hochbauer, M. (2023). *Digitale Qualitäts-Checks von Weiterbildungsangeboten. Erfahrungen, Bedarfe und Empfehlungen. Ein Dossier im Rahmen des Innovationswettbewerbs INVITE.* Essen: mmb Institut GmbH 2023. DOI: https://doi.org/10.25656/01:26654.

BMBF (2022). *INVITE: BMBF startet "Innovationswettbewerb Digitale Plattform berufliche Weiterbildung".* https://www.qualifizierungdigital.de/qualifizierungdigital/de/service/alle-meldungen/_documents/invite-bmbf-startet-innovation-tform-berufliche-weiterbildung.html.

Bregas, J., Heberle, K. & Nagels, F. (2022). *Digitale Formate in der Personalentwicklung – Überblick und Hilfestellung für die berufliche Praxis.* Springer.

DGB-Index (2023). *Digitalisierung in Bildungsberufen – Wie bewerten Erzieher*innen, Lehrer*innen und Hochschullehrer*innen die Veränderung ihrer Arbeit?* Kompakt 03/2023.

Dick, M. (2018). Organisationales Lernen. In: F. Rauner & P. Grollmann (Hrsg.), *Handbuch der Berufsbildungsforschung* (S. 1–12). wbv.

Dick, W. & Cary, L. (1990). The Systematic Design of Instruction. Harper Collins.

Dobischat, R. & Düsseldorff, K. (2009). Personalentwicklung und Arbeitnehmer. In: R. Tippelt & A. v. Hippel (Hrsg.). *Handbuch Erwachsenenbildung/Weiterbildung* (S. 917 –938). Verlag für Sozialwissenschaften.

Dobischat, R. & Schäfer, A. (2022). Weiterbildung im Betrieb – Eine Domäne privatwirtschaftlicher Gestaltungshoheit. In: U. Bauer, U.-H. Bittlingmayer & A. Scherr (Hrsg.), *Handbuch Bildungs- und Erziehungssoziologie* (S. 857-877). Springer VS.

Dollhausen, K. (2015). Hochschule als „offener" Bildungskontext für lebenslanges Lernen? Befunde und Perspektiven für die empirische (Weiter-) Bildungsforschung. *ZfW, 38,* 333–346

Egloffstein, M., Heilig, T. & Ifenthaler, D. (2019). Entwicklung eines Reifegradmodells der Digitalisierung für Bildungsorganisationen. In: E. Wittmann, D. Frommberger & U. Weyland (Hrsg.), *Jahrbuch der berufs- und wirtschaftspädagogischen Forschung 2019* (S. 31–44). Opladen. DOI: https://doi.org/10.25656/01:18434.

Erpenbeck, J. & Sauter, W. (2010). *Kompetenzen erkennen und finden. Studienbrief EB0810. Erwachsenenbildung.* Technische Universität Kaiserslautern.

Erpenbeck, J. & Sauter, W. (2013). *So werden wir lernen! Kompetenzentwicklung in einer Welt fühlender Computer, kluger Wolken und sinnsuchender Netze.* Springer.

Erpenbeck, J. & Sauter, W. (2016). *Stoppt die Kompetenzkatastrophe! Wege in eine neue Bildungswelt.* Springer.

Feld, T.-C. & Lerch, S. (2022). Editorial – Bildung im organisationalen Wandel managen. In: Hessischer Volkshochschulverband (Hrsg.), *Hessische Blätter für Volksbildung* (S. 4–7). Zeitschrift für Erwachsenenbildung in Deutschland Ausgabe 2/2022. DOI: https://doi.org/10.3278/HBV2202W.

Feichtenbeiner, R., Mohoric, A. & Ruhland, C. (2018). *Lernen mit digitalen Medien im Betrieb. Leitfaden zur Lernprozessbegleitung für Ausbilder/innen.* f-bb online, 10/2018.

FNMA (2019). Learning Analytics: Einsatz an österreichischen Hochschulen. Graz: Forum Neue Medien in der Lehre Austria. https://www.fnma.at/publikationen/eigene-publikationen.

Franz, J. (2018). Organisationspädagogische Lehr- und Lernforschung. In: R. Tippelt & B. Schmidt-Hertha (Hrsg.), *Handbuch Bildungsforschung* (S. 1032-1052). Verlag für Sozialwissenschaften.

Gessler, M. & Sebe-Opfermann, A. (2006). Selbstorganisiertes Lernen und Lernende Organisation. In: R. Bröckermann & M. Müller-Vorbrüggen (Hrsg.), *Handbuch Personalentwicklung. Die Praxis der Personalbildung, Personalförderung, Arbeitsstrukturierung.* (S. 195–212). Schäffer-Poeschel.

Götz, T., Frenzel, A.C. & Pekrun, R. (2009). Psychologische Bildungsforschung. In: R. Tippelt & B. Schmidt, *Handbuch Bildungsforschung* (S. 71–92). Verlag für Sozialwissenschaften.

Hammann, M. (2004). Kompetenzentwicklungsmodelle – Merkmale und ihre Bedeutung. *MNU. 57/4,* 196–203.

Hasenbein, M. (2020). *Der Mensch im Fokus der digitalen Arbeitswelt- Wirtschaftspsychologische Perspektiven und Anwendungsfelder.* Springer.

Helferich, P.-S. & Pleil, T. (2019). Lebenslanges Lernen in der Digitalisierung – Veränderung als Teil der DNA eines Unternehmens. In: C.-K. Bosse & K.-J. Zink (Hrsg.). *Arbeit 4.0 im Mittelstand – Chancen und Herausforderungen des digitalen Wandels für KMU* (S. 91–104). Springer.

Kärner, T., Jüttler, M., Fritzsche, Y. & Heid, H. (2023). Partizipation in Lehr-Lern-Arrangements: Literaturreview und kritische Würdigung des Partizipationskonzepts. *Zeitschrift für Erziehungswissenschaft 26.*1053–1103. DOI: https://doi.org/10.1007/s11618-023-01171-x

Kauffeld, S. (2014). *Arbeits-, Organisations- und Personalpsychologie für Bachelor.* Springer. DOI https://doi.org/10.1007/978-3-642-42065-8_3.

Kauffeld, S., Handke, L. & Straube, J. (2016). Verteilt und doch verbunden: Virtuelle Teamarbeit. *Gr Interakt Org 47,* 43–51. DOI: https://doi.org/10.1007/s11612-016-0308-8

Keindorf, S., Kammerer, L., Kessel, Y. & Kochseder, K. (2019). *Smartboards sind keine digitale Strategie – Wie Bildungsorganisationen den digitalen Wandel gestalten können. Handreichung für die Erwachsenenbildung und Weiterbildung.* https://www.kos-qualitaet.de/wp-content/uploads/2021/08/wg_Handreichung_DigitaleStrategie_fuer_Bildungsorganisationen.pdf.

Koschorreck, J. & Gundermann, A. (2021). Die Bedeutung der Digitalisierung für das Management von Weiterbildungsorganisationen. In: A. Wilmers, M. Achenbach & C. Keller (Hrsg.). *Bildung im digitalen Wandel Organisationsentwicklung in Bildungseinrichtungen.* (S. 161-192). Waxmann.

Krainz, U. & Iwers, T.-A. (2022). Organisation und Bildung. Gr Interakt Org 53, 401-404DOI: https://doi.org/10.1007/s11612-022-00664-3.

Krapf, J. (2022). Alles wird neu, doch die Kulturentwicklung bleibt gleich – Wie entwickeln wir eine gemeinsame Kultur, wenn nicht alle vor Ort sind? *IT-Spektrum 05/2022,* 2-5.

Kretzschmar, J., Buckel, C. & Perlwitz, A. (2021). Digitalisierung: Veränderungsmanagement zwischen analogen und digitalen Welten. *Z Psychodrama Soziom, 20,* 295–310. DOI: https://doi.org/10.1007/s11620-021-00595-z

Kuper, H. & Thiel, F. (2018). Erziehungswissenschaftliche Institutionen- und Organisationsforschung. In: R. Tippelt, B. Schmidt-Hertha (Hrsg.), *Handbuch Bildungsforschung* (S. 587–606), Springer Reference Sozialwissenschaften, DOI: https://doi.org/10.1007/978-3-531-19981-8_24.

Lass-Lennecke, K. (2021). Herausgeforderte Organisationen – Wandel durch organisationales Lernen. Kohlhammer.

Mai, F. (2020). *Qualitätsmanagement in der Bildungsbranche – Ein Leitfaden für Bildungseinrichtungen und Lerndienstleister.* Springer.

Meinhard, D.-B. (2018). *Handlungsempfehlung. E-Learning – Lernen mit digitalen Medien im Betrieb.* Institut der deutschen Wirtschaft Köln. https://www.kofa.de/media/Publikationen/Handlungsempfehlungen/E-learning.pdf.

National Board for Professional Teaching Standards (2002). *What Teachers Should Know and Be Able to Do.* Arlington.

Nicolaisen, T. (2017). *Einführung in das systemische Lerncoaching.* Carl-Auer.

Mandl, H. & Winkler, K. (2012). *Wissensmanagement. Studienbrief EB1230 Erwachsenenbildung.* Technische Universität Kaiserslautern.

Mehner, L. & Kauffeld, S. (2023). Welche Faktoren machen den Unterschied? Eine Mixed Method Untersuchung zum Transfererfolg und der Wissensweitergabe nach Weiterbildungen. *Gruppe. Interaktion. Organisation. Zeitschrift für angewandte Organisationspsychologie* DOI: https://doi.org/10.1007/s11612-023-00693-6.

Müller, C. & Erlemann, J. (2022). Design von digitalen Lernangeboten mit myScripting – In: B. Standl (Hrsg.). *Digitale Lehre nachhaltig gestalten* (S. 40–49). Waxmann. DOI: https://doi.org/10.25656/01:26798.

Nerdinger, F. (2014). Organisationsentwicklung. In F. Nerdinger, G. Blickle & N. Schaper, *Arbeits- und Organisationspsychologie* (S. 159–170). Springer.

Ramin, P. (2021). *Handbuch Digitale Kompetenzentwicklung – Wie sich Unternehmen auf die digitale Zukunft vorbereiten.* Hanser.

Roth, J., Baum, M., Eilerts, K., Hornung, G. & Trefzger, T. (2023). Die Zukunft des MINT-Lernens – Herausforderungen und Lösungsansätze. In: J. Roth, M. Baum, K. Eilerts, G. Hornung & T. Trefzger (Hrsg.) *Die Zukunft des MINT-Lernens – Band 1 – Perspektiven auf (digitalen) MINT- Unterricht und Lehrkräftebildung* (S. 1–42). Springer. DOI: https://doi.org/10.1007/978-3-662-66131-4.

Sauter, W. & Staudt, A.-K. (2016). *Kompetenzmessung in der Praxis – Mitarbeiterpotenziale erfassen und analysieren.* Wiesbaden: Springer.

Schaper, N. (2014). Aus- und Weiterbildung: Konzepte der Trainingsforschung. In: F. Nerdinger, G. Blickle & N. Schaper, *Arbeits- und Organisationspsychologie* (S. 461–470). Springer.

Schmidt-Hertha, B. (2018). Bildung im Erwachsenenalter. In: R. Tippelt & B. Schmidt-Hertha (Hrsg.), *Handbuch Bildungsforschung* (S. 827-844). Verlag für Sozialwissenschaften.

Schön, S., Leitner, P., Lindner, J. & Ebner, M. (2023). Learning Analytics in Hochschulen und Künstliche Intelligenz. Eine Übersicht über Einsatzmöglichkeiten, erste Erfahrungen und Entwicklungen von KI-Anwendungen zur Unterstützung des Lernens und Lehrens. In: T. Schmohl, A. Watanabe & K. Schelling (Hrsg.), *Künstliche Intelligenz in der Hochschulbildung* (S. 27–50). transcript Verlag. DOI: https://doi.org/10.14361/9783839457696-002.

Schwehm, J. (2017). Systemisch unterrichten. Carl-Auer.

Seel, N. & Hanke, U. (2015). *Erziehungswissenschaft – Lehrbuch für Bachelor-, Master- und Lehramtsstudierende.* Springer.

Seel, N. & Ifenthaler, D. (2013). *Online-Lehren und -Lernen. Studienbrief EB0630 Erwachsenenbildung.* Technische Universität Kaiserslautern.

Senge, P.-M. (2008). *Die fünfte Disziplin: Kunst und Praxis der lernenden Organisation.* Klett-Cotta.

Stöckl, A. & Struck, O. (2021). Digitale Technik einfach gemacht. Der Einfluss betrieblicher Lerngelegenheiten auf die Nutzung digitaler Datenbanken. *Z. Arb. Wiss. 76, 10–23.* DOI: https://doi.org/10.1007/s41449-021-00250-1.

Watzka, K. (2014). *Personalmanagement für Führungskräfte – Elf zentrale Handlungsfelder.* Springer.

Werner, G. F. (2012). *Kompetenz. Band 4.* Stuttgart: Steinbeis-Edition.

Wilmers, A., Achenbach, M. & Keller, C. (Hrsg.) (2021). *Bildung im digitalen Wandel Organisationsentwicklung in Bildungseinrichtungen.* Waxmann.

Empirische Bildungsforschung als Begleitung stetiger Weiterentwicklung der Digitalisierung in der Gesundheits-und Pflegepädagogik – aktuelle Forschungsergebnisse

Ulrike Morgenstern, Hanna Schwendemann und Meggi Khan-Zvorncanin

5.1 Empirische Bildungsforschung: Aktuelle Forschungsergebnisse zur Perspektive der zukünftigen Lehrkräfte auf digitale Lehrformate an den Schulen für die Gesundheitsberufe

Ulrike Morgenstern

5.1.1 Die Perspektive von Studierenden und zukünftigen Lehrkräften, die einen pflege- oder gesundheitspädagogischen Master anstreben

Um die Lehrkräfte für ihre Lehrtätigkeit an Schulen für Gesundheitsberufe optimal zu qualifizieren, nutzen Hochschulen verstärkt hybride Lehrformate. Das bedeutet, dass Hybrid-Lehre die Präsenz- und Online-Lehre in unterschiedlicher Weise kombiniert. (Reinmann, IMPACT FREE 37 (2021)).

Andererseits haben auch berufliche Schulen hybride Lehrformate für sich entdeckt und nutzen sie als ein in die Präsenzphasen integriertes Blended Learning Konzept.

So sehen sich die zukünftigen Lehrkräfte in einer doppelten Rolle: einerseits sind sie berufsbegleitende Studierende, andererseits arbeiten sie schon an beruflichen Schulen als Lehrkräfte. Daher schauen sie einerseits aus der Perspektive Studierender mit pädagogischem Vorwissen kritisch auf die Gestaltung der Lehre an ihrer Hochschule. Andererseits müssen sie selbst den Unterricht an den beruflichen Schulen des Gesundheitswesens hybride Lehrformaten mitgestalten. Diese besondere Art des Lehrens und Lernens macht ein didaktisches Umdenken hin zu einem verstärkten selbstorganisierten Lernen notwendig. Die Herausforderung für die Lehrenden in einem hybriden Lehrformat besteht in der Steuerung Lernprozesses mithilfe von geeigneten.

digitaler Medien und Methoden. Die digitale didaktische Kompetenz und vor allem die Medienkompetenz der Lehrenden im virtuellen Lernprozess muss schrittweise aufgebaut werden. Die Lehrenden müssen über eine ausreichende Kompetenz im Umgang mit den digitalen Medien besitzen und die Bereitschaft zeigen, sich mit neuer Technologie auseinanderzusetzen (Bonse-Rohmann et al. 2015). Diese Kompetenzen umfassen u. a. auch medienpädagogische Aspekte sowie die Entwicklung des fachlichen und überfachlichen Wissens und Könnens von Einstellungen und Werthaltungen, die speziell dafür notwendig sind, um sich in einer digital geprägten Welt zu bewegen (Ortmann-Welp 2020). Eine der wichtigsten Voraussetzungen für das

G. Heringshausen et al., *Chancen und Strategien des digitalen Lehrens und Lernens in den Gesundheitsfachberufen*, https://doi.org/10.1007/978-3-662-68869-4_5

Gelingen der hybriden Lehre ist die digitale und didaktische Kompetenz der Lehrenden und Lernenden. Die selbst eingeschätzte digitale Kompetenz ist eine wichtige Voraussetzung dafür, überhaupt die Teilnahme an einem hybriden Lehrformat in Erwägung zu ziehen. Diese Kompetenz beinhaltet außerdem auch, mit einer guten Methodenkompetenz im digitalen Raum zu agieren. Für die Einschätzung der digitalen Kompetenzen steht auf der Seite der Lehrenden der Europäische Rahmen für die digitale Kompetenz von Lehrenden (DigCompEdu) als Selbsteinschätzungsinstrument zur Verfügung.

Der Kompetenzrahmen gliedert sich in drei Kompetenzbereiche: der beruflichen Kompetenz der Lehrenden, der pädagogischen und didaktischen Kompetenz der Lehrenden und der Kompetenz, die digitale Kompetenz der Lernenden zu fördern.

5.1.2 Aktuelle Herausforderungen an Schulen und Hochschulen des Gesundheitswesens

Viele beruflichen Schulen und Hochschulen des Gesundheitswesens begeben sich auf den Weg der digitalen Transformation und führen ein hybrides Lehrformate ein. (Keller et al. 2021, S. 2–5). Die große Herausforderung besteht nun in der erfolgreichen Steuerung des Lehr-Lernprozesses mit einem zielführenden Einsatz digitaler Medien und Methoden. Die einseitige Nutzung von Medien und Methoden und eine zu intensive Kontrolle des Lernprozesses durch frontale Steuerung kann bei den Lernenden zu einer Unterforderung und einem Motivationsverlust führen. Zu wenig Kontrolle des Lernpfades und auch ein ständiger Wechsel der Medien und Methoden kann ein Gefühl der Überforderung bei den Lernenden erzeugen(Keller et al. 2021, S. 7–9). Aufgrund des hohen Grades an Selbstbestimmtheit der Lernenden müssen die Lehrenden evaluieren, welche Form der Lernbegleitung durch eine Vorstrukturierung des Lernstoffes mithilfe z. B. eines Advance- Organizers sinnvoll sind, um die Motivation der Lernenden zu erhalten (Ortmann-Welp 2020). Die

große Herausforderung in einem hybriden Lehrformat besteht darin, eine gute Balance zwischen Freiraum und Kontrolle, Online- und Präsenzanteilen herzustellen sowie die online-bedingte Isolation der Teilnehmenden aufzuheben. Weitere Herausforderungen entstehen durch einen höheren Steuerungs- und Zeitaufwand in der Vorbereitung, Durchführung und Evaluation der Lehre und die aufwendige Bereitstellung der Infrastruktur und des technischen Supportes für die Hochschulen. Die Chancen der hybriden Lehre werden in der höheren örtlichen und zeitlichen Flexibilität der Gestaltung der hybriden Lehre gesehen (Ortmann-Welp 2020).

Digitales Lehren und Lernen macht noch stärker als zuvor einen konsequenten Rollenwechsel der Lehrenden von Instruierenden zu Ermöglichenden notwendig. Lehrende haben selbst unterschiedliche Lernbiografien und gehen mit einem vorgeprägten pädagogischen Rollenverständnis in den Unterricht. Sie orientieren sich reflektiert an verschiedenen Lerntheorien. Dabei ist ein grundlegendes Verständnis darüber, wie sich der Lernprozess in den Köpfen der Lernenden abbildet und wie er angeregt und unterstützt werden kann, ebenso wichtig wie die Berücksichtigung der Individualität der Lernenden in einer heterogenen Lerngruppe und der Umgang mit Störungen und Konflikten.

Ältere Lerntheorien wie Behaviorismus, Kognitivismus und Konstruktivismus können z. B. das digitale Lernen nicht ausreichend erklären, daher ist eine Orientierung an der Lerntheorie des Konnektivismus sinnvoll (Kergel & Heidkamp-Kergel 2020b). Sie stellt die besonderen Erfordernisse der Digitalisierung in Lehr-Lernprozessen in den Vordergrund. Der Konnektivismus setzt das selbstgesteuerte Lernen voraus. Das ist ein Lernen, in dem die Lernenden eine große Freiheit besitzen. Lerne entscheiden dabei selbst, welche Inhalte und Unterstützung sie benötigen und inwieweit sie sich einer digitalen Lerngemeinschaft anschließen (Kergel und Heidkamp-Kergel, 2020a). Der Konnektivismus beschreibt aus lerntheoretischer Perspektive, wie Interaktionsprozesse durch eine digitale Vernetzung möglich sind. Diese digitalen Lerngemeinschaften vernetzen sich virtuell auf unterschiedliche Lernplattformen, wobei hier der Lehrende eine initiierende, unterstützende und begleitende Rolle hat (Kergel und Heidkamp-Kergel 2020a, 2020b).

Deshalb sollten die digitale didaktische Kompetenz und die Medienkompetenz der Lehrenden schrittweise aufgebaut werden, damit sie die Lernenden im virtuellen Lernprozess gut unterstützen können. Lehrkräfte müssen in der Lage sein, die Qualität ihrer Lehre anhand der Gütekriterien guten Unterrichtes wie z. B. Transparenz, Regelklarheit, Rollenklarheit, Methodenvielfalt, intelligentes Üben und Fördern u. a. zu messen.

Auch sollten sie wissenschaftliche Erkenntnisse zur Unterrichtsforschung und die Konsequenzen, die sich für den Unterricht daraus ergeben nutzen und reflektieren (Bader und Schröder, 2005) (Bellmann, 1999; Helmke, 2007). Auf dieser Basis können sie dann den Unterricht von instruktionsorientierten, geschlossenen Lernsituationen zu selbstgesteuerten, offenen Lernsituationen entwickeln (Barnat, Bosse und Szczyrba 2021, S. 15–31; Reis 2021).

Die Lehrenden müssen eine ausreichende Kompetenz im Umgang mit den digitalen Medien besitzen und die Bereitschaft und eine positive Haltung zeigen, sich mit neuer Technologie auseinanderzusetzen (Bonse-Rohmann et al., 2015). Diese Kompetenzen umfassen auch die Mediendidaktik und -methodik sowie die Entwicklung von Einstellungen und Werthaltungen im Sinne der Medienethik und -reflexion. Diese sind notwendig, um den Unterricht mithilfe digitaler Tools zu steuern (Ortmann-Welp 2020).

Damit zukünftige Lehrkräfte, die an Hochschulen des Gesundheitswesens studieren, gut vorbereitet an die Schulen für Gesundheitsberufe gehen können, brauchen sie entsprechende Kompetenzen, um den digitalen Transformationsprozess mitzugestalten. Die Grundlagen dafür sollten in den curricularen Vorgaben spiralförmig angelegt und in Form von passenden Zielen, Inhalten, Prüfungsformaten und Kompetenzbeschreibungen in den Modulhandbüchern verortet sein (Walkenhorst und Herzig 2021).

Oft werden digitale Kompetenzen der Lehrkräfte überschätzt, weil davon ausgegangen wird, dass die Generationen Y und Z digital sozialisiert wurden (Breitenbach, 2021). Studierende aus den Gesundheits- und Pflegeberufen, die oft auf dem zweiten Bildungsweg an die Hochschulen kommen, verfügen, weil sie älter und nicht so intensiv digital sozialisiert sind, nicht immer über die notwendigen digitalen Kompetenzen (Breitenbach 2021).

Auf der Ebene der Begleitung von Lehrenden sollte die Reflexion der hybriden Lehre unbedingt um die Perspektive der Studierenden in digitalen und hybriden Formaten ergänzt werden (Hanstein und Lanig 2021). Befragungen zur Perspektive der Studierenden auf die digitale Lehre an Hochschulen wurden bislang hauptsächlich im Rahmen von Evaluationen durchgeführt. Seit Beginn der Corona-Pandemie haben diese Umfragen einen Zuwachs verzeichnen können. Erfahrungen in Forschungen zur hybriden Lehre werden erst seit dem Wintersemester 2021/2022 gesammelt, weil die Hochschulen während der Corona-Pandemie ab 2019 geschlossen waren und hauptsächlich Online–Lehre durchgeführt haben. Aktuelle Studie kommen durch qualitative Befragung von Lehrenden und Lernenden zu interessanten Ergebnissen (vgl. Barnat et al. 2021).

Um zu untersuchen, wie hybride Lehr und Lernformate akzeptiert werden, wurden 666 Studierende an der Universität Oldenburg befragt. Nur 34 % der Studierenden gaben an, die hybride Lehre für sich gut nutzen zu können. Im Ergebnis wurde die Bedeutung der wahrgenommenen Nützlichkeit für die Studierenden der hybriden Lehre hervorgehoben (Preetz, et al., 2021, S. 49–60).

Besonderes Augenmerk gilt der Hochschuldidaktik und den Maßnahmen für die optimale Gestaltung von digitalen Lern- und Lehrszenarien. Studentische Bewertungen (N = 4059) von hybriden Studienangeboten an drei Hochschulen zeigten, dass insbesondere die Konzentration auf die Lehre und die Kommunikation mit den Lehrenden einen bedeutenden Einfluss auf das Gelingen der hybriden Lehre sind. Eine große Rolle spielte auch die Transparenz hinsichtlich der Gestaltung der Selbststudienzeit (Schareck, et al.2021, S. 113–129).

An der Technischen Hochschule Köln wurden ebenfalls Lehrende und Studierende mithilfe von qualitativen.

Interviews zu hybriden Lehrformen befragt. Die Ergebnisse wurden der Hochschulleitung vorgelegt, um die Hochschulentwicklung voranzubringen. Somit können Forschungsergebnisse zu Perspektiven der Studierenden und der Lehrenden dazu beitragen, hybride Lehrformate an Hochschulen auf Mikro- und Mesoebene zu reflektieren, zu verbessern und zu etablieren (Dorfinger 2021).

Die Evaluation digitaler hybrider Lehre an Hochschulen von Höfer-Lück, Delere, Vogel und Marci-Boehncke (2021) zeigte, dass die Umsetzung konsequent hybrider Lehre bedeutet, dass Lehrende an Universitäten den Lehramtsstudierenden aktive mediale Handlungen übertragen müssen.

Kreidl und Dittler (2021) führten Kurzinterviews mit Experten aus Österreich durch und zeigten ein verändertes Stimmungsbild an Hochschulen bedingt durch die Corona Pandemie. Für die hybride Lehre in der Informationswissenschaft mussten neue Konzepte und Best Practices für Post-pandemische Lehrformate entwickelt werden (Schmunk 2021).

Für die weitere Hochschulentwicklung empfehlen Reis et al. 2021 das Thema Gestaltung der hybriden Lehre als eine besondere Form der digitalen Lehre insbesondere unter dem Aspekt der Partizipation und Teilhabe sowie der Chancengleichheit der Studierenden und deren Perspektive auf digitale Lehrszenarien verstärkt zu fokussieren (Reis 2021).

5.1.3 Die Perspektive der Lehrkräfte von Schulen für Gesundheitsberufe auf hybride Lehrformate

Um die unterschiedlichen Perspektiven von Lehrkräften an Schulen für Gesundheitsberufe auf die Hybridlehre zu explorieren, wurde im Rahmen des forschenden Lernens ein qualitativ ausgerichtetes Forschungsdesign eingesetzt (Kuckartz und Rädiker 2022).

Konkret wurden Experteninterviews mit Studierenden der Akkon- Hochschule durchgeführt. Die Studierenden zeichnen sich im Sinne der Fragestellungen durch ein Expertentum aus, wenn sie selbst über Erfahrungen der Präsenz- oder Online-Lehre hinaus Erfahrungen mit dem hybriden Format gesammelt haben. Die Ergebnisse einer Befragung von zukünftigen Lehrkräften zeigen weitreichende Veränderungen für den Lernprozess. Es besteht grundsätzlich eine Offenheit und Interesse an digital gestützten Lernformen. Die größere Flexibilität und die Wahlmöglichkeit als Studierende zwischen der Präsenzlehre und der Onlinelehre wird sehr geschätzt. Zu diskutieren ist, wie die in der Hybridlehre als gravierend erlebten Unterschiede zwischen der Präsenzgruppe und der Onlinegruppe auch mit Blick auf eine Chancengleichheit aufgefangen werden können. Dieses stellt hohe Anforderungen an die medien-didaktische Gestaltung der Lehre. Nachfolgend werden Auszüge zu den Ergebnissen entlang der folgenden Schwerpunkte dargelegt. (Morgenstern und Rustemeier-Holtwick 2022).

Welche Rolle spielen die Technischen Rahmenbedingungen und Voraussetzungen?
Eine grundlegende Voraussetzung für Studierende, sich für ein hybrides Setting entscheiden zu können, stellt die eigene technische Ausstattung dar. Gerade die Beschaffenheit des verwendeten Endgerätes ist für das Lernen bedeutsam. So limitieren die unterschiedlichen Endgeräte und die individuell genutzte Software eine vollständige Teilnahme und Kollaboration. Neben diesem Aspekt spielt die individuell zur Verfügung stehende Qualität der Internetverbindung eine erhebliche Rolle. Die synchrone Kommunikation und Softwarenutzung in der Lehrveranstaltung und der damit einhergehende Bedarf an „in Time" Rückmeldungen wird als elementar für dieses Setting beschrieben. Die Nutzbarkeit der technischen und digitalen Ressourcen hängt auch von Fähigkeit ab, damit umzugehen, der digitalen Kompetenz. Bezogen auf die Hardware der Hochschule gehen die Einschätzungen der Studierenden auseinander. So wird der Aus- und Umbau der Hochschulräume als positiv und fortschritt-

lich beschrieben. Hilfreich sind die im Raum platzierten Mikrofone sowie das Funkmikrofon für die Lehrenden allerdings zu leise. Daneben wird bemängelt, dass die Raummikrofone nicht alle Studierenden akustisch gleich gut erfassen. (Morgenstern und Rustemeier-Holtwick 2022)

Wie wichtig sind die persönlichen Voraussetzungen der Lehrenden?
Eine fehlende Sicherheit der Lehrenden im Umgang mit der Technik wird kritisiert. Wegen nicht ausreichender Nähe des Lehrenden zum Mikro wird das Gesagte von Studierenden nicht ausreichend gehört und verstanden. Teilweise funktioniert die Kamera nicht oder Lehrende haben sich ihr nicht zugewandt. In der Folge startet die Lehre verspätet, weil ein Umzug in andere Räume erforderlich wird. Die Nutzbarkeit der technischen und digitalen Ressourcen hängt von Fähigkeit ab, damit umzugehen, der digitalen Kompetenz. Die digitale Kompetenz wird als wichtigste Voraussetzung benannt, um sich für die Hybrid-Lehre entscheiden zu können. Die Ausprägung dieser Kompetenz wird als sehr unterschiedlich eingeschätzt, von sehr gut über bestehende Unsicherheiten bis hin zu der Problematisierung, dass diese digitale Kompetenz nur eingeschränkt besteht. Diese Kompetenz inkludiert zudem die Methodenkompetenz im digitalen Raum. Diese scheint nicht nur für eine optimale Teilnahme entscheidend zu sein, sondern auch um die Anforderungen der Lehrveranstaltung erfüllen zu können. Sie ist eine grundlegende Kompetenz, die in diesem Setting scheinbar vorausgesetzt wird.

Auch das erfolgreiche Bewältigen von Leistungsnachweisen ist an die digitale Kompetenz gebunden, hier z. B. die Fähigkeit, über die Tastatur ausreichend schnell eintippen zu können, und verstärkt somit die Bedeutung von Schulungen. Die Teilnahme an dem jeweiligen Lehrformat wird aufgrund unterschiedlicher Motive getroffen. Die Entfernung des eigenen Wohnortes zur Hochschule ist ein wichtiger Faktor. So scheint die Motivation, an der Präsenzlehre teilzunehmen, umso größer zu sein, je näher der eigene Wohnort zur Hoch-

schule liegt. Daneben wird die Vereinbarkeit von Beruf und Familie mit dem Studium als bedeutsamer Grund angeführt, sich online der Lehrveranstaltung zuzuschalten. Selbstdisziplin gilt als bedeutende Voraussetzung, um das Onlinesetting erfolgreich absolvieren zu können. Da das persönliche Umfeld und neben der Lehre durchgeführte Aktivitäten von der Lehre ablenken, braucht es ein hohes Maß an Konzentration und Selbstdisziplin. Ohne diese würde das Präsenz-Setting bevorzugt. Die Motivation online aufrechtzuerhalten, wird als größte Schwierigkeit bezeichnet. Die Aufnahmefähigkeit ist online deutlich geringer, als wenn Studierende den Tag in Präsenzlehre an die Hochschule verbringt. Ablenkungen entstehen durch das Handy, WhatsApp Nachrichten oder durch alltägliche Aktivitäten, wie sich einen Tee zu machen, nebenbei zu kochen. Als erschwerender Faktor werden durchgehende Vorträge seitens der Lehrenden hervorgehoben, diese sind demotivierend. Studierende müssen online viel Selbstdisziplin besitzen, um dranzubleiben. (Morgenstern & Rustemeier-Holtwick, 2022)

Wie gestaltet sich der individuelle Lernprozess in der Hybridlehre?
Präsenzlehre ist eigentlich das Optimum, was standardmäßig stattfinden sollte. Die Lernmotivation ist da, es gibt keine Ablenkung, man ist fokussierter und kann sich konzentrieren. Die Entscheidung, ob in Präsenz oder online an der Lehre teilgenommen wird, wird auch anhand des Vorlesungsthemas getroffen.

Bei sensiblen oder praktischen Themen wird die Präsenzlehre präferiert, bei theoretischen Themen oder Vorlesungen eher das digitale Format. So motiviert Simulationstraining in Präsenz dabei zu sein, weil es etwas Besonderes ist. Wenn es darum geht, miteinander zu arbeiten und auszuprobieren, ist es online schwierig.

In pädagogischen Prozessen lassen sich manche Methoden nur in Präsenz umsetzen. Will man die Themen online bearbeiten, braucht es methodische Überlegungen, welche Tools eingesetzt werden können, um alle Studierende online mitzunehmen. Hier werden das Abfrage-Tool Kahoot oder Einbinden von Spielen hervorgehoben. Sensible Themen wie die palliative Versorgung lassen sich im persönlichen Kontakt besser thematisieren.

Andererseits lassen sich sehr strukturierte Themen wie das Qualitätsmanagement sehr gut online bearbeiten. Findet die Lehre eher als Frontalunterricht statt, präferieren die Studierenden, sich von zu Hause zuzuschalten. Ein erhebliches Problem wird ein dauerhaftes vor dem PC zu sitzen beschrieben; „es hemmt und man hat das Gefühl, das einem „die Decke auf den Kopf fällt".

Als sinnvoll werden regelmäßige Pausen erachtet, gerade auch um zu vermeiden, dass sich körperliche Symptome wie Erschöpfung und Müdigkeit, Augenbrennen oder Rückenschmerzen einstellen.

Die länger andauernde Pandemie wirkt sich deutlich auf das Lernen aus. Während Studierende anfangs noch sehr motiviert waren, ist das bisweilen mittlerweile nicht mehr der Fall. Das führt auch dazu, dass das Studium weniger ernst genommen wird. Anders als in Präsenz wird online nicht mitgeschrieben. Einiges bleibt liegen und die ganzen Texte müssen nachgelesen werden. Daneben berichten Studierenden, auch im Online-Setting engagiert zu sein und strukturiert vorzugehen. So werden To-do-Listen gemacht und auch in digital vernetzten Kleingruppen recht zügig gearbeitet.

Folgende Lernstrategien im Kontext der Online-Vorlesungen wurden beschrieben:

- Werden Fragen in der Online-Veranstaltung gestellt, ist eine Strategie, das Dokument auf dem PC kurz aufzurufen und die Antwort abzulesen, es handelt sich hier nicht um nachhaltiges Wissen.
- Da Online-Veranstaltungen als nicht so intensiv erlebt werden, versuchen Studierende sich kurz vor der Veranstaltung vorzubereiten, die letzten Präsentationen und alle Notizen werden nochmals angeschaut.
- Um sich die Inhalte einzuprägen, werden Zusammenfassungen erstellt. Dabei ist kein

Unterschied zu bemerken zwischen handschriftlich erstellten Karteikarten oder eingetippten Zusammenfassungen. Es reicht in der Regel, das einmal zu machen.
- Weil man in den Online-Veranstaltungen viel vergisst oder abgelenkt ist, wird das Interesse formuliert, die Veranstaltungen aufzeichnen zu können. Es wäre schön, sich das Aufgezeichnete zu einem späteren Zeitpunkt noch mal anschauen zu können. Diese Aufzeichnungen wären hilfreich beim Nacharbeiten der Präsentationen und entsprechender Lernmaterialien und eine Unterstützung, Familie und Studium vereinbaren zu können. (Morgenstern & Rustemeier-Holtwick, 2022)

Wie arbeitet die Lerngruppe in der Hybridlehre zusammen?

Formuliert wird, dass sich die Studierenden näher waren, die sich vor der Hybridlehre besser kannten und sich Bezugssysteme innerhalb der Gruppe hauptsächlich auf bereits existierende Bezugssysteme beziehen. Zum Beispiel Teilnehmende, die sich aus dem Bachelorstudium oder aus dem Freundeskreis kennen. In der reinen Online-Lehre wird die Gruppe als entfernter und weniger bekannt wahrgenommen.

Der Austausch zwischen den Studierenden kann durch die Hybridlehre nur bedingt gefördert werden. Deutlich wird hervorgehoben, dass die Online-Studierenden sowohl von den anderen Onlineteilnehmern wie auch von den Teilnehmern in Präsenz nur wenig wahrgenommen werden.

Die Hybridlehre beeinflusst das Lernen deutlich, findet das Lernen doch in getrennten Gruppen statt. Die Beteiligung an der Lehre in Präsenz fällt leichter als online. Zudem wurde das Klima in den Online-Meeting-Räumen als einschränkend empfunden. Bei Gruppenarbeiten oder Ausarbeitungen schien es einfacher zu sein, dass sich die Gruppeneinteilung danach richtete, wer in Präsenz oder online dabei war. Während Studierende in Präsenz eifrig in den Gruppen arbeiteten, war die Zusammenarbeit in den virtuellen Gruppenräumen deutlich weniger motiviert. Die herabgesetzte Motivation wirkte insgesamt auch auf die Gruppendynamik negativ ein.

Bei optimal gestalteter Lehrveranstaltung durch die Lehrenden verläuft die Interaktion mit den Onlineteilnehmenden und in Präsenz Anwesenden gleichermaßen gut. In dem Falle haben Studierenden das Gefühl, sich einbringen zu können und erleben keinen Unterschied zwischen den beiden Gruppen.

Für Präsenz-Studierende ist die Kontaktaufnahme zu den Lehrenden viel intensiver und vereinfacht, da ein direkter Sichtkontakt besteht. Die aktive Teilnahme am Seminar ist mithilfe von Handzeichen möglich, sodass Fragen direkt gestellt werden können und der Austausch ist auch in den Pausen noch möglich. (Morgenstern & Rustemeier-Holtwick, 2022).

Welche Chancen und Barrieren ergeben sich in der Hybridlehre?
Für Online-Studierende ist es erschwert, mit den Lehrenden in den Dialog zu treten. Die Studierenden, die sich in Präsenz befinden, werden vermehrt in die Lehre eingebunden, indem deren Wortbeiträge und Rückfragen bevorzugt berücksichtigt werden. Somit treten die Rückmeldungen und Diskussionsbeiträge der Online-Studierenden in den Hintergrund. Gründe dafür sind vor allem das Zwischensprechen von Mitstudierenden, die von den Lehrenden nicht wahrgenommenen Wortmeldungen und die erschwerten Bedingungen des auf sich aufmerksam machen. Das erweckt bei den Online-Studierenden ein Gefühl von mangelnder Beachtung. Erschwerend kommt hinzu, weil Online- Studierende durch die Lehrenden nicht wahrgenommen werden, bleiben in Folge die Kameras der Online-Studierenden größtenteils ausgeschaltet. Die Interaktion mit den Lehrenden wird durch mangelnde methodisch-didaktische Gestaltung erschwert. Verstärkte frontale Lehre begrenzt die Möglichkeiten der Studiengruppe, sich mit Beiträgen einzubringen. Eine Zusammenführung beider Studiengruppen durch die Lehrenden unterbleibt teilweise. Gleich-

zeitig wird gesehen, dass die eigene Mitarbeit der Studierenden selbst die Interaktion beeinflusst. Andererseits werden auch Chancen der Hybridlehre wahrgenommen. So sehen die Studierenden die großen Vorteile in der erhöhten Flexibilität und in der Vereinbarkeit ihrer Dreifachbelastung Familienarbeit, Berufstätigkeit und Studium. (Morgenstern & Rustemeier-Holtwick, 2022).

5.1.4   Die Voraussetzungen für das Gelingen eines hybriden Lehrformates

Eine der wichtigsten Voraussetzungen für das Gelingen der hybriden Lehre ist die **digitale und didaktische Kompetenz der Lehrenden und Lernenden.** Die selbst eingeschätzte digitale Kompetenz ist eine wichtige Voraussetzung dafür, überhaupt die Teilnahme an einem hybriden Lehrformat in Erwägung zu ziehen. Diese Kompetenz beinhaltet außerdem auch **die Methodenkompetenz** im digitalen Raum zu agieren. So wie auch schon Barnat, Bosse und Szczyrba (2021) feststellten, müssen Lehrende, aber auch Studierende eine didaktische und eine digitale Kompetenz schrittweise aufbauen, damit Lehr- und Lernprozesse in Form einer hybriden Lehre gelingen (Barnat et al., 2021).

Die Entscheidungsfindung für eine Teilnahme an hybriden Lehrveranstaltungen wird erleichtert, wenn Lehrende eine ausreichende **Kompetenz im Umgang mit digitalen Medien** besitzen und auch die Bereitschaft haben, sich mit neuen Technologien auseinanderzusetzen. So wie auch schon Bonse-Rohmann et al. (2015) ausführten, braucht es die Entwicklung von Einstellung und Werterhaltung bei Lehrenden und Lernenden, die notwendig sind, um sich kompetent innerhalb der hybriden Lehre bewegen zu können (Bonse-Rohmann et al., 2015).

Gelingt dies ausgezeichnet, dann profitieren Studierende auch davon, wenn sie nur online dabei sind und müssen nicht weite Fahrtwege in Kauf nehmen, um ausschließlich in der

Präsenzlehre vom Angebot zu profitieren. Auch werden Themen und **Inhalte der Lehrveranstaltung** als bedeutend für die Entscheidung einer Teilnahme in Präsenz oder hybrider Form angesehen. Bestimmte Themen können so z. B. nur in Präsenz gut behandelt werden. Dabei handelt es sich hauptsächlich um sensible Themen wie zum Beispiel Palliativcare oder Begleitung von sterbenden Menschen. Themen, die einen **Praxistransfer** leisten müssen, motivieren, mehr präsent zu sein. Eine Onlineteilnahme an Lehrveranstaltungen wurde hauptsächlich dann gewählt, wenn es um Wissensvermittlung ging.

Dabei wurde es als außerordentlich wichtig erachtet, ausreichend **Pausenzeiten einzuhalten,** da es ansonsten zu Überlastungserscheinungen durch die lange Bildschirmarbeit kommt. Diese Aussagen unterstreichen die Ergebnisse von Ortmann-Welp (2020). Ein gutes Gemisch von praxisorientierter und wissensvermittelnder der Lehre kann dazu beitragen, dass sowohl Studierende, die online teilnehmen als auch Studierende in Präsenz von der Lehre profitieren.

Insbesondere ist eine **gute Begleitung und Mischung der Gruppen in Breake-out-Sessions** bedeutsam. Im Rahmen dieser Gruppenarbeiten haben alle Studierenden die Möglichkeit, sich auszutauschen und zu interagieren. Außerdem strukturieren solche Gruppenarbeitszeiten mit konkreten Aufgabenstellungen sehr gut die Lehre online und präsent, indem sie auch regelmäßige Pausenzeiten ermöglichen (Ortmann-Welp, 2020).

Auch die **Fähigkeit der Selbstdisziplinierung** von Seiten der Studierenden wurde als wichtig benannt, um überhaupt online an der Lehre teilnehmen zu können. Das Lernen in Präsenz wird als weniger anspruchsvoll wahrgenommen, da die Lehrenden die Lehrlernprozesse sichtbar strukturieren und steuern. Auch die sehr starke Ablenkung im häuslichen Umfeld wurde als erschwerend für eine Selbstdisziplinierung erachtet. Studierende, welche schon sehr gut selbst gesteuert lernten, bevorzugten das Online-Lehrformat, wohingegen Studierende mit einer gering ausgeprägten Fähig-

keit, selbst gesteuert zu lernen, das Lehrformat in Präsenz bevorzugten.

Diese Aussagen unterstreichen die Ergebnisse von Ortmann-Welp (2020) zum selbst gesteuerten Lernen im Rahmen von digitalen Lernangeboten. Weil die Lernenden, wenn sie online dabei sind, einen hohen **Grad an Selbstbestimmtheit** erfahren, müssen Lehrende evaluieren, welches Ausmaß an Lernbegleitung notwendig ist, um die hohe Motivation für den Lernprozess zu erhalten. Dabei kann die Lernmotivation sehr stark sinken, wenn sich Studierende über- oder unterfordert fühlen. (Ortmann-Welp, 2020).

Eine regelmäßige Rückmeldung über die Freiheitsgrade und den Bedarf an Steuerung durch den Lehrenden kann hilfreich sein, um einer über oder unter Forderung zu begegnen (Ortmann-Welp, 2020). Hybride Lehre scheint aus Sicht von Studierenden **Chancen und Barrieren** gleichermaßen zu beinhalten. Insbesondere berufstätige Studierende mit Familie profitieren sehr davon, die Möglichkeit zu haben, auch online an der Lehrveranstaltung teilzunehmen. Hier entsteht der Wunsch, dass Lehre aufgezeichnet wird, um sie zu einem späteren Zeitpunkt aufzuarbeiten. Demgegenüber steht der Wunsch nach einer Interaktion und Diskussion mit anderen Studierenden, was in Präsenz viel besser möglich ist. Studierende möchten an der Entwicklung digitaler Lehrlernangebote beteiligt werden, um ihre eigenen Vorstellungen mit einbringen zu können.(Barnat et al., 2021).

Insbesondere der **Austausch zwischen den online teilnehmenden Studierenden und den präsenten Studierenden ist** in einem hybriden Format deutlich gemindert. Auch scheint für die präsent teilnehmenden Studierenden die Lehrzeit schneller zu vergehen und sie ermüden weniger stark. Die online Teilnehmenden hingegen haben aufgrund der fehlenden Möglichkeit, sich vom Bildschirm fortzubewegen, einen Nachteil. Sie können sich schlechter konzentrieren und lassen sich leichter ablenken. Die Aussagen der Studierenden bekräftigen, dass Phasen der Onlinelehre und Präsenzlehre sinnvoll miteinander zu kombinieren sind. Dabei scheint es auch wichtig zu sein, dass Lehrkräfte dafür sorgen, dass die Regeln für den Umgang wie zum Beispiel die Kamera anzustellen und sich an Gruppenarbeiten in virtuellen Räumen zu beteiligen, eingehalten werden. (Schmunk, 2021).

Hier kommt es darauf an, für die hybride Lehre ein **Blended-Learning-Modell** zu wählen, welches möglichst viele Vorteile verbindet und Nachteile vermeidet. Ideal ist das **Flipped-Classroom-Konzept,** es scheint als Ansatz für die hybride Lehre besonders geeignet zu sein. Dieses hochschuldidaktische Konzept stellt praxisorientierte Lerninhalte und Lernaufgaben in Form von Erklärvideos oder anwendungsorientierten Aufgaben und Problemstellungen als Impuls voran. (Bredow et al., 2021).

Dieser Impuls oder die Aufgabe wird anschließend, wie Kergel und Heidkamp-Kergel (2020b) es vorschlagen, mit großen Freiheitsgraden und selbstgesteuert von den Studierenden in der Selbststudienzeit und in einem Onlineaustausch im Sinne der konnektivistischen Lerntheorie bearbeitet (Kergel & Heidkamp-Kergel, 2020b).

Die Ergebnissicherung wird in die Präsenzlehre gelegt und ermöglicht, dass alle Studierenden im Plenum in den Austausch zu den Ergebnissen kommen (Kenner & Jahn, 2016). Dabei wird dem Wunsch der Studierenden nach selbstständiger Arbeit und unter dem Aspekt der Vereinbarkeit von Berufstätigkeit, Familie und Studium gleichermaßen entsprochen, wie dem Wunsch nach Präsenz und Austausch mit den anderen Studierenden. Insgesamt wird betont, dass Hochschulen und Schulen familienfreundlicher gestaltet sein sollten.

Da eine hohe Eigenverantwortung der Studierenden im Selbst- und Zeitmanagement gefordert ist, die Aufgabenlösung während der deutlich umfangreicheren Selbstlernphase unproblematisch möglich ist und auch das Gefühl von Unzufriedenheit bei den Studierenden besteht, unvorbereitet in die Lehrveranstaltung zu kommen, bietet das Konzept Flipped-Classroom mehr Möglichkeiten der Kooperation und Kollaboration und damit signifikante Vorteile in Bezug auf lernbezogene metakognitive und affektive Aspekte (Kenner & Jahn, 2016).

5.2 Empirische Bildungsforschung: Aktuelle Forschungsergebnisse zur Perspektive der Auszubildenden auf digitale Lehrformate an den Schulen für Pflege- und Gesundheitsberufe

Hanna Schwendemann und Ulrike Morgenstern

Die Digitalisierung beeinflusst zum einen das Bildungswesen und ist im Bildungsbereich des weiteren Gegenstandsbereich von Lehr-Lernprozessen. In diesem Kontext sollen Lernende sowohl selbst digitale Medien in ihrem Alltag kompetent nutzen, damit sie im späteren Berufsleben die Voraussetzungen für eine aktive Teilhabe haben. Hier werden Fähigkeiten beschrieben, wie die Nutzung von digitalen Angeboten, beispielsweise die Suche nach Informationen im Internet oder aber die Anwendung computerbasierter Datenverarbeitungsprogramme. Hierbei ist die kritische-reflektierte Nutzung der digitalen Angebote in Hinblick auf Chancen und Nutzen für die eigene Person abzuwägen (Scheiter, 2021). Die Kultusministerkonferenz [KMK] beschreibt schon 2016 den Bildungsauftrag der Schulen und Hochschulen im Bereich der Digitalisierung. In diesem Zusammenhang sollten aktuelle bildungspolitische Leitlinien die Veränderungen der Lernprozesse thematisieren und die Nutzung digitaler Lernumgebungen innerhalb der inklusiven Bildung nutzen. Gerade im Bereich der beruflichen Bildung ist ein hohes Maß an Digitalisierung gefordert. Unterrichtsziele sollten den Erwerb von Kompetenzen zur Nutzung von digitalen Arbeitsmitteln fokussieren (KMK, 2016).

Neben den bisher beschriebenen Voraussetzungen der Lehrenden und pädagogisch-didaktischen Kompetenzen sind Kompetenzen der Lernenden gefordert. Diesbezüglich sollten aus methodisch-didaktischer Sicht digitale Kompetenzen der Lernenden gefördert werden, neben den transversalen und fachspezifischen Kompetenzen (Puni, 2017). Berufliche Schulen knüpfen ihre Bildungsprozesse an das zuvor erworbene Wissen aus dem alltäglichen Leben und den Bereichen der Allgemeinbildung im staatlichen Schulsystem. Ziel ist es, in der beruflichen Bildung Handlungskompetenzen umfassend zu erwerben. Hierbei sind digitale Kompetenzen als Querschnittsaufgaben zu sehen. Anforderungen, die in diesem Zusammenhang beachtet werden sollten, formuliert die KMF wie folgt:

- Anwendung und Einsatz von digitalen Geräten und Arbeitstechniken
- Personale berufliche Handlungsfähigkeit
- Selbstmanagement und Selbstorganisationsfähigkeit
- Internationales Denken und Handeln
- Projektorientierte Kooperationsformen
- Datenschutz und Sicherheit
- Kritischer Umgang mit digital vernetzen Medien und den Folgen der Digitalisierung für die Lebens- und Arbeitswelt. (KMK, 2016)

Es werden Empfehlungen formuliert, dass die folgenden übergreifenden Kompetenzen besonders bedeutsam im Kontext der Digitalisierung sind:

- gelingend kommunizieren können,
- kreative Lösungen finden können,
- kompetent handeln können,
- kritisch denken können sowie
- zusammenarbeiten können (KMK, 2021).

Diese beinhalten Teile der sechs Kompetenzbereiche, die die KMK (2016) als „Kompetenzen in der digitalen Welt" beschreibt (siehe Abb. 5.1).

5.2.1 Die aktuelle Gruppe der Auszubildenden – Generation Z

Am stärksten in Ausbildungseinrichtungen des Gesundheitswesens vertreten sind derzeit die Jahrgänge ab 1994 bis 2009 – auch als Generation Z bezeichnet (Ford & Moseley, 2020; Statistisches Bundesamt, 2023). Diese Jahrgänge sind in einem Zeitalter der Technologie, virtueller Kommunikation und schneller Informationsbeschaffung über digitale Medien groß geworden. Es wird beschrieben, dass sie demnach hohe Anforderungen an Möglichkeiten

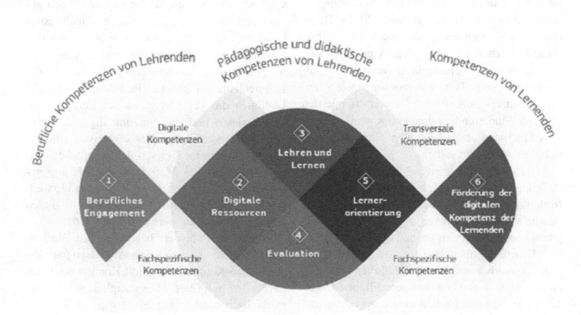

Abb. 5.1 Gebiete und Umfang des DigCompEdu (Puni Y. 2017, S. 1)

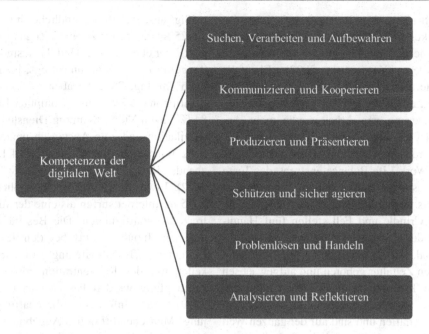

Abb. 5.2 Kompetenzen der digitalen Welt (KMK, 2016)

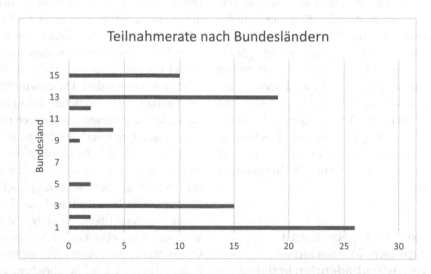

Abb. 5.3 Verteilung der teilnehmenden Bundesländer an der Befragung

der Interaktion, kollaboratives Lernen und das schnelle Erreichen von Erfolgserlebnissen haben (Witt, Onorato & Schwartzstein, 2022). Demgegenüber wird berichtet, dass sie gerne individuell lernen und die Nutzung von Technologien zu ihrem Alltag gehören. Im Kontext Lernen, nutzen sie gerne elektronische Ressourcen, um intrapersonal zu lernen und z. B. YouTube Videos werden genutzt, um neue Fähigkeiten zu erlernen (Ford & Moseley, 2020). Jedoch wird auch beschrieben, dass Lernende beispielsweise Schwierigkeiten dabei haben, wichtige aus einer ständig wachsenden Menge an Informationen herauszufiltern (Witt et al., 2022). Ebenfalls werden Herausforderungen wie z. B. eine höhere Unsicherheit im eigenen Tun, Veränderung der Priorisierung von Arbeit sowie mehr Anspruch auf Flexibilität beschrieben. Genauer betrachtet wird dargestellt, dass die Generation Z eine gute Work-Life Balance anstrebt, das Team fokussiert sowie Empowerment und Unterstützung als wichtig erachtet (McCrindle & Fell, 2019). McCrindle und Fell stellen fünf Hauptmerkmale der Generation Z heraus. Sie sind digital, global, social, mobil und visuell. Sie sind im digitalen Zeitalter geboren und aufgewachsen und haben Technologie in ihr Leben integriert. Sie können sich leicht Informationen aus dem Internet beschaffen und sind auf der ganzen Welt vernetzt. Sie unterhalten sich in einer Welt aus Videos und Bildern. Sie sind die erste globalisierte Generation, die durch die Technik verbunden ist. Durch digitale Kommunikationsmöglichkeiten sind sie 24/7 mit ihren Peers in Kontakt, beispielsweise durch soziale Netzwerke wie Instagram. Ihr soziales Netzwerk im digitalen Raum bietet die erste Informationsquelle. Sie lernen mit Videos anstatt Texten und präferieren bildliche Darstellungen (McCrindle & Fell, 2019). Überspitzt formuliert möchten sie lernen, wie spielen, nämlich kreativ, nicht-linear und bildlich (Euler, Severing & Bertelsmann Stiftung, 2019).

5.2.2 Aktuelle Ergebnisse zu digitalen Kompetenzen von Auszubildenden in der beruflichen Bildung

Euler et al. zufolge wird in der öffentlichen Diskussion davon ausgegangen, dass Jugendliche der Generation Z mit ausgeprägten digitalen Kompetenzen die Schule verlassen oder in die Ausbildung eintreten. Jedoch sind diese im internationalen Vergleich eher mittel-

mäßig ausgeprägt. Jugendliche im Alter von 12–25 Jahren haben zu 99 % Zugang zum Internet (Euler et al., 2019). Und 84 % sind täglich in ihrer Freizeit im Netz unterwegs, im Durchschnitt 3,4 h am Tag. 2022 besaßen 99 % ein Handy/Smartphone, 97 % einen Computer/Laptop und 84 % nutzen Videostreaming Dienste. Zur Kommunikation und zum Austausch nutzen Jugendliche WhatsApp, Instagram und TikTok (Feierabend, Rathgeb, Kheredmand & Glöckler, 2022). Etwa die Hälfte der Jugendlichen nennt 2015 im Internet surfen als eine der fünf Hauptfreizeitbeschäftigungen. Die Beschäftigung mit medialen Inhalten führt bei den Jugendlichen zu einem „Task-Switching" und Schwierigkeiten mit der Konzentration sowie kognitive Erschöpfung werden beschrieben (Euler et al., 2019). Zur Informationsbeschaffung nutzen junge Menschen oft online Angebote wie soziale Netzwerke, Messenger, Suchmaschinen oder Nachrichtenwebsites (Feierabend et al., 2022). Die Bewertung und Einordnung der Informationen ist nicht immer einfach (Kheredmand, 2022). 80 % der Jugendlichen haben schon mal Fake News im Internet wahrgenommen. Zwei Drittel überprüfen gelegentlich, ob Nachrichten vertrauenswürdig sind. Dabei wird überwiegend im Internet nach weiteren Informationen gesucht, die die Aussage widerlegen oder Jugendliche fragen ihre Eltern (Kheredmand, 2022).

Hinsichtlich der Nutzung digitaler Technologien zeigt sich, dass diese überwiegend in der Freizeit genutzt werden, jedoch nicht auf die berufliche Tätigkeit und das Lernen übertragen werden. Ebenfalls stehen den souveränen Nutzenden eher skeptische, vorsichtige und verunsicherte Nutzungstypen gegenüber (Euler et al., 2019). Es wird beschrieben, dass sie nur über limitierte Kompetenzen in Bezug auf digitale Technologien und ihren beruflichen Einsatz vorweisen. Somit ist Medienaffinität nicht gleichzusetzen mit Medienkompetenz (Bertelsmann Stiftung, 2020).

Die KMK stellte schon 2016 das Thema Digitalisierung in den Fokus ihrer Handlungsempfehlungen für den Unterricht in der beruflichen Bildung. Hinzukommt, dass das Bundesministerium für Gesundheit die Digitalisierung im Gesundheitsbereich durch die Telematikinfrastruktur gesetzlich verortet hat. Und die Europäische Kommission beschreibt digitale Kompetenzen als Schlüsselkompetenzen, die u. a. in der beruflichen Bildung vermittelt werden sollten. In der aktuellen Ausbildungsordnung zur generalisierten Pflegeausbildung werden Kompetenzen für angehende Pflegefachkräfte beschrieben, die im Bereich der Digitalisierung zu lokalisieren sind (Albter & Starke, 2021; Buhtz et al., 2020; Bundesministerium für Gesundheit, 2021).

Das Interesse der vorliegenden Arbeit liegt nun darin begründet, wie es um die digitalen Kompetenzen in der beruflichen Ausbildung von Lernenden in den Gesundheitsberufen bestellt ist.

5.2.3 Methodische Vorgehensweise

Studiendesign und Stichprobe
Zur Erfassung der digitalen Kompetenzen von Lernenden in der beruflichen Ausbildung zu Fachkräften im Gesundheitswesen wurde eine quantitative Befragung mithilfe eines querschnittlichen Designs gewählt. Die Befragung wurde über die Online-Plattform Tivian erstellt und mit Hilfe von online Link und QR Code verteilt.

Die Rekrutierung der Teilnehmenden erfolgte über Studierende der Gesundheits-, Medizin- und Pflegepädagogik an den Hochschulstandorten der Autor:innen. Dabei wurde der Link mit den Studierenden geteilt (n = 265) und diese dazu aufgefordert, diesen mit ihren Auszubildenden in den unterschiedlichen Bildungseinrichtungen wiederum zu teilen. Die Befragung war vier Wochen im Mai-Juni 2023 verfügbar. Der Befragung vorgeschaltet war eine Datenschutz- und Einwilligungserklärung, der die Teilnehmenden zustimmten, bevor sie die Befragung begannen. Eingeschlossen in die Befragung wurden Teilnehmende, die sich aktuell in der berufsschulischen Ausbildung zu einem Gesundheitsberuf befinden und den Geburtsjahrgängen ab 1994 angehören.
Erhebungsinstrument.
Erfasst wurden neben sozio-demografischen Daten die aktuelle Ausbildung sowie das Ausbildungsjahr, die selbsteingeschätzten Deutschkenntnisse von Nicht-Muttersprachler: innen sowie das Bundesland, in dem die Ausbildung absolviert wird.

Für die Erfassung der digitalen Kompetenzen der Auszubildenden im Lernkontext wurden bereits eingesetzte Fragebögen des Monitors für digitale Bildung der Bertelsmann Stiftung verwendet (Bertelsmann Stiftung, o. J., 2016). Fokussiert werden hier die Medientechnik, Hardware und Programme wie z. B. Smartphone, Tablet oder Lernsoftware, die in der Schule, am Arbeitsplatz oder in der Freizeit genutzt werden. Dabei können Antworten auf einer vierstufigen Likert-Skala von „nie oder fast nie" bis „jeden Tag/fast jeden Tag" angegeben werden. Ebenfalls wird die Verwendung von eigenen Smartphones im Unterricht angefragt, hier sind wiederum vier Antwortmöglichkeiten gegeben. Eine weitere Skala erfasst die Zustimmung zu ausgewählten Aussagen wie „im Unterricht sollten Handys, Smartphones oder Tablets zum Lernen erlaubt sein". Diese können auf einer vierstufigen Likert-Skala bewertet werden, von „stimme voll und ganz zu" bis „stimme ich überhaupt nicht zu", darüber hinaus kann eine „weich ich nicht" Antwort ausgewählt werden. Zusätzlich zu diesen Items wurden neun originäre Items in Anlehnung an die Ergebnisse der qualitativen Interviews von (Morgenstern & Rustemeier-Holtwick, 2022) entwickelt, die die Voraussetzungen für guten Online-Unterricht erfassen. Beispielsweise: „Unterricht mit digitalen Medien ist abhängig von den digitalen Fähigkeiten der Lehrkräfte".

Weitere Voraussetzungen für einen guten Unterricht in Bezug zu digitalen Medien werden durch den Monitors für digitale Bildung der Bertelsmann Stiftung (Bertelsmann Stiftung, o. J., 2016) abgefragt, wie „Der Unterricht sollte aus einem Mix mit Büchern, Arbeitsblättern und digitalen Medien wie PowerPoint oder dem Whiteboard bestehen." Oder „Das Angebot der digitalen Medien überfordert mich". Ein weiterer Teil der Befragung erfasst die Motivation der Teilnehmenden zum Lernen. Hier können die Antworten auf einer vierstufigen Likert-Skala gegeben werden und wiederum eine Antwortmöglichkeit „weiß nicht/kommt nicht vor" kann angegeben werden. „Welcher Unterricht macht Ihnen Spaß? Was motiviert Sie zum Lernen? Wenn Lehrkräfte einen Vortrag mit Lernvideos oder Präsentationen halten." Darüber hinaus wird erhoben, wie digitalen Medien im Unterricht bewertet werden. „Inwieweit treffen nachstehende Items zu dem Einsatz von digitalen Medien aus Ihrer Sicht zu? Der Computer- oder Tableteinsatz im Unterricht ermöglicht mir einen Zugang zu besseren Informationsquellen." Hier kann auf einer vierstufigen Likert-Skala von „trifft nicht zu – bis trifft zu" die Antwort ausgewählt werden.

Statistische Analysen

Die Stichproben der Studierenden sowie der Auszubildenden wurden auf die Teilnahmebereitschaft hin analysiert. Ebenfalls wurde betrachtet, ob es Unterschiede zwischen Personen, die die Befragung abgeschlossen haben und Abbrechenden hinsichtlich ausgewählter Merkmale wie Deutschkenntnisse oder Ausbildungsjahr sowie technischer Ausstattung kam.

Es wurden deskriptive sowie inferenzstatistische Analysen (Kreuztabellen, Qchi-Quadrat Tests, T-Tests) zur Beschreibung der Stichprobe und der selbsteingeschätzten digitalen Kompetenz, den Voraussetzungen und der Motivation der Lernenden durchgeführt. Die Auswertung erfolgte mit GNU pspp 1.4.1.

5.2.4 Ergebnisse

Am 9.5.2023 wurde eine E-Mail mit dem QR Code sowie einem Link zur Umfrage über Mail mit $n = 265$ Studierenden geteilt. Darauffolgend wurden zwei Erinnerungsmails, jeweils nach einer sowie drei Wochen versandt. Die Öffnungsquote lag bei 44 %. Bis zum Ende der Befragung wurde der Link zur Umfrage insgesamt 635 Mal angeklickt, davon haben $n = 188$ die erste Seite gesehen, $n = 150$ Personen haben an der Befragung teilgenommen und $n = 122$ haben diese auch beendet. Dabei war die Seite mit den soziodemographischen Daten (erste Seite) diejenige mit den meisten Abbrüchen. Die mittlere Bearbeitungszeit betrug etwa 12 min.

Nach der Prüfung des Einschlusskriteriums Geburtsjahr ab 1994 reduzierte sich die Stichprobe auf $n = 90$ Teilnehmende davon sind $n = 88$ Personen aktuell in einer Ausbildung zum Gesundheitsberuf. Diese Stichprobe bildet nun das Gesamtsample.

In Tab. 5.1 sind die soziodemografischen Daten der Teilnehmenden dargestellt. Etwa 70 % der Teilnehmenden gibt an, sich einem weiblichen Geschlecht zuzuordnen. Keine Person hat „divers" ausgewählt. Im Durchschnitt sind die Befragten $M = 21,9$ Jahre alt $(SD = 2,8)$. Die Mehrheit der Auszubildenden absolviert eine generalistische Pflegeausbildung (58 %). Die Teilnehmenden verteilen sich etwas gleichmäßig auf alle drei Ausbildungsjahre und für etwa 80,7 % ist Deutsch die Muttersprache. Von denjenigen, die eine nicht-deutsche Muttersprache aufweisen, beurteilen auch etwa Dreiviertel ihre Deutschkenntnisse als sehr gut/gut.

In Abb. 5.3 sind die teilnehmenden Bundesländer aufgelistet. Brandenburg, Hamburg, Hessen, Mecklenburg-Vorpommern, Rheinland-Pfalz, Sachsen-Anhalt und Thüringen haben keine Teilnehmenden zu verzeichnen. Die höchste Teilnehmerrate haben Baden-Württemberg, Sachsen und Berlin.

Legende: Baden-Württemberg (1); Bayern (2); Berlin (3); Brandenburg (4); Bremen (5); Hamburg (6); Hessen (7); Mecklenburg-Vorpommern (8); Niedersachsen (9); Nordrhein Westfalen (10); Rheinland-Pfalz (11); Saarland (12); Sachsen (13); Sachsen-Anhalt (14); Schleswig–Holstein (15); Thüringen (16).

Bei der Nutzung von Medientechnik/ Hardware oder Programme in der Schule, am Arbeitsplatz oder in der Freizeit konnten die Teilnehmenden ihre Antworten von nie/fast nie (1) bis jeden Tag/fast jeden Tag (4) auswählen.

Tab. 5.1 soziodemografische Merkmale der Stichprobe (n = 88)

Item	Gültig				Gültig		
	N	N	%		N	N	%
Geschlecht	88			**Ausbildung**	88		
Weiblich		62	70,5	Generalistische Pflegeausbildung		51	58
Männlich		26	29,5	Therapieberuf (Ergo, Physio etc.)		13	15,8
Divers		-		Erzieher: innen (Arbeits-; Jugend- und Heim-; etc.)		-	
Deutsch ist Muttersprache (ja)	88	71	80,7	Helferausbildung		-	
Deutschkenntnisse, wenn Deutsch nicht Muttersprache	16			Sonstiges		21	23,9
Sehr gut		7	43,8	ATA, MTR, OTA, Pflegefachassistenz			
Gut		5	31,3	Fehlende Werte		3	3,4
Mittelmäßig		4	25,0	**Ausbildungsjahr**	88		
Schlecht		-	-	**1. Jahr**		31	35,2
		M	SD	**2. Jahr**		29	33,3
Alter (Jahren)	88	21,9	2,8	**3. Jahr**		26	29,5
				Fehlende Werte		2	2,3

Tab. 5.2 Nutzung von Medientechnik/ Hardware oder Programmen in der Schule, am Arbeitsplatz oder in der Freizeit (n = 88)

Häufigkeit der Nutzung von Medientechnik/ Hardware oder Programme in der Schule, am Arbeitsplatz oder in der Freizeit.	M	SD	Nie bis 1-2 Mal / Monat		1-2 Mal / Woche bis täglich	
Smartphone, Handy	3,74	0,86	6	6,8	82	93,2
Tablet, PC oder Notebook	3,41	0,78	11	12,5	77	87,5
Software-Programme zur Textverarbeitung, Tabellenkalkulation und Präsentation	2,48	1,05	49	55,7	39	44,3
Lernsoftware	2,13	1,11	55	62,5	33	37,5
Lernplattformen (z. B. Teams, Moodle)	2,57	1,15	48	54,5	40	45,5
Email-Programme	3,34	0,92	14	15,9	74	84,1
Elektronische Tafeln (z.B. Smartboard)	2,11	1,24	54	61,4	34	38,6
Soziale Netzwerke	3,51	0,96	14	15,9	74	84,1

Die folgende Tabelle stellt die Mittelwerte der Antworten sowie die Standardabweichung der Teilnehmenden dar. Lediglich eine Person hat im Freitext Antworten gegeben, diese waren synonym zu den bereits benannten vorgestellten Items. Im Mittel nutzen die Auszubildenden fast täglich ein Smartphone, das Tablet/PC oder Notebook sowie E-Mail-Programme und soziale Netzwerke. Eher weniger häufig werden Lernsoftware, Programme zur Textverarbeitung, Tabellenkalkulation oder Präsentation und elektronische Tafeln genutzt.

Die Mehrheit der Teilnehmenden gibt an, dass sie ihr Smartphone im Unterricht nutzen dürfen (82,9 %), bei manchen Teilnehmenden ist die Möglichkeit der Nutzung von der jeweiligen Lehrkraft abhängig (42,0 %). Lediglich bei 4 Personen ist es streng verboten (siehe Tab. 5.3).

Darauf folgenden wurden die Teilnehmenden nach ihrer Einschätzung gefragt, wie digitale Medien im Unterricht und am Arbeitsplatz eingesetzt werden sollten. In der Tab. 5.4 werden die Items zusammengefasst dargestellt, in Zu-stimmung und Ablehnung. Die Mehrheit der Schüler:innen stimmt den Aussagen zu, dass digitale Medien sowohl im Unterricht (88,6 %) als auch am Arbeitsplatz (80,7 %) zum Lernen erlaubt sein sollten. 18,2 % stimmt jedoch auch zu, dass sie durch soziale Netzwerke abgelenkt werden. 35,2 % der Teilnehmenden gibt an, dass sie sich bei Fragen an ihre Arbeitskolleg:innen wenden können und daher das Handy nicht brauchen.

Ebenfalls werden die Ergebnisse zu den Voraussetzungen für gelingende Online-Lehre dichotomisiert ausgewiesen (Tab. 5.5). Personen, die „ich weiß nicht" angegeben haben, werden separat betrachtet. Die höchste Zustimmung

Tab. 5.3 Eigenes Handy im Unterricht erlaubt? (n = 88)

Nutzung des eigenen Smartphones / Handy im Unterricht erlaubt.	N	%
Nein, das ist in der Schule und im Unterricht verboten	4	4,5
Ja, in der Schule ist es erlaubt, aber im Unterricht verboten	10	11,4
Teils teils manche Lehrer erlauben es im Unterricht, andere nicht	37	42,0
Ja, sowohl in der Schule als auch im Unterricht ist es erlaubt	36	40,9
Fehlend	1	1,1

Tab. 5.4 Einschätzung zum Einsatz von digitalen Medien im Unterricht und am Arbeitsplatz (n = 88)

	Stimme zu		Stimme nicht zu		Weiß nicht	fehlend
	N	%	N	%	N(%)	N(%)
Im Unterricht sollten Handys etc. zum Lernen erlaubt sein	78	88,6	8	9,1	1 (1,1)	1 (1,1)
Am Arbeitsplatz sollten Handys etc. zum Lernen erlaubt sein.	71	80,7	15	17,0	1 (1,1)	1 (1,1)
Es sollte ein Verbot von digitalen Geräten in der Schule geben, da ich durch soziale Netzwerke abgelenkt werde.	16	18,2	65	73,9	6 (6,8)	1 (1,1)
Ich brauche das Handy etc. am Arbeitsplatz nicht, da ich Kolleg:innen fragen kann, wenn ich etwas wissen will	31	35,2	49	55,7	7 (8,0)	1 (1,1)

Tab. 5.5 Voraussetzungen für gelingenden Online-Unterricht (n = 88)

	Stimme zu		Stimme nicht zu		Weiß nicht	fehlend
	N	%	N	%	N(%)	N(%)
Eine gute Internetverbindung ist Voraussetzung für das Gelingen von Online-Unterricht.	85	96,6	2	2,3	-	1 (1,1)
Unterricht mit digitalen Medien ist abhängig von den digitalen Fähigkeiten der Lehrkräfte.	75	85,2	8	9,1	3 (3,4)	2 (2,3)
Online-Unterricht ist demotivierend, wenn durchgehende Vorträge von Lehrenden gehalten werden.	54	61,4	32	36,4	1 (1,1)	1 (1,1)
Für theoretische Inhalte ist Online-Lehre sehr gut geeignet.	53	60,2	30	34,1	4 (4,5)	1 (1,1)
Ich bevorzuge Präsenzlehre, wenn praktische Themen und Simulationstraining stattfinden.	82	93,2	3	3,4	2 (2,3)	1 (1,1)
Online-Lehre mit theoretischen Inhalten gelingt, wenn aktivierende Elemente, wie Umfragen oder Spiele eingesetzt werden.	72	81,8	12	13,6	3 (3,4)	1 (1,1)
Beim Online-Unterricht sind regelmäßige Pausen wichtig.	83	94,3	3	3,4	1 (1,1)	1 (1,1)
Beim Online-Unterricht ist es schwierig, mit der Lerngruppe in Kontakt zu treten.	53	60,2	30	34,1	4 (4,5)	1 (1,1)
Online-Lehrveranstaltungen sind gut in meine Mehrfachbelastung zwischen Beruf, Familie und Schule zu integrieren.	61	69,3	20	22,7	5 (5,7)	2 (2,3)

erhält das Item zur guten Internetverbindung, hier sind sich über 96,6 % sicher, dass dies zum Gelingen von Online-Unterricht beiträgt. Über 85 % der Lernenden beschreiben die Wichtigkeit von digitalen Fähigkeiten seitens der Lehrkräfte als Voraussetzung für einen gelingenden Online-Unterricht. Hierbei ist es notwendig, dass nicht nur Vorträge gehalten werden (61,4 %), sondern aktivierende Elemente mit in die Lehre einfließen, wie Umfragen oder Spiele (81,8 %). Etwa 60 % der Lernenden befürworten Online Lehre für theoretische Inhalte (59 %) und fast alle bevorzugen Präsenzlehre für praktische In-

halte (93,2 %). Etwa 95 % betonen, dass es wichtig ist, regelmäßige Pausen in den Online-Unterricht einzubauen und fast 60 % finden es schwer, mit der Lerngruppe in Kontakt zu treten, wenn Online-Lehre stattfindet. Etwa 70 % können durch Online-Lehrangebote Schule, Beruf und Familie und gut vereinbaren.

Bei der Beschreibung von Indikatoren für einen gelingenden Unterricht sind knapp 85 % der Auszubildenden der Meinung, dass ein guter Medienmix vorherrschen sollte. Ausschließlich mit digitalen Medien zu unterrichten, stimmen 70 % der Auszubildenden nicht zu. Die Moti-

Tab. 5.6 Indikatoren für einen gelingenden Unterricht (n = 88)

	Stimme zu		Stimme nicht zu		Weiß nicht	fehlend
	N	%	N	%	N(%)	N(%)
Der Unterricht sollte aus einem Mix mit Büchern, Arbeitsblättern und digitalen Medien wie PowerPoint oder dem Whiteboard bestehen.	74	84,1	12	13,6	1 (1,1)	1 (1,1)
Der Unterricht sollte nur mit digitalen Medien durchgeführt werden.	24	27,3	60	68,2	3 (3,4)	1 (1,1)
Eigene Lernvideos zu erstellen, lockert den normalen Unterricht auf.	45	51,1	32	36,4	10 (11,4)	1 (1,1)
Eigene Lernvideos zu erstellen, bedeutet nur mehr Arbeit.	49	55,7	31	35,2	6 (6,8)	2 (2,3)
Für Prüfungen lerne ich gern mit Lern-Apps oder digitalen Tests.	34	38,6	45	51,1	8 (9,1)	1 (1,1)
Lern-Apps oder digitale Tests setzen mich unter Druck.	16	18,2	56	63,6	15 (17,0)	1 (1,1)
Dank digitaler Medien kann ich mir meine Lernangebote selbst aussuchen, z.B. Videos	75	85,2	8	9,1	3 (3,4)	1 (1,1)
Das Angebot der digitalen Medien überfordert mich.	20	22,7	63	71,6	3 (3,4)	2 (2,3)
Eine anonyme Rückmeldung vom Lernprogramm finde ich besser als eine persönliche Rückmeldung der Lehrkräfte.	14	15,9	57	64,8	15 (17,0)	2 (2,3)
Lehrkräfte sollten häufiger etwas Neues mit digitalen Medien ausprobieren.	62	70,5	13	14,8	11 (12,5)	2 (2,3)
Lehrkräfte sollten im Unterricht das machen, was sie gut können, auch wenn es dann nichts mit digitalen Medien zu tun hat.	70	79,5	11	12,5	5 (5,7)	2 (2,3)
WhatsApp, Facebook etc. möchte ich nur für private Zwecke nutzen.	65	73,9	14	15,9	7 (8,0)	2 (2,3)

vation, eigene Lernvideos im Unterricht zu erstellen, empfinden etwa die Hälfte der Befragten als Auflockerung (51,1 %) und 55.7 % empfinden jedoch dadurch einen Mehraufwand. Lern-Apps werden von 38,6 % gerne zur Prüfungsvorbereitung genutzt und über 63,6 % empfinden keinen Druck durch die Nutzung von Lern-Apps. 85,2 % der Lernenden empfinden digitale Lernangebote zur Auswahl eigener Lernangebote sehr hilfreich. Jedoch 22,7 % fühlt sich durch digitale Angebote überfordert.

Im Kontext des gelingenden Unterrichts wird die Rolle der Lehrkraft differenziert betrachtet.

Zum einen befürworten etwa 64,8 % Befragten, dass die Rückmeldung auf Lernergebnisse von der Lehrkraft wertvoll ist, im Vergleich zu einer anonymen Antwort des Lernprogramms. Darüber hinaus wünschen sich 70,5 % der Befragten, dass Lehrkräfte häufiger etwas Neues mit digitalen Medien im Unterricht ausprobieren sollten. Jedoch stimmen auch 79,5 % der Aussage zu, dass Lehrkräfte vor allem Unterricht machen sollen, den sie auch können, wenn dies auch ggf. nichts mit digitalen Medien zu tun hat. Die Nutzung von sozialen Netzwerken sehen 73,9 % nur für private Zwecke als sinnvoll an.

Die Auszubildenden wurden des Weiteren dazu befragt, welcher Unterricht ihnen Spaß macht und was sie zum Lernen motiviert. Die Antworten erstrecken sich von „motiviert mich sehr" (1) bis „motiviert mich überhaupt nicht" oder „kommt nicht vor" (5). Hier wurden die Antworten wiederum dichotomisiert ausgewertet (Tab. 5.7). Zur Motivation und Freude am Lernen trägt bei, wenn Lehrkräfte ihre Vorträge mit Lernvideos oder als Präsentationen halten (85,2 %), wenn Lern-Apps oder Lernspiele (70,5 %) eingesetzt werden oder Lernende sich aus unterschiedlichen Stationen ihre Aufgaben selbst wählen können (58,0 %). Weitere Items wie das Recherchieren im Internet (52,3 %), die Verwendung von digitalen Texten (45,5 %), der Einsatz von Office-Programmen (44,3 %), die Nutzung von Lernplattformen wie Doodle (37,5 %) und das Erstellen eigener Videos (40,9 %) werden sowohl als motivierend als auch nicht motivierend eingeschätzt.

Durch den Einsatz digitaler Medien im Unterricht wird ein Zugang zu besseren Informationsquellen ermöglicht (78,4 %), diese Informationen können wirksamer vertieft und verarbeitet werden (78,4 %). Ebenfalls dienen digitale Medien dazu, auf einem individuellen Lernniveau arbeiten zu können (52,3 %), das

Tab. 5.7 Was trägt zur Motivation bei? (n = 88)

	Motiviert mich		Motiviert mich nicht		Weiß nicht	fehlend
	N	%	N	%	N(%)	N(%)
Wenn Lehrkräfte uns im Internet recherchieren lassen.	46	52,3	38	43,2	2 (2,3)	2 (2,3)
Wenn Lehrkräfte einen Vortrag mit Lernvideos oder Präsentationen halten.	75	85,2	11	12,5	-	2 (2,3)
Wenn Lehrkräfte digitale Texte z.B. PDF-Dokumente oder E-Books mitbringen.	40	45,5	38	43,2	8 (9,1)	2 (2,3)
Wenn ich selbst mit bestimmten Maschinen oder Software, z.B. Kalkulations- oder Konstruktionsprogrammen oder Office-Programmen arbeiten kann.	39	44,3	36	10,9	11 (12,5)	2 (2,3)
Wenn ich mit einem Lernmanagementsystem z.B. Doodle lernen kann.	33	37,5	26	40,9	17 (19,3)	2 (2,3)
Wenn im Unterricht Selbstlernprogramme wie Simulationen, Lern-Apps oder Lernspiele benutzt werden.	62	70,5	16	18,2	8 (9,1)	2 (2,3)
Wenn meine Klasse Webinhalte wie Videos, Webseiten oder Blogs selbst erstellt.	36	40,9	39	44,3	11 (12,5)	2 (2,3)
Wenn meine Klasse verschiedene "Stationen" mit digitalen Medien durchläuft und ich meine Aufgaben selbst wählen kann.	51	58,0	25	28,4	10 (11,4)	2 (2,3)
Wenn ich ein größeres Projekt mit digitalen Medien erstellen	47	53,4	29	33,0	10 (11,4)	2 (2,3)

Tab. 5.8 Einsatz von digitalen Medien im Unterricht (n = 88)

	Trifft zu		Trifft nicht zu		fehlend
	N	%	N	%	N(%)
Ermöglicht mir einen Zugang zu besseren Informationsquellen.	69	78,4	16	18,2	3 (3,4)
Hilft mir dabei, Informationen wirksamer zu vertiefen und zu verarbeiten.	69	78,4	16	18,2	3 (3,4)
Animiert mich zum Kopieren von Quellen.	66	75,0	20	22,7	2 (2,3)
Hilft mir dabei, auf einem meinen Lernbedürfnissen angepassten Niveau zu arbeiten.	46	52,3	40	45,5	2 (2,3)
Bedeutet, dass ich vom Lernen abgelenkt werde.	58	65,9	27	30,7	3 (3,4)
Führt im Unterricht zu organisatorischen Problemen (z. B. Wartezeiten, Raumwechsel etc.).	31	35,2	55	62,5	2(2,3)
Weckt bei mir ein größeres Interesse am Lernen.	53	60,2	32	36,4	3 (3,4)
Unterstützt uns dabei, untereinander zusammenzuarbeiten.	50	56,8	35	39,8	3 (3,4)

Interesse am Lernen zu wecken (60,2 %) und die Zusammenarbeit zu fördern (56,8 %). Hingegen beschreiben etwa 66 % der Lernenden, dass sie durch digitale Medien auch vom Lernen abgelenkt werden, Dreiviertel wird dazu animiert, Quellen zu kopieren (75 %). Lediglich in 35,2 % der Fälle werden organisatorische Probleme beschrieben.

5.2.5 Diskussion

Insgesamt verdeutlichen die Ergebnisse der Befragung von Auszubildenden im Gesundheitswesen, das die Generation Z als Auszubildendengruppe Bedürfnisse an eine digitale Lernumwelt stellt. Sie wünschen sich kreativen, methodisch vielfältigen Unterricht, der spielerische Elemente beinhaltet und vor allem individuelles Lernen ermöglicht. Dann haben sie Motivation zum Lernen. Es wird beschrieben, dass der Einsatz von digitalen Medien im Unterricht einen besseren Zugang zu Informationsquellen ermöglicht und diese wiederum wirksamer vertieft und verarbeitet werden können. Mit Hilfe von digitalen Medien können auch individuelle Lernwege eigeschlagen werden, hier werden Lern-Apps z. B. zur Prüfungsvorbereitung gerne genutzt.

Die Teilnehmenden sind sich darüber im Klaren, dass das Arbeiten mit digitalen Medien und Online-Unterricht mit Risiken verbunden ist, wie organisatorische Probleme, Ablenkung durch z. B. soziale Netzwerke und auch das Kopieren von Texten aus dem Internet. Hier wird auch das Einhalten von regelmäßigen Pausen statuiert.

Sie betonen die Wichtigkeit von Kompetenzen aufseiten der Lehrenden, Online-Unterricht und digitale Medien im Unterricht einsetzen zu können. Hier wird vor allem betont, dass theoretische Inhalte somit gut vermittelt werden können. Für praktische Inhalte bevorzugen sie Präsenzlehre. Das Arbeiten mit digitalen Medien, dem Internet und dazugehörigen Tools wird als „normal" eingeschätzt. Diese Tools führen nicht dazu, dass alle Lernenden eine höhere Motivation zeigen, am Unterricht teilzunehmen. Jedoch könnte angenommen werden, wenn digitale Medien und Endgeräte nicht eingesetzt werden, würde die Motivation abnehmenden am Unterricht teilzunehmen.

Führen wir nun die Ergebnisse aus den unterschiedlichen Befragungsbereichen zusammen.

Damit hybride Lehrangebote gelingen, sind regelmäßige Schulungen der didaktischen und digitalen Kompetenz bei Lehrenden und Lernenden nötig. Die Entwicklung einer positiven Haltung bei Lehrenden und Lernenden gegenüber digitalen Lehrformen ist notwendig, um sich kompetent im Rahmen der hybriden Lehre bewegen zu können.

Gerade für Studierende in einem Pädagogikstudium ist es notwendig, die digitalen Kompetenzen für den späteren Beruf als Lehrende im Gesundheitswesen im Studium aufzubauen. Für die Studierenden ist aber auch die Vereinbarkeit von Beruf und Familie, Planungssicherheit, Mitbestimmung und Vernetzung wesentlich.

Ein wichtiger Punkt ist die Auswahl des didaktischen Konzeptes der hybriden Lehre. Aus Perspektive der Studierenden wird ein Wechsel zwischen Online- und Präsenzphasen favorisiert, um die Vor- und Nachteile der hybriden Lehre ausgewogen zu halten.

Das Flipped-Classroom-Konzept ist besonders gut geeignet, um die Selbststudienzeit sinnvoll zu gestalten und die Studierenden gut auf die Lehrveranstaltung vorzubereiten, indem Wissensvermittlung und anwendungsorientierte Aufgaben sinnvoll miteinander verbunden werden und den Studierenden mehr Selbstverantwortung, kollaborative Zusammenarbeit und damit signifikante Vorteile in Bezug auf lernbezogene metakognitive und affektive Aspekte geboten werden. (Morgenstern & Rustemeier-Holtwick, 2022). Die Digitalisierung ist unumgänglich. Sie wird von der Regierung gefordert, ist größtenteils durch das Telematikinfrasturkturgesetz festgelegt und sollte demnach auch in die Lehrpläne und Curricula der Gesundheitsberufe integriert werden. Die Voraussetzungen aufseiten der Lernenden sind vorhanden und bieten eine gute Grundlage für weitere Arbeiten. Das Lehren und Lernen mit digitalen Medien fußt auf einer guten Basis und sollte durch die Kompetenzen der Lehrkräfte weiter in die Ausbildungseinrichtungen getragen werden. Hierzu sollten Fort- und Weiterbildungen sowie Lehrkonzepte für Lehrkräfte entwickelt werden, die diese Kompetenzen fördern und ausbauen.

5.3 Empirische Bildungsforschung: Aktuelle Forschungsergebnisse: Der Prozess digitaler Hochschulentwicklung aus der Perspektive von Lehrenden

Meggi Khan-Zvornčanin und Ulrike Morgenstern

5.3.1 Einleitung

Die digitale Transformation hat die Hochschulen erreicht. Zwar sind Digitalisierung und E-Learning an Hochschulen nichts Neues. Seit der Corona Pandemie werden digitale Lehr-, Kommunikations- und Kollaborationsformate jedoch auf allen Ebenen des Hochschulbetriebes (Lehre, Forschung, Administration) und regional flächendeckend erprobt. Es haben sich verschiedene Möglichkeiten zur flexibleren Gestaltung des Studienangebotes entwickelt. Damit haben sich auch die Rahmenbedingungen eines Hochschulstudiums nachhaltig verändert. Um hieraus resultierende Chancen ergreifen und mitgestalten zu können, wird auch in Zukunft eine kontinuierliche (Weiter-)Entwicklung passgenauer Strategien und Konzepte digitaler Hochschulentwicklung notwendig sein. (Strayer, 2012).

Hierbei müssen Hochschulleitung, Hochschullehrende, Lehrkoordination, IT-Support und andere Hochschulmitarbeitende eng zusammenarbeiten. In besonderer Verantwortung sind jedoch die Hochschullehrerenden, welche die digitalen Lehrformate entwickeln, vorbereiten, durchführen und evaluieren, denn sie sind diejenigen, die mit ihrem Expertentum im Fokus stehen, wenn es um die Gestaltung der digitalen Lehre geht (Deimann, 2021).

Einer quantitativen Studie zufolge ist fast die Hälfte der Hochschullehrenden für digitale Szenarien offen. Dagegen wünscht sich der übrige Teil, dass die Lehre wieder ausschließlich in Präsenz stattfindet Betrachtet man die veränderten Bedingungen der Hochschullehre aus Sicht der Lehrenden, zeigen sich Vor- und Nachteile. Als einen großen Vorteil der digitalen Lehre sehen sie z. B. die Möglichkeit, neue didaktische Ansätze und Methoden durch digitale Tools erproben zu können. Andererseits scheint es problematisch zu sein, geeignete didaktische Ansätze für die digitale Gestaltung der Hochschullehre zu finden. Als besondere Herausforderung empfinden Lehrende fehlende oder unzureichende Interaktionsmöglichkeiten mit Onlinestudierenden. Letzteres ist auch ein zentraler Befund einer qualitativen, bisher unveröffentlichten Studie der Autorinnen. In diesem Artikel werden erste Ergebnisse daraus vorgestellt, gefolgt von Handlungsempfehlungen, die auf dieser empirischen Grundlage abgeleitet wurden. (Jadin, Prinz, Kovacs, Wetzelhütter & Rami, 2022).

Die Studie setzt an der bisher noch unzureichend beforschten Frage an, wie Hochschulehrende spezifische digitale Transformationsprozessen erleben und bewerten. Die Relevanz einer solchen Forschungsperspektive ist besonders hoch, wenn es um die Entwicklung und Implementierung eines digitalen Lehrkonzeptes geht. Schließlich kann eine strategische Veränderung bestehender Praxis nur dann gelingen, wenn diese anschlussfähig an die Erfahrungen und Orientierungen derjenigen ist, die diese Veränderungen mitgestalten und praktisch umsetzen sollen.

Im folgenden Abschnitt werden Auszüge der qualitativen Studie zur Perspektive von Hochschullehrenden auf die Entwicklung eines passenden und optimalen digitalen Lehrkonzepts vorgestellt. Im Zuge einer fallvergleichenden Analyse wird sichtbar, dass sich der Blick der Hochschullehrenden auf die digitale Lehre im Prozess der stetigen Weiterentwicklung stärker weitet und eine Annäherung an die notwendigen Veränderungen der Hochschullehre

gekoppelt mit einer zunehmenden Akzeptanz der bisher üblichen Präsenzlehre hin zur Hybrid- und Onlinelehre stattfindet. Mit dem Begriff „Hybridlehre" ist hier ein Lehrformat der Gleichzeitigkeit von Präsenz- und Onlinelehre gemeint.

5.3.2   Methodik

An einer Hochschule des Gesundheitswesens wurden in den Wintersemestern 2021/22 und 2022/23 selbstgesteuerte Fokusgruppendiskussionen mit Hochschullehrenden aufgezeichnet und transkribiert. Die Transkripte wurden in Orientierung am Ablauf der inhaltlich strukturierenden qualitativen Inhaltsanalyse nach Kuckartz (Kuckartz & Rädiker, 2022, S. 82–132) fallvergleichend anhand von induktiv gebildeten Kategorien ausgewertet.

5.3.3   Ergebnisse der fallvergleichenden Auswertung der Fokusgruppen

Die fallvergleichende Analyse beleuchtet die Bandbreite an Perspektiven und Orientierung. Im nächsten Abschnitt wird dargestellt, welche Ober- und Unterthemen in beiden Fokusgruppen aufgeworfen und wie diese diskutiert wurden.

Wie gelingt die Steuerung der Lerngruppe Präsenz versus online oder hybrid durch Hochschullehrende?

Einigkeit besteht in beiden Fokusgruppen, dass sich durch die digitale Lehre einerseits neue didaktische Möglichkeiten, persönliche Freiheiten (mobiles Lehren und Lernen) und wirtschaftliche Vorteile eröffnen, während andererseits neue Herausforderungen zu bewältigen sind. Hierzu gehören vor allem offene Fragen der Organisation und der didaktischen Umsetzung des hybriden Lehrformates. Problematisiert wird in beiden Gruppen, dass das mit dem Hybridformat verfolgte Ziel, allen Studierenden gleichermaßen gerecht zu werden, in der Praxis schwer einzulösen ist.

Und wenn die Botschaft heißt, wir richten unseren Unterricht oder unsere Seminare so ein, dass wir beide Gruppen gleich bedienen, das ist ja ein viel größerer Aufwand. Ich finde Onlinelehre einfach, ich finde Präsenzlehre einfach und Hybridlehre finde ich wahnsinnig schwierig. (FG 2, Z. 190–194).

Das genannte Zitat verweist exemplarisch auf das in beiden Gruppen thematisierte Erleben der Lehrenden, den eigenen Ansprüchen an gute Lehre im Hybridformat weniger gerecht werden zu können, als dies im reinen Präsenz- oder Onlineformat der Fall ist. In diesem Kontext wird mehrfach auch das Thema „Lehrbeauftragte" aufgeworfen. Attraktiv für Lehrbeauftragte ist den Erfahrungen der Befragten zufolge das Angebot reiner Onlinelehre oder reiner Präsenzlehre, weil in diesen Formaten die Aktivierung der Studierenden gegenüber dem hybriden Format eher gelingt und in didaktisch-methodischer Hinsicht weniger herausfordernd ist. Hybridlehre erweist sich dagegen häufiger als eine frustrierende Erfahrung für die Lehrbeauftragten:

Ich habe schon […] fünf oder sechs Lehrbeauftragte so verärgert und frustriert erlebt. Das sind alles hoch qualifizierte Leute […]. Die sagen dann: „Ja, wir waren da. Es waren zwei [Studierende] vor Ort, online waren so fünf, aber auch ohne Kamera. Auf Fragen haben die nicht reagiert. Unser Konzept hat nicht funktioniert (FG 1 Z 269–275).

In beiden Fokusgruppen dokumentiert sich das positive Bestreben, Lehrbeauftragte an der Hochschule zu halten, indem die Rahmenbedingungen digitaler Lehre so organisiert werden, dass diese für die Lehrbeauftragten möglichst attraktiv oder so wenig belastend wie möglich sind.

Einen Ausweg aus dem erlebten Dilemma, dem eigenen Anspruch an gute Lehre in dem Hybridformat nicht gerecht werden zu können, sehen die Diskutierenden in beiden Gruppen darin, dieses Lehrformat weiterzuentwickeln. Während in FG 1 übereinstimmend ein Wechselmodell favorisiert wird, bei dem sich reine Onlinephasen mit reinen Präsenzphasen abwechseln, setzt FG 2 stärker auf die Erweiterung digita-

ler Kompetenzen, um den Unterricht souveräner durchführen und attraktiver gestalten zu können.

Wir stehen jetzt halt an einer neuen Wende und jetzt werden halt neue Techniken kommen. Also ich würde jetzt nicht sagen, dass man nicht darüber nachdenken kann […], auch die Rahmenbedingungen ein Stück weit zu verändern. Aber […] ich glaube, […], dass sich einfach die Form des Unterrichts verändern wird in den nächsten Jahren. So, und […] wenn wir da nicht mitmachen, werden wir einfach schlechtes Feedback bekommen. Also dann werden die Studierenden halt nicht kommen oder die werden sagen, das macht mir keinen Spaß (FG 2 Z. 100–110).

Wie wird die Medien- und Methodenkompetenz der Hochschullehrenden eingeschätzt?

Wichtig ist den Befragten, dass hauptamtlich Lehrende ebenso wie Lehrbeauftragte Angebote und Möglichkeiten bekommen, die eigenen Kompetenzen in Bezug auf die digitale Lehre zu entwickeln und auszubauen. Diese Kompetenzen sind insbesondere bei den Lehrbeauftragten sehr unterschiedlich ausgeprägt. Während einige sich mit der digitalen Lehre überfordert fühlen und am Gewohnten festhalten wollen, haben sich andere digitale Kompetenzen bereits in Eigeninitiative angeeignet und nehmen Fortbildungsmöglichkeiten gerne an. Mittelfristig, so sind sich alle einig, werden sich die Lehrbeauftragten ebenso wie die hauptamtlich Lehrenden digitale Kompetenzen aneignen müssen, um auf dem Bildungsmarkt weiterhin konkurrenzfähig zu sein. Hierdurch kommt dem Thema eine Dringlichkeit zu, was einigen als positive Herausforderung und Chance zum Wachstum erleben.

Ich bin […] begeistert, wie viel möglich ist. Am Anfang war mir ganz mulmig und ich dachte, das funktioniert nicht […], wie soll das gehen? Dann habe ich mich aber in verschiedenen Fortbildungen vom [Anbietername] vor allem versucht, fit zu machen mit Padlet und Oncoo und PINGO und Kahoot und all das, und das hat super funktioniert. Das will ich auch nicht mehr missen.(FG 1 Z. 949–953).

Andere geraten dagegen eher unter Druck und können Gefahr laufen zu resignieren.

Sobald ich umschalte auf irgendwie ein anderes Tool als Big Blue Button, habe ich meist auch ein Problem, wieder in […] Big Blue Button zurückzukommen […]. Dann habe ich Tonschwierigkeiten oder sonst was für Schwierigkeiten. Da denke ich, das ist mir so was von peinlich. Dann lasse ich es lieber. (FG 2 Z. 356–360).

Wie nutzen Hochschullehrende einen digitalen Methodenkoffer mit den entsprechenden Tools?
In Bezug auf den digitalen Medienkoffer und Tools verfügen die beiden Fokusgruppen über differierende Erfahrungshintergründe. Während FG 2 zum Erhebungszeitpunkt gerade gemeinsam eine interne Fortbildung zu diesem Thema absolviert hat, verfügt FG 1 nicht über eine solche Erfahrungsbasis. Vielmehr verlagert sich die Diskussion inhaltlich wieder zum Ausgangsthema, nämlich der Frage, wie digitale Lehre in Form eines Wechselmodells mit reinen Online- und Präsenzphasen an der Hochschule zu realisieren wäre. Ganz anders verläuft dagegen FG 2. Hier entspinnt sich eine lebhafte und teilweise kontroverse Diskussion über Anwendungsmöglichkeiten und Grenzen des Einsatzes digitaler Tools für die Online- und Hybridlehre. Gegen Ende der Diskussionsphase zeigen die Teilnehmenden ein starkes Interesse, den begonnenen Lern- und Reflexionsprozess in naher Zukunft weiter fortzuführen. Dies verweist auf einen erlebten Mehrwert durch die Gruppenprozesse gegenüber individueller Fortbildung.

Wie gestaltet sich Chancengleichheit und Partizipation aus Sicht der Hochschullehrenden?
In beiden Fokusgruppen wird die digitale Lehre als Chance wahrgenommen, für einen größeren Teilnehmerkreis besser erreichbar zu sein. Zugleich können hiermit neue Exklusionsmechanismen wirksam werden. Während in FG 2 diesbezüglich vor allem fehlende digitale Kompetenzen und unzureichende Endgeräte the-

matisiert werden, erachten die Diskutierenden in FG 1 auch den Mangel an sozialem Austausch („ein Studium ist ein soziales Ereignis") und an Vernetzungsmöglichkeiten als nachteilig insbesondere für weniger leistungsstarke Studierende.

Gleichzeitig ist natürlich auch die Herausforderung, dass wir davon ausgehen, dass Erwachsene selbstbestimmt entscheiden, wo, wann, wie und mit wem sie lernen wollen und das ist natürlich ein Problem. Also, ich finde es nicht positiv, wenn Studierende sagen: „Ja, ich bin zugeschaltet, aber ich arbeite gerade. Ich kann mich nicht beteiligen." Ich glaube, dass das nicht viel bringt. Und gleichzeitig entscheiden sie, dass sie es so machen. Und das ist die Herausforderung. (FG 1 Z. 536–542).

Der Blick auf Hochschulentwicklungsstruktur und Lehrorganisation durch Hochschullehrende
In beiden Fokusgruppen werden Fragen der Organisation digitaler Lehre konträr diskutiert. Bei der Gegenüberstellung der verschiedenen Perspektiven ist jedoch zu beachten, dass die Erhebungszeitpunkte beider Gruppen neun Monate auseinanderliegen. Zu berücksichtigen ist weiterhin, dass in der Zwischenzeit vielfältige Diskussions- und Entscheidungsprozesse bezüglich der Hochschulentwicklung erfolgten. Während FG 1 ein Wechselmodell diskutiert, bei dem reine Präsenz- und Onlinephasen aufeinanderfolgen, hat sich zum Erhebungszeitpunkt von FG 2 das hybride Modell auf der Grundlage von Hochschulstrukturentscheidungsprozessen schon eher durchgesetzt.

Auf der Grundlage der Studienergebnisse wurden Handlungsempfehlungen abgeleitet, die im folgenden Abschnitt dargestellt werden.

5.3.4 Handlungsempfehlungen

Die Gestaltung der hybriden Lehre sollte in einem weiteren Prozess der Qualitätsentwicklung in Form eines offenen Formates und auch studiengangspezifisch an die jeweiligen Bedürfnisse der Voll- und Teilzeitstudierenden angepasst weiterentwickelt werden. Dabei sollte die Perspektive der Studierenden unbedingt miteinbezogen werden. Es gilt, das digitale Lehrformat in verschiedenen Variationen weiterzuentwickeln nicht zuletzt deshalb, weil in verschiedenen Variationen die Aktivierung der Studierenden eher gelingt und die Lehre in didaktisch-methodischer Hinsicht weniger herausfordernd für externe Lehrbeauftragte ist. Wichtig wäre ebenfalls, gemeinsam zu überlegen, wie das digitale Lehrkonzept weiterhin als echter Beteiligungsprozess organisiert werden kann z. B. als Community of Practice. Der laufende Lern- und Reflexionsprozess sollte in naher Zukunft weiter fortgeführt werden, wobei fortlaufend neue Perspektiven und Erfahrungen auch aller Mitarbeitenden der Hochschule einbezogen werden sollten.

Folgende Thesen können für das Fazit formuliert werden:

- Ideal wäre es, eine positive Haltung bei den Lehrenden und Studierenden zu entwickeln, um der digitalen Transformation und den damit einhergehenden Veränderungen von Rahmenbedingungen der Hochschullehre eine Chance zu geben und Herausforderungen anzunehmen.
- Zentral ist die Frage wie es gelingen kann, Studierende dafür zu begeistern, zur Präsenzlehre an die Hochschule zu kommen und wie man es schaffen kann, die Präsenzgruppe und die Onlinegruppe in einem hybriden Lehrformat gleichermaßen in die Interaktion einzubeziehen.
- Die Verantwortung für eine interaktive Seminargestaltung liegt vor allem bei den Lehrenden. Dennoch könnte punktuell auch mehr Verantwortung an die Studierenden gegeben werden, beispielsweise um Präsenz- und Onlineveranstaltungen mit zu entwickeln und mitzugestalten. (z. B. Exkursionen, jeder Studiengang müsste hierzu selbst etwas Passendes entwickeln).
- Externe Lehrbeauftragte und auch Studierende sollten ebenfalls in die Entwicklung des neuen digitalen Lehrkonzeptes mit einbezogen werden.

- Hybride Lehre braucht zwar Verbindlichkeit, Verlässlichkeit, Planbarkeit, Studiengruppenbezogenheit und einen differenzierten Blick auf die unterschiedlichen Bedarfe der Studiengänge, aber vor allem auch Flexibilität.
- Mit der digitalen Lehre eröffnen sich neue didaktische Möglichkeiten und Freiheiten im Rahmen des mobilen Lehrens und Lernens.
- Es gilt vor allem weiterhin Methodenkompetenzen für die digitale Lehre bei allen auszubauen und zu erweitern.

Um die hybride Lehre in der Zukunft erfolgreich umzusetzen, ist es notwendig, Prozesse digitaler Hochschulentwicklung weiter aufmerksam zu begleiten und zu beforschen.

5.4 Implikationen für die Praxis

Die folgenden Handlungsempfehlungen zur Gestaltung und Optimierung eines digitalen Unterrichts- und Lehrangebotes können ausgesprochen werden.

Empfehlungen zur Gestaltung und Optimierung des digitalen Unterrichts- und Lehrangebotes:

- Den Lernenden sollte ein kreatives, methodisch vielfältiges Unterrichtsangebot gemacht werden, welches spielerische Elemente beinhaltet und vor allem individuelles Lernen ermöglicht.
- Die Lehrenden und Lernenden benötigen gute didaktische, technische und kommunikative Kompetenzen, um ein digitales Unterrichts- und Lehrangebot anbieten bzw. nutzen zu können,
- Da die Interaktion besonders im hybriden Format mit allen beteiligten Lernenden als besonders wichtig erachtet wird, sollte der Fokus der Lehrenden auf dem Herstellen einer Verbindung zwischen beiden Gruppen gelegt werden. Beide Teilnehmergruppen gleichermaßen wahrgenommen und integriert werden.
- Frontalunterricht mit viel Redeanteil des Lehrenden wird nicht als nicht sinnvoll

angesehen, der Sprechanteil der Lernenden sollte deutlich erhöht werden.

- Die Methodik sollte für ein gutes Lehr -und Lernangebot abwechslungsreich gestaltet sein. Dabei kann mithilfe von kurzen
- Impulsvorträge in Themen eingeführt oder diese zusammengefasst werden, die Lernenden sollten aktiv an herausfordernden Aufgaben in Interaktion arbeiten.
- Zur Vorbereitung auf die Lehr -und Lernangebot sollten begleitende Materialien und Unterrichts- zw. Studienbegleitbriefe schon im Vorfeld zur Verfügung stehen.
- Herausfordernde Aufgaben sollten transparent gestellt sowie verbindlich bearbeitet und in Verbindung mit einem guten Feedback seitens der Lehrkräfte und der Lernenden abgeprüft werden.
- Das Flipped-Classroom-Konzept ist besonders gut geeignet, um Wissensvermittlung und anwendungsorientierte Aufgaben sinnvoll miteinander zu verbinden und die Selbstverantwortung der Lernenden für den Lernprozess zu erhöhen.
- Lernende benötigen mehr Selbstverantwortung, kollaborative Zusammenarbeit und haben damit Vorteile in der Entwicklung in Bezug auf lernbezogene metakognitive und affektive Kompetenzen.
- Die gemeinsame Entwicklung von verbindlichen Regeln für den Umgang der Lerngruppe insbesondere bei digitalen Lernangeboten ist außerordentlich wichtig.
- Hierzu gehört das Anschalten der Kameras, das chronologische Abarbeiten von Meldungen inklusive Feedback und Interaktion und regelmäßige kurze Pausen zwischendurch.
- Lehrkräfte sollen sich im Sinne eines guten Classroom-Managements dafür einsetzen, das Regeln, wie zum Beispiel das Anschalten der Kameras und Beteiligung an Gruppenarbeiten in virtuellen Räumen eingehalten werden.
- Lernende möchten grundsätzlich an der Entwicklung digitaler Lehrlernangebote beteiligt werden und hierbei auch in strategische Entscheidungen der Hochschulen und beruflichen Schulen eingebunden werden.

Literatur

Albter, B. & Starke, A. (2021). Digitale Kompetenzen von Sprachtherapeut*innen – Therapieren (DiKoST-T)*. *Forschung Sprache*, (2). Verfügbar unter: https://www.forschung-sprache.eu/fileadmin/user_upload/Dateien/Heftausgaben/2021-2/5-70-2021-02-01.pdf.

Bader, R. & Schröder, B. (2005). Studium für das Lehramt an berufsbildenden Schulen. Hochschulen öffnen sich dem Bachelor-Master-Konzept. Die aktuellen Studierendenzahlen. Die berufsbildende Schule *(BbSch)*, *57*, 111–1117.

Barnat, M., Bosse, E. & Szczyrba, B. (Hrsg.). (2021). *Forschungsimpulse für die Hochschulentwicklung im Kontext hybrider Lehre* (Forschung und Innovation in der Hochschulbildung, Bd. 11). Köln: Bibliothek der Technischen Hochschule Köln.

Bellmann, J. (1999). Die Konstruktion des Ökonomischen bei Eduard Spranger und Theodor Litt. *peDOCS Erziehungswissenschaften*, *1999*, S. 261–279. Verfügbar unter: https://www.pedocs.de/frontdoor.php?source_opus=5950.

Bertelsmann Stiftung. (o.J.). *Monitor Digitale Bildung | Befragung von Auszubildenden*.

Bertelsmann Stiftung. (2016). *Monitor Digitale Bildung. Berufliche Ausbildung im digitalen Zeitalter*.

Bertelsmann Stiftung. (2020). *Digitalisierung in der beruflichen Bildung – drängender denn je! Thesen aus der Initiative „Chance Ausbildung".* Bertelsmann Stiftung. https://doi.org/10.11586/2020015.

Bonse-Rohmann, M., Hüntelmann, I. & Nauerth, A. (Hrsg.). (2015). *Kompetenzorientiert prüfen. Lern- und Leistungsüberprüfungen in der Pflegeausbildung* (Print-on-Demand Ausgabe der 1. Auflage). München: Urban & Fischer.

Bredow, C. A., Roehling, P. V., Knorp, A. J. & Sweet, A. M. (2021). To Flip or Not to Flip? A Meta-Analysis of the Efficacy of Flipped Learning in Higher Education. *Review of Educational Research*, *91*(6), 878–918. https://doi.org/https://doi.org/10.3102/00346543211019122.

Breitenbach, A. (2021). *Digitale Lehre in Zeiten von Covid-19: Risiken und Chancen*. Frankfurt: DIPF Frankfurt am Main, NP-Ablieferer.

Buhtz, C., Paulicke, D., Hofstetter, S. & Jahn, P. (2020). Technikaffinität und Fortbildungsinteresse von Auszubildenden der Pflegefachberufe: eine Onlinebefragung. *HeilberufeScience*, *11*(1-2), 3–12. https://doi.org/https://doi.org/10.1007/s16024-020-00337-5.

Bundesministerium für Gesundheit. (2021). *Konzertierte Aktion Pflege. Zweiter Bericht zum Stand der Umsetzung der Vereinbarungen der Arbeitsgruppen 1 bis 5* (Bundesministerium für Gesundheit, Hrsg.).

Deimann, M. (2021). Hochschulbildung und Digitalisierung – Entwicklungslinien und Trends für die 2020er-Jahre. In *Digitalisierung in Studium und Lehre gemeinsam gestalten* (S. 25–41). Springer VS, Wiesbaden. https://doi.org/10.1007/978-3-658-32849-8_3.

Dorfinger, J. (2021). Eine Analyse der virtuellen Lehre an Pädagogischen Hochschulen im Jahr 2020. *R&E-SOURCE*, (15). Verfügbar unter: https://journal.ph-noe.ac.at/index.php/resource/article/view/970.

Euler, D., Severing, E. & Bertelsmann Stiftung. (2019). *Berufsbildung für eine digitale Arbeitswelt.* https://doi.org/10.11586/2019003.

Feierabend, S., Rathgeb, T., Kheredmand, H. & Glöckler, S. (2022). *JIM-Studie 2022. Jugend, Information, Medien.* Basisuntersuchung zum Medienumgang 12- bis 19-Jähriger, Medienpädagogischer Forschungsverbund Südwest. Verfügbar unter: https://www.mpfs.de/fileadmin/files/Studien/JIM/2022/JIM_2022_Web_final.pdf?success=true&var=forms-bot-var.

Ford, C. R. & Moseley, L. (2020). Challenges to Health Professions Education and Strategies for Moving Forward. *New Directions for Teaching and Learning, 2020*(162), 199–207. https://doi.org/10.1002/tl.20404.

Hanstein, T. & Lanig, A. (2021). Die hybride (Hoch-) Schule von morgen jetzt vorbereiten. Ein Credo für Reflexion statt (nur) Funktionalität. *Medien und Erziehung. Zeitschrift für Medienerziehung*, (4), 73–81. Verfügbar unter: https://www.coaching-hanstein.de/assets/php/CMS_DATA/1828/assets/2110_merz_final.pdf.

Helmke, A. (2007). *Was wissen wir über guten Unterricht? Wissenschaftliche Erkenntnisse zur Unterrichtsforschung und Konsequenzen für die Unterrichtsentwicklung.* Verfügbar unter: http://www.bildung.koeln.de/imperia/md/content/selbst_schule/downloads/andreas_helmke_.pdf?PHPSES-SID=e07c6eda3770573d680fe2cea77dfde2.

Höfer-Lück, H., Delere, M., Vogel, T. & Marci-Boehncke, G. (2021). Digitale Bildungsräume im Corona-Semester. Erwartungen und Erfahrungen von Lehramtsausbildenden. *journal für lehrerInnenbildung jlb 02–2021 Lehren aus der Corona-Krise.* https://doi.org/10.35468/jlb-02-2021-03.

Jadin, T., Prinz, K., Kovacs, C., Wetzelhütter, D. & Rami, U. (2022). Nachhaltige Effekte aus der COVID-bedingten Online-Lehre?! Didaktik-Boost für die Digitalisierung der Lehre. *Digitale Lehre nachhaltig gestalten, Medien in der Wissenschaft.* https://doi.org/10.25656/01:26796.

Keller, K., Klinkhammer, D. & Rottlaender, E.-M. (2021). *Digitale Hochschullehre im Gesundheits- und Sozialwesen.* Wiesbaden: Springer Fachmedien. https://doi.org/10.1007/978-3-658-31851-2.

Kenner, A. & Jahn, D. (2016). Flipped Classroom – Hochschullehre und Tutorien umgedreht gedacht. *peDOCS Erziehungswissenschaften*, 1–18. https://doi.org/10.25656/01:12962.

Kergel, D. & Heidkamp-Kergel, B. (Hrsg.). (2020a). *E-Learning, E-Didaktik und digitales Lernen.* Wiesbaden: Springer Fachmedien. https://doi.org/10.1007/978-3-658-28277-6.

Kergel, D. & Heidkamp-Kergel, B. (2020b). Lerntheoretischer Zugang zum E-Learning. In D. Kergel & B. Heidkamp-Kergel (Hrsg.), *E-Learning, E-Didaktik und digitales Lernen* (S. 5–14). Wiesbaden: Springer Fachmedien. https://doi.org/10.1007/978-3-658-28277-6_2.

Kheredmand, H. (Medienpädagogischer Forschungsverbund Südwest (mpfs), Hrsg.). (2022). *JIMplus 2022 – Fake News und Hatespeech. im Alltag von Jugendlichen.* Verfügbar unter: https://www.mpfs.de/fileadmin/files/Studien/JIM/JIMplus_2022/JIMplus_Charts_2022_fuer_Website_pdf.pdf.

Kreidl, C. & Dittler, U. (2021). Kurzinterviews mit Expert*innen aus Österreich. In U. Dittler & C. Kreidl (Hrsg.), *Wie Corona die Hochschullehre verändert* (S. 293–305). Wiesbaden: Springer Fachmedien. https://doi.org/10.1007/978-3-658-32609-8_19.

Kuckartz, U. & Rädiker, S. (2022). *Qualitative Inhaltsanalyse – Methoden, Praxis, Computerunterstützung* (Grundlagentexte Methoden, 5. Auflage). Weinheim, Basel: Beltz Juventa.

Kultusministerkonferenz. (2016). *Strategie der Kultusministerkonferenz „Bildung in der digitalen Welt".* Verfügbar unter: https://www.kmk.org/fileadmin/Dateien/veroeffentlichungen_beschluesse/2016/2016_12_08-Bildung-in-der-digitalen-Welt.pdf

Kultusministerkonferenz. (2021). *Lehren und Lerenen in der digitalen Welt. Die Ergänzenden Empfehlungen zur Strategie "Bildung in der digitalen Welt ".* Verfügbar unter: https://www.kmk.org/fileadmin/veroeffentlichungen_beschluesse/2021/2021_12_09-Lehren-und-Lernen-Digi.pdf

McCrindle, M. & Fell, A. (2019). *Understanding Generation Z: Recruiting, Training and Leading the Next Generation. Recruiting, training and leading the next generation.* Norwest, NSW: McCrindle Research.

Morgenstern, U. & Rustemeier-Holtwick, A. (2022). Hybride Lehre. Der Blick der Studierenden auf Rahmenbedingungen, Medien und Medienkompetenz der Lehrenden. *Pädagogik der Gesundheitsberufe, 9. Jahrgang*(3), 149–157.

Ortmann-Welp, E. (2020). *Digitale Lernangebote in der Pflege. Neue Wege der Mediennutzung in der Aus-, Fort- und Weiterbildung* (1st ed. 2020). Berlin, Heidelberg: Springer; Imprint: Springer.

Preetz, R., Filser, A., Brömmelhaus, A., Baalmann, T. & Feldhaus, M. (2021). Bleibt alles anders?! Zur Akzeptanz hybrider Lehr- und Lernformate während der COVID-19-Pandemie. In M. Barnat, E. Bosse & B. Szczyrba (Hrsg.), *Forschungsimpulse für die Hochschulentwicklung im Kontext hybrider Lehre* (Forschung und Innovation in der Hochschulbildung, Bd. 11, S. 49–60). Köln: Bibliothek der Technischen Hochschule Köln.

Punie, Y., (Hrsg.), Redecker, C., European Framework for the Digital Competence of Educators: DigCompEdu, EUR 28775 EN, Amt für Veröffentlichungen der Europäischen Union, Luxemburg, 2017, ISBN 978-92-79-73718. In der deutschen Übersetzung: https://mz-hofgeismar.de/flip/digcompedu/files/assets/common/downloads/publication.pdf (Zugriff: 19.12.2022)

Reinmann, G. (IMPACT FREE 37 (2021, Juli)). *PRÄSENZ-, ONLINE- ODER HYBRID-LEHRE? AUF DEM WEG ZUM POST-PANDEMISCHEN TEACHING AS DESIGN,* Universität Hamburg. Verfügbar unter: https://gabi-reinmann.de/wp-content/uploads/2021/06/Impact_Free_37.pdf

Reis, O. (2021). Digitale und digital gestützte Lehre als Verstärker der Verunterrichtlichung von Hochschullehre? In M. Barnat, E. Bosse & B. Szczyrba (Hrsg.), *Forschungsimpulse für die Hochschulentwicklung im Kontext hybrider Lehre* (Forschung und Innovation in der Hochschulbildung, Bd. 11, S. 15–31). Köln: Bibliothek der Technischen Hochschule Köln.

Schareck, M., Jörissen, J., Metzger, C. & Faßbender, A. (2021). Was lässt Online-Lernen gelingen? Studentische Bewertungen von Corona-Studienangeboten im Sommersemester 2020. In M. Barnat, E. Bosse & B. Szczyrba (Hrsg.), *Forschungsimpulse für die Hochschulentwicklung im Kontext hybrider Lehre* (Forschung und Innovation in der Hochschulbildung, Bd. 11, S. 113–129). Köln: Bibliothek der Technischen Hochschule Köln.

Scheiter, K. (2021). Lernen und Lehren mit digitalen Medien: Eine Standortbestimmung. *Zeitschrift fur Erziehungswissenschaft : ZfE* [Technology-enhanced learning and teaching: an overview], *24*(5), 1039–1060. https://doi.org/10.1007/s11618-021-01047-y

Schmunk, S. (2021). Hybride Lehre in der Informationswissenschaft – Konzepte und Best Practices für Postpandemische Lehrformate. *Information – Wissenschaft & Praxis*, (5–6), 308–310. Verfügbar unter: https://www.degruyter.com/document/doi/https://doi.org/10.1515/iwp-2021-2180/html

Statistisches Bundesamt. (2023). *Berufliche Bildung*.https://www.destatis.de/DE/Themen/Gesellschaft-Umwelt/Bildung-Forschung-Kultur/Berufliche-Bildung/_inhalt.html#_2j0jofso2

Strayer, Jeremy F. (2012). How learning in an inverted classroom influences cooperation, innovation and task orientation. In: Learning Environments Research 15, Nr. 2, S. 171–193.

Walkenhorst, U. & Herzig, T. (2021). Entwicklung von Digitalkompetenz in der beruflichen Lehrer:innenbildung. In M. Friese (Hrsg.), *Care Work 4.0. Digitalisierung in der beruflichen und akademischen Bildung für personenbezogene Dienstleistungsberufe* (S. 31–44). wbv Media.

Witt, E. E., Onorato, S. E. & Schwartzstein, R. M. (2022). Medical Students and the Drive for a Single Right Answer: Teaching Complexity and Uncertainty. *ATS Scholar, 3*(1), 27–37. https://doi.org/10.34197/ats-scholar.2021-0083PS

Vernetzung, Austausch und immersive Reflexionsmöglichkeiten durch digitale Lehr- und Lernprozesse aktiv nutzen

6

Denny Paulicke, Anne-Marie Lachmund und Jenny-Victoria Steindorff

6.1 Digitale Plattformen in Lehr- und Lernprozessen

Denny Paulicke

Digitale Lehr- und Lernplattformen haben sich zu einem unverzichtbaren Werkzeug entwickelt, um Bildung zugänglicher, personalisierter, kollaborativer und effektiver zu gestalten. Sie ermöglichen den Zugang zu umfangreichem Lehrmaterial, interaktiven Lerneinheiten und Kommunikationsmöglichkeiten zwischen Lehrkräften und Lernenden (Shernoff 2013). Digitalgestaltete, virtuelle Unterrichtsräume bieten die Möglichkeit, Vorlesungen, Präsentationen und Diskussionen online durchzuführen. Dies eröffnet den Lernenden die Flexibilität, den Unterricht nach ihrem individuellen Zeitplan zu absolvieren und gleichzeitig von interaktiven Lehrmethoden zu profitieren. Digitale Lernplattformen, Simulationen, *E-Learning*, Echtzeit-Kommunikation und Lernanalysen sind dabei zentral, um das Lernen in diesem Bereich individuell zu gestalten und zugleich kollaborativ zu ergänzen. Der Einfluss und die Bedeutung von *Peers* können so bei der (Ko-)Konstruktion von Wissen im Rahmen der Lehr- und Lernprozesse genutzt werden. Dieser unterstützende Faktor umfasst dabei alle Formen von lernendenzentrierten und sozialen Lernaktivitäten und

erfordert von den Lehrenden besonders in digitalen Formaten ein hohes Maß an Organisation (Kuh 2009). Dabei spielen Arbeitsformen, wie Gruppenarbeit, *Peer Learning*, Diskussionsrunden sowie diskursive Formen der Erarbeitung etc. eine wichtige Rolle. Sie fördern den Austausch untereinander und können so die Basis für das individuelle Kompetenzerleben als auch für die Förderung akademischer Lösungsstrategien legen. Dadurch können sowohl auf der Ebene der Verhaltensdimension sowie im Bereich der Emotionen positive Effekte erzeugt und mittelbar auch die kognitive Aktivierung gefördert werden, wodurch die Dimension der Kognition angesprochen wird (Neiske et al. 2021, S. 129). Aktuelle Studien, die die Kollaboration von Lernenden durch und mit digitalen Lehr- und Lernplattformen analysieren, konstatieren, dass Lernende sich besonders die persönliche Interaktion und das damit einhergehende Zusammengehörigkeitsgefühl sowie die Möglichkeiten für Diskussion und Austausch wünschen (Stevens et al. 2020; Traus et al. 2020). Daraus resultiert u. a. die Empfehlung, digitale oder digital-unterstützte Lehrveranstaltungen in Kleingruppen umzusetzen, wobei es stets einer entsprechenden Unterstützung in Bezug auf die Art und Umsetzung der Zusammenarbeit in Onlinegruppen geben sollte (Matzat et al. 2020). Außerdem werden Anreize zum aktiven Lernen als anregend empfunden, wie z. B. die Möglichkeit, Fragen zu stellen oder zur Verfügung gestellte Materialien, die den Lernprozess begleiten, iterativ zu bearbeiten und unmittelbare Feedbacks sowohl von lehrbegleitenden Personen als auch Lern-*Peers* zu erhalten (Stevens et al. 2020).

Durch die digitalen Lehr- und Lernplattformen hat die Interaktivität stark zugenommen. Lernende können in Echtzeit mit Lehrenden (Lernbegleitenden) oder Mit-Lernenden kommunizieren, Fragen stellen, Diskussionen führen und gemeinsam an Projekten arbeiten. Die Integration von Video- und Audio-Chat-Funktionen ermöglicht es darüber hinaus den Lernenden, sich in virtuellen Klassenräumen zu versammeln und in Echtzeit zu lernen. Viele der Kennzeichen von digitalen Lehr- und Lernplattformen, die den interaktiven und kollaborativen Austausch ermöglichen, können die Freude am Lernprozess für die Lernenden erhöhen und haben somit einen direkten Einfluss auf die emotionalen Dimensionen des *student engagements* (Matzat et al. 2020).

Ein zentraler Entwicklungsschritt digitaler Lehr- und Lernplattformen, der in den letzten Jahren aufgrund technischer Neuerungen etabliert werden konnte, ist die Fähigkeit zur Personalisierung von Lerninhalten. Moderne Plattformen verwenden fortschrittliche Algorithmen und künstliche Intelligenz (KI), um den Lernenden individuell zugeschnittene Inhalte anzubieten. Dies ermöglicht es, den unterschiedlichen Bedürfnissen, Fähigkeiten und Interessen der Lernenden gerecht zu werden. Die Plattformen analysieren das Lernverhalten und passen die Inhalte dynamisch an, um die Effektivität des Lernens zu steigern. Digitale Plattformen betten demnach die individuelle Lernerfahrung in ein digital-unterstützendes Umfeld ein, das durch ein spezifisches kollaboratives Erleben gefördert wird. Zentral sind hierbei, dass die Lernprozesse mit einer hohen individuellen Bedeutsamkeit und Sinnhaftigkeit einhergehen und dabei geeignete *Feedbacks* und *Scaffolding* sowie das Ermöglichen von Eigenaktivität und Zusammenarbeit in der Gruppe hervorgerufen werden (Kuh 2009). Der Wert des eigenen Lernens in der Selbstlernzeit, der Erfolg des selbstregulierten Lernens sowie die Erkenntnisse, die aufgrund der Interaktionsprozesse gewonnen wurden, sollen er-

kannt, reflektiert und entsprechend gewürdigt werden (Shernoff 2013). Der Lehrperson kommt demnach die Aufgabe zu, diese individuelle und zugleich kollaborative Lerneinbettung zu arrangieren und zu moderieren.

Die Integration von spielerischen Elementen oder Spielmechaniken, auch bekannt als Gamifizierung *(Gamification),* hat sich hierbei zu einer beliebten methodischen Ergänzung entwickelt, um die Motivation der Lernenden zu steigern. Moderne, digitale Lehr- und Lernplattformen nutzen Gamifizierungselemente, wie Punktesysteme, Abzeichen und Belohnungen, um den Lernprozess spannender und unterhaltsamer zu gestalten (siehe Abschn. 6.3). Auch KI und maschinelles Lernen (ML) haben die Art und Weise, wie digitale Lernplattformen den Lernfortschritt verfolgen und optimieren, revolutioniert (Stevens et al. 2020). Plattformen nutzen KI nicht nur um über Statistiken den eigenen Lernfortschritt transparent zu machen, indem verfolgt wird, welche Aktivitäten wie abgeschlossen worden sind, sondern insbesondere um den Lernenden basierend auf ihren bisherigen Leistungen und Interessen personalisierte Empfehlungen für Lerninhalte zu geben. Dies ermöglicht eine gezieltere Ausrichtung auf individuelle Stärken und Schwächen, wenn ein entsprechendes Monitoring durch den Lernbegleitenden stattfindet. Darüber hinaus werden KI-Algorithmen zur automatischen Auswertung von Tests und Aufgaben eingesetzt, was eine schnelle Rückmeldung an Lernende ermöglicht.

Die technischen Lösungen zur Begleitung der Lernenden in ihrer Selbstlernphase sind demnach zahlreich, aber noch nicht ausreichend erforscht und getestet. Hier liegt noch viel Potenzial verborgen und sollte im weiteren Prozessverlauf noch ausgebaut werden. Interessante Lösungen, die auch für die Lehr- und Lernprozesse für die Gesundheitsfachberufe von Bedeutung sind, bieten beispielsweise E-Portfolios, Open Educational Resources (OER), Wiki-Systeme, Medi@rena u. v. m. Beispielhaft werden nachfolgend die Eckpunkte exemplarisch skizziert:

- **E-Portfolios** sind digitale Sammelmappen, die verschiedene multimediale Datei-Formate wie Dokumente, Bild-, Audio- und Videodateien integrieren. Studierende können darin individuell oder auch kollaborativ verschiedene Text- und Medienprodukte sammeln, beschreiben und analysieren. Mithilfe der Portfolios können Studierende ihren Arbeits- oder Lernprozess dokumentieren und reflektieren. Es können auch Kompetenzen und formale Qualifikationen präsentiert und nachgewiesen werden. E-Portfolios sind netzbasiert und daher flexibel zugänglich (WR 2022). Sie ermöglichen selbstorganisiertes, selbstbestimmtes und selbstgesteuertes Lernen und sind sowohl als persönliche Lernmethode als auch als alternativer Leistungsnachweis einsetzbar – sowohl auf Modulebene als auch modulübergreifend. Der Einsatz des E-Portfolios auf didaktischer, institutioneller und bildungspolitischer Ebene kann als positive Entwicklung (Selbst- und soziale Kompetenz, Abbau von Hierarchien, Unterstützung des Bolognaprozesses) eingeordnet werden (Merkt et al. 2007).

- *Open Educational Resources* (OER) sind gemäß der Definition der UNESCO „Bildungsmaterialien jeglicher Art und in jedem Medium, die unter einer offenen Lizenz stehen. Eine solche Lizenz ermöglicht den kostenlosen Zugang sowie die kostenlose Nutzung, Bearbeitung und Weiterverbreitung durch Dritte ohne oder mit geringfügigen Einschränkungen. Dabei bestimmen die Urhebenden selbst, welche Nutzungsrechte sie einräumen und welche Rechte sie sich vorbehalten" (WR 2022). Dabei muss stets das Thema Urheberrecht und Daten- und Privatheitsschutz berücksichtigt werden. Die *Open Educational Resources* (OER) haben sich in den letzten Jahren stark verbreitet. Diese Ressourcen, darunter Lehrbücher, Kursmaterialien und Lernmodule, werden frei zugänglich und kostenlos zur Verfügung gestellt. Digitale Lehr- und Lernplattformen spielen eine wichtige Rolle bei der Bereitstellung und Verbreitung von OER. Dies trägt dazu bei, Bildung für alle zugänglicher zu machen und die Kosten für Bildung erheblich zu reduzieren. Diese offenen Bildungsmaterialien können zur Förderung der Lernprozesse von Lernenden in allen Lehreinheiten eingesetzt werden. Erforderlich ist die Konzeption eines fächerübergreifenden Portals oder eines Repositoriums, das die Suche nach *Open Educational Resources* vereinfacht. Hier ist eine Verschränkung mit nationalen Projekten (bspw. iMooX), entsprechenden Zertifizierungen und einem internationalen wissenschaftlichen Austausch erstrebenswert.

- **Wiki-Systeme** sind weit verbreitet und werden für Lehr-/Lernprozesse genutzt, bei denen die kollektive Entstehung und Entwicklung von Informationen und Wissensbausteinen im Vordergrund steht. Zum Beispiel werden dort die Vorlesungsmitschriften veröffentlicht, Wörterbücher oder Glossare erstellt u. v. m. Die Nutzung von Wiki-Systemen als Werkzeug kollaborativen Schreibens ermöglicht den Lernenden verschiedene Erkenntnis- und Lernprozesse, v. a. durch die Gegenüberstellung verschiedener Sichtweisen auf einen gemeinsamen Sachverhalt. Hierdurch wird auf der inhaltlichen Ebene eine vertiefte Auseinandersetzung ermöglicht und der Gegenstand multiperspektivisch erarbeitet (Merkt et al. 2007, S. 26 f.).

- **Medi@rena** wird als ein ko-aktiver virtueller Wissensraum verstanden, „der semantisches Positionieren ermöglicht und Auswertungsmöglichkeiten vorsieht" (Merkt et al. 2007, S. 26). Die grafische Darstellung und Zusammensetzung des Erlernten hilft dabei, den aktuellen Arbeitsstand zu reflektieren. Die Wissensstruktur wird stets durch neue Dokumente, Texte oder Grafiken verändert, neu sortiert oder neu angeordnet (ebd.). Im Laufe des schulischen oder hochschulischen Arbeitsprozesses präsentieren die Lernenden ihre Wissensarbeit und diskutieren diese. Der Prozess ist nie abgeschlossen, sodass der Wissensraum stetig erweitert, abgewandelt, aktualisiert und für andere Lerngruppen geöffnet bzw. auf diese übertragen werden kann.

Weitere aktuelle Lehr- und Lernplattformen bieten eine breite Palette von *Tools* und Ressourcen, um den Bildungsprozess zu unterstützen. In Tab. 6.1 sind weitere digitale Lehr- und Lernplattformen in Kurzform angeführt.

Diese Plattformen (Tab. 6.1) bieten unterschiedliche Schwerpunkte und Funktionen, die auf die Bedürfnisse von Lehrerenden und Lernenden in verschiedenen Altersgruppen und Bildungsbereichen zugeschnitten sind. Die Wahl der richtigen Plattform hängt von den spezifischen Anforderungen und Zielen ab.

Digitale Lehr- und Lernplattformen für Gesundheitsberufe, die speziell auf die Bedürfnisse und Anforderungen von medizinischen und gesundheitlichen Fachkräften zugeschnitten sind, sind vereinzelt etabliert, deren Integration in den Lernalltag jedoch stark von der jeweiligen Bildungsinstitution und -träger abhängig ist. Diese Plattformen bieten Kurse, Ressourcen und *Tools,* um die Ausbildung, Zertifizierung und Weiterbildung in Gesundheitsberufen zu unterstützen. In der Tab. 6.2 werden gängige Plattformen dazu kurz vorgestellt.

Tab. 6.1 Übersicht gängiger, allgemeiner digitaler Lehr- und Lernplattformen. (Eigene Darstellung)

Digitale Lehr- und Lernplattform	Kurzbeschreibung
Google Classroom	Eine kostenlose Plattform, die von Google entwickelt wurde und es Lehrkräften ermöglicht, Kurse zu erstellen, Aufgaben zuzuweisen, Lernmaterialien bereitzustellen und mit Lernenden zu kommunizieren. Google Classroom ist einfach zu bedienen und eng mit anderen Google-Apps wie Google Drive und Google Docs integriert. Es wird eine Google-E-Mail-Adresse vorausgesetzt
Moodle	Ein *Open-Source*-Lernmanagementsystem, das von Bildungseinrichtungen weltweit genutzt wird. Moodle bietet Lehrenden und Lernenden die Möglichkeit, Kurse zu erstellen, zu verwalten und daran teilzunehmen. Es ist hochgradig anpassbar und bietet zahlreiche Erweiterungen und *Plugins* wie H5p, Etherpad oder Wikis
Canvas by Instructure	Diese digitale Lernplattform wird von vielen Hochschulen und Schulbezirken eingesetzt. Canvas ermöglicht es Lehrpersonen, Kurse zu erstellen, den Fortschritt der Lernenden zu verfolgen und in Echtzeit zu kommunizieren. Die Plattform unterstützt auch die Integration von Drittanbieter-Apps
Edmodo	Eine soziale Lernplattform, die Lernenden und Lehrenden die Zusammenarbeit, den Austausch von Ressourcen und die Kommunikation in einer sicheren Umgebung ermöglicht. Edmodo ist einfach zu bedienen und bietet Funktionen wie Quiz-Erstellung und Diskussionsforen
Schoology	Diese Lernplattform ist auf K-12-Bildungseinrichtungen (primäre und sekundäre Bildungsbereiche) ausgerichtet und ermöglicht Lehrpersonen die Erstellung von Kursen, die Integration von Multimedia-Inhalten und die Kommunikation mit Schüler*innen und Eltern. Sie unterstützt auch den Austausch bewerteter Arbeiten und Prüfungen
Blackboard Learn	Eine bekannte Lernplattform in der Hochschulbildung. Blackboard bietet umfangreiche Tools für die Erstellung von Kursen, die Bereitstellung von Inhalten und die Kommunikation. Es unterstützt auch die Integration von E-Learning-Ressourcen
Khan Academy	Eine gemeinnützige Organisation, die eine umfangreiche Sammlung von kostenlosen Online-Kursen in Mathematik, Naturwissenschaften, Informatik, Wirtschaft und vielen anderen Bereichen anbietet. Die Khan Academy setzt auf personalisiertes Lernen und bietet detaillierte Rückmeldungen
Coursera	Eine Plattform für Online-Kurse, die in Zusammenarbeit mit führenden Universitäten und Bildungseinrichtungen erstellt wurde. Coursera bietet Kurse in einer Vielzahl von Fächern und verleiht bei erfolgreichem Abschluss Zertifikate
edX	Ähnlich wie Coursera bietet edX Online-Kurse von weltweit führenden Universitäten und Institutionen an. Sie betont die Zugänglichkeit und den Vorteil kostengünstiger Bildungsmöglichkeiten

Tab. 6.2 Übersicht digitaler Lehr- und Lernplattformen, die für die Gesundheitsfachberufe entwickelt worden sind. (Eigene Darstellung)

Digitale Lehr- und Lernplattform	Kurzbeschreibung
NEJM Knowledge+	NEJM Knowledge+ ist eine Plattform, die vom *New England Journal of Medicine* entwickelt wurde und eine umfassende Sammlung von medizinischen Wissensressourcen bereithält. Sie umfasst CME *(Continuing Medical Education)*-Kurse, medizinische Prüfungsvorbereitungsmaterialien und regelmäßige Aktualisierungen von medizinischen Inhalten
Medscape Education	Diese Plattform bietet eine breite Palette von kostenlosen CME-Kursen und Ressourcen für Gesundheitsfachberufe. Medscape Education deckt eine Vielzahl von medizinischen Fachgebieten ab
UpToDate	UpToDate ist eine evidenzbasierte klinische Entscheidungsunterstützungsplattform, die von medizinischen Fachleuten häufig zur schnellen Informationsbeschaffung verwendet wird. Sie bietet aktuelle und praxisrelevante Informationen zu Diagnose, Behandlung und Management von Krankheiten
Anatomy & Physiology Online	Diese Plattform ist auf die Anatomie und Physiologie spezialisiert und bietet umfassende Ressourcen zur Unterstützung von Studierenden und Fachleuten im Gesundheitswesen
Your Diagnosis	Eine mobile App, die klinische Fälle präsentiert und die Diagnose- und Entscheidungsfindungsfähigkeiten von angehenden Ärzt*innen sowie Gesundheitsfachberufler*innen herausfordert. Die App ist interaktiv und lehrreich
Osmosis	Osmosis ist eine umfassende Lernplattform für Medizinstudierende, Pflegekräfte und andere Gesundheitsfachleute. Sie bietet animierte Videoinhalte, Lernkarten und klinische Ressourcen
Figure 1	Eine medizinische Bildungsplattform, die Ärzt*innen, Pflegekräften und Studierenden ermöglicht, klinische Bilder und Fälle zu teilen und zu diskutieren. Die Plattform fördert das klinische Lernen und den Austausch von Erfahrungen
Nursing.com	Speziell für Pflegekräfte entwickelt, bietet Nursing.com Online-Kurse und Prüfungsvorbereitungsmaterialien, um die Pflegeausbildung zu unterstützen
Complete Anatomy	Diese Plattform bietet 3D-Modelle des menschlichen Körpers und ermöglicht es Medizinstudierenden und Fachkräften im Gesundheitsbereich, den menschlichen Körper in detailreichen 3D-Ansichten zu erkunden

Diese speziell für das Lernen in den Gesundheitsfachberufen konzipierten Plattformen bieten ein breites Spektrum von Lernressourcen, einschließlich Videos, Textmaterial, Quizze und klinische Fallbeschreibungen, um medizinische Fachkräfte bei ihrer Ausbildung und beruflichen Weiterentwicklung zu unterstützen. Die Auswahl der richtigen Plattform hängt von den spezifischen Anforderungen, dem Bildungsstand und den Zielen ab.

Trotz der beschriebenen zahlreichen Vorteile von digitalen Lehr- und Lernplattformen, die sich ergeben, wenn eine kohärente Einbettung in die Lernprozesse durch Lernbegleitende erfolgt, gibt es auch Herausforderungen und ethische Aspekte, die berücksichtigt werden müssen: Vor allem sind hierbei Datenschutz- und Sicher-

heitsbedenken stets zu adressieren und zu reflektieren, insbesondere wenn es um die Datenerfassung und -speicherung von Lernenden geht. Die Transparenz in Bezug auf die Verwendung von Daten und die Einhaltung der Datenschutzbestimmungen sind hierbei entscheidend. Ein weiteres ethisches Dilemma betrifft die digitale Kluft (*digital divide,* u. a. Zillien 2009), da nicht alle Lernenden gleichermaßen auf digitale Ressourcen zugreifen können. Die Sicherstellung, dass Bildungsinhalte und -plattformen für alle Lernenden unabhängig von ihrem sozioökonomischen Hintergrund zugänglich sind, ist demnach zentraler Bestandteil des professionellen Rollenverständnisses der lernbegleitenden Person. Auch müssen die räumlichen Gegebenheiten für ein hybrides Lernen mittels virtueller Lernplattformen Berücksichtigung im Erstellen des Lernsettings finden, da sowohl flächendecke Wlan-Verbindungen, IT-Strukturen als auch Lernorte, die sowohl individuelles, konzentriertes als auch kooperatives Lernen ermöglichen, vonnöten sind. Die Lernräume der Zukunft müssen somit variabel an die Bedürfnisse der Lernenden anpassbar sein, sodass ein Changieren zwischen Präsenzelementen in physischen Gruppenstrukturen und Videokonferenzen bzw. dem Anschauen von Videos und das Bearbeiten von virtuellen Aufgaben ermöglicht wird.

Die persönliche Betreuung der Lernprozesse, die stets den Praxistransfer, also die reflektierte Integration von Wissen und Fähigkeiten in die Versorgungsrealität sowie der Lebensrealität der Lernenden adressiert, sind essenziell und unverzichtbar für eine umfassende Gestaltung von Bildungsprozessen im Gesundheitswesen.

Im Sinne des transformativen Lernens (Kap. 1) erscheint die Nutzung digitaler Lehr- und Lernplattformen in den Gesundheitsfachberufen für das individuelle Wissensmanagement als ein weiteres konstitutives Element, um den Herausforderungen der Gesundheitsversorgung gerecht zu werden. Die Stärkung einer reflektierenden Urteilsfähigkeit, die nicht ohne Multiperspektivität möglich ist, wird durch das Lernen in und mit digitalen Netzwerken ermöglicht. Kooperative Lernumgebungen in Form von digitalen Lehr- und Lernplattformen sind hierbei für das konstruktivistische Lernen förderlich, denn durch die Multimediafähigkeit und die Kommunikationswerkzeuge können wirklichkeitsnahe und erfahrungsbezogene Lerninhalte in komplexen Lernumgebungen dargestellt, sich damit auseinandergesetzt, reflektiert und darüber ausgetauscht werden (Kerres 2018, S. 162 f.). Die verschiedenen Lernaktivitäten können somit durch die lernbegleitende Person am Lernprozess der Lernenden angepasst und angeboten werden. Mittels kooperativer Möglichkeiten, wie digitaler Schreibwerkzeuge, die zeitgleich und ortsunabhängig von den Lernenden in Gruppen genutzt werden können, können Diskussionen und Erfahrungsaustausch stattfinden, oder ge-

meinsame Dateien, wie z. B. digitale *Brain Maps,* digitale Pinnwände oder ein Wiki erstellt werden (Ortmann-Welp 2020, S. 29).

Wesentliches Kernelement der Nutzung von digitalen Lehr- und Lernplattformen liegt neben der lebensnahen und individualisierten Lern-Kontextualisierung demnach vor allem in der Ermöglichung der Perspektivübernahme durch Reflexionsprozesse und deren erlebbare Transferfähigkeit auf die berufliche Realität in den Gesundheitsfachberufen. Rückmeldungen und individuelle (kollegiale) Feedbacks sind hierbei für den Lernprozess von grundsätzlicher Bedeutung. Digitale Lehr- und Lernplattformen, die diesen Kerngedanken als inhärentes Prinzip durch *Learning Analytics* aufgreifen, können demnach hochindividualisierte und adaptive Lernmöglichkeiten anbieten.

6.2 Autonomes, asynchrones und ortsunabhängiges Lernen mit Erklärvideos

Anne-Marie Lachmund

6.2.1 Zusammenfassung

Erklärvideos erfreuen sich immer größerer Beliebtheit und werden von Lernenden primär zum Nachbereiten von Lehreinheiten, zur Prüfungsvorbereitung oder zum Erfüllen von Aufgaben genutzt. Aber auch der interessengeleitete Zugang – zumeist ermöglicht über soziale Medien – zu neuen Themen und Wissen, zur Vertiefung oder zum Nachholen von vermittelten Inhalten ist mithilfe von Erklärvideos niedrigschwellig möglich und leicht handhabbar. Das Potenzial von Erklärvideos zum selbstständigen Arbeiten können Lehrende darüber hinaus im Rahmen von *Blended Learning*-Angeboten oder *Flipped Classroom* ausschöpfen, wenn sie zu vermittelndes Wissen in die Videoarbeit auslagern, Lernvideokanäle für die Heimarbeit empfehlen oder Differenzierungsmaßnahmen mithilfe von Erklärvideos ergreifen. Im Folgenden wird der Begriff zunächst abgegrenzt und definiert, bevor die Vorteile, unterschiedlichen Formate und Kriterien guter Erklärvideos diskutiert werden, um daraufhin Szenarien für eine digital-gestützte Lehre ableiten zu können.

6.2.2 Zur Relevanz von Erklärvideos

Egal ob Alltagssituation oder schulisches Wissen: Zu (fast) jedem Thema findet sich im Internet auch ein passendes Video. Allein die Khan-Academy (siehe Tab. 6.1 in Abschn. 6.1), einer der bekanntesten Kanäle für englischsprachige Erklärvideos für Naturwissenschaften, verzeichnet auf ihrem YouTube-Channel weit über 8000 naturwissenschaftliche Lehrfilme und mehr als acht Millionen Abonnent*innen (YouTube 2023b). Der Zugang zu Videos erfolgt zumeist über soziale Medien wie YouTube oder vergleichbare Videoplattformen wie Twitch, aber auch in den sozialen Netzwerken wird das Videoangebot immer wichtiger. So können besonders TikTok und Instagram als Informations- und Kommunikationsplattformen angeführt werden, die vor allem das Schauen, Teilen und Erstellen kurzer Videos, sogenannter *Reels* oder *Stories* (maximale Videolänge aktuell auf Tik-Tok: 60 s, auf Instagram: 90 s), prädestinieren.

Im Laufe der letzten Jahre wurde das Anschauen von Videos im Internet besonders für die junge Bevölkerung eine immer wichtiger werdende Freizeitbeschäftigung. So nimmt You-Tube im Ranking der „Lieblingsapps" einen prominenten vierten Platz in der täglichen Medienbeschäftigung von deutschen Jugendlichen im Jahr 2022 ein: Drei Viertel der Jugendlichen nutzen regelmäßig YouTube; 49 % (Vergleich: 58 % im Jahr 2021) der 12- bis 19-Jährigen konsumieren es täglich, was sich in durchschnittlich 82 min Videoanschauen täglich niederschlägt (JIM-Studie, MPFS 2022, S. 37). Auf YouTube werden am liebsten Musikvideos, Comedy- oder Nachrichtenvideos geschaut; weiter hinten im Ranking liegt das Aufrufen von Erklärvideos oder lehrrelevanten Tutorials, welche die Jugendlichen mit 21 % regelmäßig nutzten (JIM-Studie, MPFS 2020, S. 46). Laut der repräsentativen Studie Jugend/YouTube/Kulturelle

Bildung sind Erklärvideos für 47 % aller 12- bis 19-Jährigen wichtig (37 %) bzw. sehr wichtig (10 %) für lehrrelevante Themen (Rat für kulturelle Bildung 2019, S. 28). In einer von Arnold und Zech (2019, S. 12) durchgeführten Befragung gaben 90 % der Schüler*innen an, sich vor einer Leistungsüberprüfung noch einmal Erklärvideos anzusehen. Gleichzeitig stellen nur 65 % dieser Befragten den Gehalt dieser Videos auch ernsthaft infrage und weitere 80 % wissen nicht, nach welchen Gütekriterien ein Erklärvideo überhaupt beurteilt werden sollte.

Diese Zahlen spiegeln einerseits die hohe Relevanz von Erklärvideos für Jugendliche wider, die mehrheitlich Lernerfahrungen mit Erklärvideos vorweisen können und diese als Teil ihr Lernrepertoires auch für ihren weiteren Ausbildungsweg – sei es die Aufnahme einer Ausbildung oder eines Studiums – nutzen, andererseits legen sie die beunruhigenden Umstände der Plattform YouTube offen, von der die Lernenden diese hauptsächlich beziehen. Das auf YouTube bereitgestellte Wissensangebot ist weder staatlich abgesichert noch qualitativ überprüfbar, weshalb eine Anknüpfung an curriculare Vorgaben oder Bildungsziele in der Hand bzw. Verantwortung der Erstellenden liegt. Da heutzutage jede*r – ob Amateur*in oder Profi – eigenproduzierte Videos, die ohne redaktionelle Betreuung oder Vorgaben und damit ohne geprüften Bezug zu Bildungsplänen entstehen, veröffentlichen kann, machen Plattformen wie YouTube, SimpleClub und Sofatutor den klassischen Fachbüchern und Anbietern von Lehr-Lern-Materialien Konkurrenz. Man könnte argumentieren, dass diese Art Videos Bildung frei verfügbar macht, sie individuell an das Vorwissen angepasst je nach gesetztem Lernziel und Bedürfnissen ausgewählt werden. Das unterhaltende und dabei rein interessengeleitete Lernen, das die Erklärvideos und Tutorials auf Plattformen wie YouTube versprechen – sich jederzeit das aneignen zu können, was man wissen möchte – ist jedoch für die Anwendung in Ausbildungskontexten nicht ganz unproblematisch einzuschätzen. „Jede/r darf nach eigenem Gusto und »geprüftem« Können Anderen etwas erklären – was und wie auch immer.

Lernende ihrerseits können sich aus einem fast unüberschaubaren Angebot mehr oder weniger zufällig das heraussuchen, was interessiert oder gefällt." (Dorgerloh und Wolf 2020, S. 8) Neben den weitgehend ungeprüften Inhalten und der unübersichtlichen Menge an Ergebnistreffern bei einer Stichwortsuche ist vor allem der Suchmaschinen-Algorithmus in den Blick zu nehmen, der entscheidet, was der *User* als nächstes sehen wird – natürlich im steten Verfolgen kommerzieller Interessen wie der Maximierung der Verweildauer auf der Internet-Plattform mithilfe eingestreuter Werbeclips. Auch konstatieren Studienergebnisse von Kulgemeyer und Peters (2016), dass die *Likes,* die Anzahl der Aufrufe oder die Betrachtungsdauer keinen Zusammenhang zur Erklärqualität eines Videos aufweisen, jedoch häufig als Parameter für eine Vertraulichkeit oder Funktionalität eines Lehrvideos herangezogen werden.

Um Lernen mit Erklärvideos so gewinnbringend und das Bildungsangebot ergänzend wie möglich gestalten zu können, müssen sowohl Lehrende als auch Lernende deren Wirkmechanismen kennen, vorhandene Erklärvideos nach ihrer Erklärqualität einschätzen können und didaktische Einsatzszenarien auf ihre Potenziale und Grenzen hin reflektieren[1].

6.2.3 Definition Lehr-/ Lern-/ Erklärvideo und konstitutive Merkmale

Unter einem „Lehr-/Lernvideo" werden laut Ebner und Schön (2017, S. 3) allgemein asynchrone audiovisuelle Formate, die in didaktischer geeigneter Weise aufbereitet sind oder

in einem didaktisch aufbereiteten Kontext zum Einsatz kommen, verstanden. „Erklärvideos" gelten somit als eine Unterform mit dem Ziel, neuartige und komplexe Zusammenhänge oder Konzepte so anschaulich und ggf. auch vereinfacht darzustellen, dass sie von den Zuschauer*innen auch ohne Vorkenntnisse verstanden werden können. In unterrichtspraktischen Diskussionen überwiegt eine synonyme Verwendung der Begriffe, da gerade anhand der technischen Neuerungen und sich stetig entwickelnder Visualisierungs- und Verbreitungsformen eine trennscharfe begriffliche Abgrenzung erschwert wird und auch hybride Formate auf dem Markt existieren. Allen Lehrvideoformaten ist jedoch gemein, dass es sich um meist kurze Clips von drei bis fünf Minuten handelt, in denen Inhalte und Sachverhalte (von einer gescripteten *Off*-Stimme aus dem Hintergrund oder einer sichtbaren Sprecher*in) definiert und/oder erklärt werden. Beispielsweise kann erklärt werden, wie etwas funktioniert oder wie abstrakte Konzepte und Zusammenhänge dargestellt werden können (Wolf 2015). Zu Erklärvideos gehören beispielsweise auch Videotutorials, wie sie auf YouTube zu finden sind. Jener Spezialfall von Erklärvideos möchte die Lösung für ein Problem präsentieren, indem eine beobachtbare Fertigkeit explizit zum Nachahmen vorgemacht wird. Tutorials konzentrieren sich auf die Lösungsschritte mit der Frage „Wie wird es gemacht" und legen weniger Gewicht auf die Erklärung oder Begründung – und können somit auch ganz ohne Erklärung auskommen (Wolf 2020, S. 17). Für die gesundheitsfachberufliche Ausbildung zeigt sich also eine Schnittstelle zwischen Erklärvideo und Tutorial, da oft ein Handlungsablauf schematisch visualisiert wird, in ein Szenario eingebettet ist und parallel zur Erklärung eine Aktion ausgeführt wird. Anstelle der Lösungsfindung geht es eher um das Herstellen einer Routine, das Einüben von Handgriffen, aber auch das Verstehen von Zusammenhängen durch die Verknüpfung theoretischer Hintergründe mit einer Handlung. Das Videomaterial kann so zum Nachahmen einladen bzw. kognitiv durchdacht die Handlung vorbereiten.

---

[1] Dies deckt sich mit der in der Fachkommission (2019) nach § 53 PflBG formulierten Forderung für einen Kompetenzerwerb, der die zielgerichtete Nutzung digitaler Medien und Technologien umfasst (vgl. Ortmann-Welp 2021, S. 40). Im Sinne des lebenslangen Lernens gehören Erklärvideos zur eigenständigen Wissensaneignung und erfüllen somit zum Beispiel für Fortbildungsziele diverse Anforderungen. Vgl. hierzu auch Abschn. 4.2 in diesem Buch.

Aufgrund ihrer markanten Kürze ist ein konstitutives Merkmal von Erklärvideos die didaktische Reduktion, da das Zeitlimit eine Auswahl der relevantesten Inhalte voraussetzt. Dieser Umstand hängt mit dem digitalen Nutzungsverhalten zusammen, bevorzugt kurze Einheiten anzusehen, die wichtigsten Informationen gut strukturiert und auf das Wesentliche reduziert vermittelt zu bekommen und dafür eher die Häufigkeit/Anzahl der anzuschauenden Videos zu erhöhen. Das Ziel von Lernvideos ist, über ein Thema aufzuklären bzw. anzuleiten, weshalb sie häufig mit einem „Call-To-Action-Charakter" gekennzeichnet sind (didaktischer Aufbau: Input und im Anschluss die Aufforderung, das Gelernte anzuwenden). Jener Charakter – und ihre (ursprüngliche) Einbettung in ein soziales Netzwerk – machen das Lernvideo im Unterschied zum Dokumentarfilm interaktiv, da es auf die Zuschauer*innen eingeht, diese häufig direkt anspricht und zur Eigenhandlung anleitet. Auch die Einbettung in eine Kommentarfunktion trägt zur Interaktivität bei, da in den Kommentarspalten einerseits Rückfragen zum Video gestellt werden können, die von der produzierenden Person oder anderen *Usern* beantwortet werden, andererseits entbrennen in den Kommentarspalten auch Diskussionen um den Inhalt oder die Machart, was als eine Art Feedback an die produzierende Person verstanden werden kann.

Macher*innen von Erklärvideos stellen sich häufig als Expert*innen für einen zu vermittelnden Inhalt dar, da sie die Antworten auf Fragen vermitteln und somit einen Wissensvorsprung besitzen. Durch die (ursprüngliche) Einbettung in ein soziales Medium betonen Erklärvideos jedoch auch immer die Alltagsnähe und den Lebensweltbezug. Auch wenn dem Video ein Skript zugrunde liegt, so betont die Art und Weise der Vermittlung und die Nutzung der Gestaltungselemente den gesprochenen, oft zwanglosen Charakter. So kann beobachtet werden, dass eher ein informelles Register vorgezogen wird, um Nähe herzustellen; es wird „fast ausschließlich geduzt, wenig hierarchisch und von oben herab kommuniziert. Häufig wird Humor in den Erklärungen eingesetzt, auch setzen sich die Erklärenden humorvoll mit dem eige-

nen Nicht-Können am Anfang oder bei Problemen beim Lernprozess auseinander." (Wolf 2020, S. 20). Auch wird die Schwierigkeit häufig zunächst anerkannt, um die Lernenden vorzubereiten, aber auch um zu ermutigen, diverse Wege zum Können auszuprobieren, wodurch eine „fehlertolerante, positive Lernatmosphäre" vorherrscht, was die Merkfähigkeit tendenziell verbessern kann (ebd.). Zur Merkfähigkeit tragen auch die multimedialen und dadurch auch multisensualen Eigenschaften bei: Lernvideos zeichnen sich oft durch wiedererkennbare Musik oder durch unterhaltende, humoristische Elemente aus, z. B. witzige bildliche Einlagen, schauspielerisch übersteigerte Darstellung usw. Mit der Verbindung aus Bewegtbild, Text, Musik, Stimme und Zeichen wie *Icons, Emojis* oder einfliegende Hinweise handelt es sich um ein hybrides, intermediales Medium, das eine hohe Anschaulichkeit mitbringt und durch seine kognitiv-anregende Natur die Behaltensleistung aufgrund der inhärenten dualen Kodierung erhöht (Schmidt-Borcherding 2020, S. 63). Besonders hoch ist die Behaltensleistung, wenn der Sprechtext mit den Visualisierungen synchronisiert ist und mit „deiktischen" Hinweisen (z. B. „Wie Sie unten links erkennen können…") ergänzt wird. Durch diese Synchronisierung wird die (visuelle) Aufmerksamkeit der Lernenden gesteuert (ebd., S. 67)[2].

6.2.4   Funktionen, Vorteile und didaktisches Potenzial von Erklärvideos

Mit der KMK-Strategie „Bildung in der digitalen Welt" (2017, S. 3) wurde die im Zuge der digitalen Transformation notwendige Weiterentwicklung der Rolle der Lehrkraft beschrieben, die die „lernbegleitenden Funktionen" betont, vor allem im Hinblick auf „die zunehmende Heterogenität von Lerngruppen" und „inklusive Bildung" „individualisierte Lernarrangements zu

---

[2]Zu den lernpsychologischen Grundlagen des multimedialen Lernens siehe auch Carney und Levin (2002).

entwickeln und verfügbar zu machen". Mithilfe digitaler Lernumgebungen können so die „notwendigen Freiräume" geschaffen werden, die jedoch zunächst einer „Neuausrichtung der bisherigen Unterrichtskonzepte" bedürfen. Das digitale Lernen ermöglicht hierbei ein asynchrones, ortsunabhängiges, im eigenen Tempo und nach eigenen Interessen und Bedürfnissen geleitetes Arbeiten (Rat für kulturelle Bildung 2019, S. 28). Jener Aspekt der Individualisierung fördert das selbstbestimmte und selbstorganisierte Lernen und eröffnet Differenzierungschancen, sowohl inhaltlich und arbeitstechnisch (z. B. durch gleichzeitiges Bearbeiten unterschiedlicher Themen, *multitasking*) als auch zeitlich und örtlich (z. B. individuelles Lerntempo, virtuelle Räume, Videokonferenzen und Videoaufzeichnungen, etc.) (Pammer 2015). Damit können in Formaten wie dem *Flipped Classroom*[3] Unterrichtsinhalte vorgeschaltet werden, weil die Erklärung einer therapeutischen Intervention oder Behandlungsmaßnahme beispielsweise in Eigenregie (zuhause) erfolgt, woraufhin Nachfragen, Vertiefungsfragen oder auch Übungen zur Festigung und Anwendung unter schulischer Instruktion folgen. Besonders das Lerntempo soll hier noch einmal als entscheidender Faktor angeführt werden, erlaubt die Darbietungskontrolle (durch Navigationselemente wie „Pause" oder „Wiederholen") doch ein flexibles, individuell anpassbares Tempo sowie die Betrachtung des Inhaltes nach unterschiedlichen Kriterien/Perspektiven (Scheiter 2014). Mayer (2014) betitelt diese Funktion als „Segmentationsprinzip", wodurch die Verarbeitung und Integration von multimedialen Informationen besser gelingt, wenn die Menge und das Tempo sowie der Zeitpunkt selbst bestimmt werden können. Hierbei muss jedoch berücksichtigt werden, dass die Navigation wiederum Kapazitäten aus dem Arbeitsgedächtnis benötigt.

6.2.5 Unterrichtspraktische Überlegungen zum Einsatz von Erklärvideos

Auch in instruktiven Unterrichtssettings können Erklärvideos gewinnbringend eingesetzt werden, wenn z. B. Lernstationen ergänzt werden (*Input*/Erarbeitung), Hilfestellungen/erweiternde Hinweise angeboten oder Lösungsblätter ersetzt werden mittels Videolösung/Sicherungsaufschrieb. Auch für den Umgang mit Lernenden, die schneller arbeiten oder eine Aufgabe vor der Mehrheit der Gruppe erledigt haben, bieten Erklärvideos binnendifferenzierendes Potenzial: so können Videos in Eigenregie gesucht werden, um diese den Mit-Lernenden zu empfehlen, die den Wunsch haben, das aktuell behandelte Thema noch einmal zu wiederholen oder zu vertiefen. Auch abwesende Lernende können so leichter den Unterrichtsstoff nachholen.

Insgesamt begünstigt der Videoeinsatz die Erfüllung der neuen Lehrer*innenrolle in einer individuelleren Lernkultur, da die Lehrkraft in die Lage versetzt wird, stärker als Betreuer*in, Beobachter*in und Diagnostiker*in zu agieren und individuelle Lernprobleme zu begleiten. So kann beispielsweise Feedback mithilfe eines kurzen, von der Lehrkraft produzierten Erklärvideos stärker individualisiert angeboten werden, indem die z. B. in der Leistungsüberprüfung oder in der Praxisphase gemachten Fehler noch einmal von der Lehrkraft erläutert werden. Als Ersatz für Lehrervorträge soll und kann das statische Video nicht fungieren, da die Adaption der Erklärung an Vorwissen und Interessen der Adressatengruppen im gelenkten Unterrichtsgespräch weitaus besser gelingt, da Nach-, Diagnose- oder Verstehensfragen angepasst an die Lerngruppe spontan formuliert werden (können) (Kulgemeyer 2020, S. 70). Hingegen kann die Medienkompetenz trainiert werden, wenn beispielsweise Lernvideos (mit dem Ziel des Wissenserwerbs) miteinander verglichen und kritisch überprüft werden, z. B. anhand des vom Fach- bzw. Lehrbuch bereitgestellten Wissens. So kann das Video als Wissensträger problematisiert und dadurch der reflexive Umgang mit Medien gefördert werden (Redecker 2017, S. 19,

---

[3] Vgl. Kap. 2 in diesem Buch.

6.1 Informations- und Medienkompetenz des DigCompEdu). Final darf natürlich das didaktische Potenzial von Erklärvideos für das Konzept des „Lernen durch Lehren" nicht außer Acht gelassen werden, da mittlerweile nahezu alle Lernenden über ein Smartphone mit ausreichend guter Kamera und Mikrofon verfügen und auch häufig das Wissen sowie die technischen Voraussetzungen für das Anfertigen eigener Erklärvideos vorhanden sind. Sowohl Lege-Trick-Videos können mit einfachen Mitteln visualisiert und aufgenommen werden; auch webbasierte Anwendungen wie *SimpleShow* ermöglichen das Anfertigen von Erklärvideos mithilfe von KI-gestützten Vorlagen (SimpleShow 2023). Bilder und Deiktika wie Pfeile, Gedankenblasen, Blitze werden vorausgewählt und mit dem Text, der eingegeben wird, synchronisiert. Text kann selbst eingesprochen oder von einer automatisierten Stimme vertont werden. Ein *Simple-Show*-Video arbeitet mit Animationen im Legetrickstil. Animierte Figuren, Symbole und vieles mehr werden vor einem zumeist neutralen Hintergrund von einer Hand in das Bild bzw. die Szene geschoben. Das Produkt kann über einen Link geteilt werden. So können Erklärvideos zur Überprüfung des Verständnisses in Anknüpfung an den Lernstoff, als Präsentation einer Gruppenarbeit oder aber als Ersatz für ein Referat erstellt werden.

Die Abwägung, ob Lernvideos in der Ausbildungspraxis die zeitintensiven Referate/Vorträge/Berichte von Fallbeispielen ersetzen sollen/können, geht sowohl mit einleuchtenden Vorteilen als auch potenziellen Hindernissen einher: Genau wie bei einem Referat wird das Lernvideo in Autonomie (und unter Zeitdruck) vorbereitet und zu einem festgelegten Zeitpunkt „eingereicht". Es muss Stoff reduziert, ein Skript gegliedert, eine Visualisierung überlegt werden. Vorteilhaft ist in der Phase der Vorbereitung besonders das zielgerichtete Wiederholen und Üben, bis die Tonspur die gewünschte Qualität erreicht. Die Sichtung des Videos ist im Vergleich zum Referat allerdings zeit- und ortsunabhängig, sowohl für die Lehrkraft als auch für die Mit-Lernenden, insofern eine virtuelle Lernplattform vorhanden ist, auf der das Video in

einem geschützten Rahmen geteilt werden kann (siehe Abschn. 6.1). Auch kann die Tonspur von höherer Qualität sein und Aufregung/Angst beim Sprechen vor einer Gruppe minimiert werden. Natürlich ersetzen das Sichten und Feedbacken des Videos nicht die Interaktion wie bei einem Referat im Raum, wo es möglich ist, auch die Zuhörer*innen zwischendurch einzubeziehen; andererseits ist es durchaus möglich, nach dem Schauen des Videos Fragen zu stellen, ggf. auch digital moderiert unter dem Einsatz von *Tools* zum kollaborativen Sammeln und Arbeiten[4].

6.2.6 Kriterien guter Erklärvideos und Formate

Es wurden bereits einige konstitutive Eigenschaften von Erklärvideos angesprochen, die in der folgenden Übersicht noch einmal ergänzt und zusammengefasst werden sollen. Grundlegend sollen Erklärvideos in der Lehre der Veranschaulichung zur Lösung eines Problems oder zur Erklärung einer Sache dienen. Dies passt besonders bei Inhalten und für Lernziele, wo ein Erwerb von deklarativem und prozeduralem Wissen im Vordergrund steht. Ebenfalls geeignet, aber beispielsweise auf YouTube noch nicht für das Format des Erklärvideos ausgeschöpft, wären die Vermittlung von Lernstrategien und Lerntechniken – im Sinne des lebenslangen Lernens besonders für Fortbildungskontexte wichtig. Ganz gleich für welchen Bereich ein Erklärvideo erstellt worden ist, alle vereint der Alltagsbezug und die Visualisierung, wodurch das „Lernen am Modell" erleichtert und die Theorie mit Praxis verbunden wird (Krammer et al. 2012). Dabei können einige Aspekte formuliert werden, die zu inhaltlichen bzw. Gestaltungskriterien für gute Erklärvideos abgeleitet werden können. Ein gutes Erklärvideo sollte[5]:

---

[4] Siehe hierzu Kap. 4 zu digitalen *Tools* in der Lehre der Gesundheitsfachberufe.

[5] In Anlehnung an Kulgemeyer (2020) und Dorgerloh (2020).

1) das Erklärziel früh nennen (was wird man am Ende des Videos wissen bzw. besser können) und dieses in einen Rahmen einbetten (beispielsweise durch Kontextualisierung oder *Storytelling*)
2) die Relevanz des Erklärten global betonen, damit die Essenz des Vermittelten deutlich wird
3) auf bekannte Missverständnisse oder Hürden hinweisen, die aufgeklärt werden
4) sich kurz fassen
5) langsam erklären
6) direkte, informelle Ansprache wählen (dabei Synonyme und Exkurse vermeiden)
7) Visualisierungen nutzen (ohne visuell und auditiv zu überladen, um Ablenkung zu vermeiden), die kohärent und synchron zur Versprachlichung sind
8) zeitlose, modellhafte Beispiele auswählen (mit Regelhaftigkeit beginnen, Ausnahmen explizieren bzw. reduzieren)
9) an das Vorwissen anknüpfen, ggf. Analogien aufzeigen
10) motivieren, das Gelernte im Anschluss anzuwenden, um eine maximale Kognitivierung zu erreichen („Call-To-Action")

Im Spannungsfeld zwischen individuellem Vorwissen und dem Anspruch an universelle Nachvollziehbarkeit spricht der Aspekt der Statik und Nachhaltigkeit für eine eher deduktive Vermittlungsweise (im Gegensatz zum entdeckenden Lernen, vgl. Zocher 2000) und eine Unterteilung eines Phänomens in mehrere Videos, die für sich stehen können. Auch je nach Komplexität sollte eine Abwägung erfolgen und die Eigenaktivität während des Videoschauens im Blick behalten werden, durch beispielsweise angeleitete Übungen zwischendurch oder Quizfragen zur Überprüfung des eben Gelernten. Ob und wie mit diesen Elementen am Ende umgegangen wird – Schritt-für-Schritt-Abarbeiten oder Auslassen durch Überspringen – ist den Video-Rezipient*innen je nach angestrebtem Ziel im Lernprozess mit dem Video selbst überlassen.

Die Formate der Erklärvideos befinden sich in einem stetigen Wandel und somit sind über die Zeit Ästhetiken von anderen abgelöst worden, schlagen sich technische Neuerungen nieder und erweitern Programme und Anwendungen den multimedialen Visualisierungsspielraum.

Immer noch häufig vorzufinden ist der *Screencast* (**auch** *Screen Capture*)**,** also das Bildschirmabfilmen mit integriertem Audio-Mitschnitt z. B. einer digitalen Präsentation o. ä. Ein Klassiker des Erklärvideo ist der **Whiteboard/Tafel-Stil** analog oder digital, bei dem sich die Lehrperson vor einer Tafel oder einem Whiteboard befindet und dieses Medium für erklärende Skizzen, Notizen und Schaubilder nutzt. Für den gesundheitsberuflichen Bildungsbereich tritt hier besonders das Filmen einer Lehrperson bzw. Expert*in mit einer Puppe, mit einem Trainingsgerät, mit einem*r Simulationspatient*in (im Rollenspiel) in den Vordergrund. Da die Machart jedoch oft wenig professionell wirkt, wurde dieser Stil überwiegend abgelöst von einer digitalen Variante, bei der Bilder, Grafiken und Text animiert wird und einer *Off*-Stimme aus dem Hintergrund zugehört wird, während parallel eine Zeichnung o. Ä. angefertigt wird (SimpleShow 2023). Auch kann die Person in eine virtuelle Umgebung, also vor einen virtuellen Hintergrund, gestellt werden.

Das **Zettel-/Stift-Legevideo** zeigt die Aufnahme der Hände des Lehrenden und eine beschreibbare Unterlage. Der vorgetragene Inhalt wird so, meist zeitgleich, durch Skizzen usw. verdeutlicht. Beim analogen Legevideo werden meist farbig abgestufte, beschriftete oder ikonische Karteikärtchen nach und nach auf eine Oberfläche eingelegt und parallel kommentiert (aus dem *Off*). Mischformen sind mitunter gängig, besonders in den Gesundheitsfachberufen werden simulierte Patient*inneninteraktionen (am Bett, an einem Trainingsgerät) in den Handlungen entweder schematisch anhand von gegebenen Abbildungen erklärt oder nachgestellt abgefilmt, wodurch sich ein maximaler Realitätsbezug herstellen lässt. Eine Stimme aus dem *Off* und eingeblendete Erklärungen oder Fachtermini begleiten das Bild. So stehen beispielsweise Animationen, Bilder und Videos in einem Clip nebeneinander.

6.2.7 Erklärvideos in den Gesundheitsfachberufen am Beispiel der Pflege

Da allgemein die erste Anlaufstelle für Erklärvideos die Video-Plattform YouTube ist, soll mit Fokus auf die für die Pflegebildung relevanten Inhalte ein Überblick über das aktuell bestehende Erklärvideo-Vorkommen geliefert werden, der keinen Anspruch auf Vollständigkeit erhebt. Ein frei zugängliches deutschsprachiges kohärentes Erklärvideo-Angebot bzw. eine dafür vorgesehene Plattform, die fachlich gesicherte Lehrvideos in Breite und Tiefe der gängigsten Ausbildungsinhalte abbildet, ist nach aktuellen Erkenntnissen ausstehend. Mit Suchbegriffen wie „Erklärvideo Pflege" oder „Erklärvideo Pflegeausbildung" wird auf YouTube eine disparate Ergebnisliste aufgerufen, die die im Kontext Pflege existierenden unterschiedlichen Zielgruppen ansprechen will und bereits ein grundlegendes Problem anzeigt: Zwischen privaten Einrichtungen, die für sich werben und u. a. ihre Ausbildungsgänge oder im Sinne eines potenziellen Arbeitgebers ihre Arbeitsbedingungen vorstellen, finden sich vor allem Erklärvideos, die für (angehende) pflegende Angehörige – und damit peripher die Gesundheitsfachberufe berührend – bestimmt sind und Fragen rund um Pflegestufe, Pflegereformen und Finanzierungsmöglichkeiten beantworten. Unter Video-Kanäle mit dem Ziel, die Sprachkompetenz für die pflegerische Tätigkeit in Deutschland zu verbessern (beispielsweise @DeutschLernenPflege, 36.400 Abonnent*innen, hauptsächlich Videos mit Modelldialogen zum Patient*innengespräch zum Hörverstehen, Nachsprechen und Vokabellernen, YouTube 2023a), mischen sich unsystematisch Erklärvideos zu Anatomie und Krankheitslehre, zur Examensvorbereitung und persönliche Einblicke in den Pflegealltag – oft von Privatpersonen oder schulischen Einrichtungen ein- und hergestellt. Einer der größeren Kanäle ist @pflegekanal6829 mit 108.000 Abonnent*innen und einer Präsenz in den aktuell gängigsten sozialen Netzwerken wie Instagram, TikTok oder Facebook, auf dem eine examinierte Pflegefachkraft Einblicke in

die Altenpflegeausbildung ermöglichen möchte, gleichzeitig aber auch sehr unterschiedliche, den Pflegekontext betreffende Themenfelder behandelt wie Pharmakologie, Rechtskunde oder Produkttests (YouTube 2023c). Letzteres zeigt einen weiteren zu diskutierenden Aspekt an: häufig stehen hinter den Erklärvideos kommerzielle Ziele und ein *Sponsoring*, welches sich durch stetig eingeblendete Werbeanzeigen manifestiert. Da sich das Lernvideoangebot für Pflegebildung und -fortbildung – dies gilt ebenso für verwandte Gesundheitsfachberufe wie Physiotherapie – als sehr divers darstellt und die Suche nach geeigneten lernrelevanten Erklärvideos auf YouTube als langwierig und komplex erweist, ist eine weitere mögliche Anlaufstelle das stetig wachsende Ergänzungsangebot im Videoformat der Verlage, die für die Ausbildung jeweils relevante Fachbücher herausgeben. Am Beispiel des Thieme-Verlags (Andreae, Weniger & von Hayek 2015: *Gesundheits- und Krankheitslehre für die Altenpflege*) können die Lernenden Videos zu pflegetherapeutischen Ansätzen, Pflegemaßnahmen und Krankheitsbildern „für ein abwechslungsreiches Lernen" (ebd., Webseite thieme.de 2023) nutzen. Der Vorteil jener professionell hergestellten Videos liegt hierbei in der engen Anbindung an gesicherte fachliche Inhalte abseits der teils anekdotischen Evidenz, die die Erklärvideos weitertragen, und der parallelen Arbeitsweise (Fachbuch und Erklärvideo) im Sinne einer Ergänzung und Erweiterung durch Visualisierung und Multimedialität. Ob die Videos jedoch an den Gestaltungskriterien und Designmerkmalen guter Erklärvideos orientiert sind, ist Aufgabe weitergehender Untersuchungen.

6.2.8 Fazit

Lernende, die mit digitalen Medien sozialisiert wurden, werden auch Erfahrungen mit Lern- und Erklärvideos für bildungsrelevante Ziele mitbringen. Um an diese Gewohnheiten einerseits anzuknüpfen und sie für Überzeugungen des Lehrens und (lebenslangen) Lernens des 21. Jahrhunderts im Zuge einer *digital literacy* nutzbar zu machen, benötigt es einen didaktisch fundierten Einsatz von Lern- und Erklärvideos im und außerhalb schulischer Settings. Neben einer medienkompetenten Auswahl und Rezeption benötigt es Fertig- und Fähigkeiten im Erstellen von Erklärvideos für eine handlungs- und produktorientierte Ausbildung mit zeitgemäßen Formen der Sicherung und des Feedbacks. Je nach Ziel können Erklärvideos vielfältig eingesetzt Erarbeitungs-, Sicherungs-, Vertiefungs- und Wiederholungsprojekt sein. Für all diese lernendenorientierten Methoden gilt jedoch, stets transparente Kriterien für die Produktion als auch für die Rezeption und medienkritische Evaluation vermittelt zu haben.

6.3 Serious Games und Extended Reality (XR) zum Erwerb immersiver Reflexionskompetenz

Denny Paulicke und Jenny-Victoria Steindorff

Die Ausbildungsformen und -wege für das Gesundheitswesen in Deutschland unterliegen einem langsamen, aber stetigen Wandel. Zum einen wird die hochschulische Qualifizierung seit Jahrzehnten diskutiert, jedoch – entgegen internationalen Standards – bisher lediglich in Modellstudiengängen umgesetzt (WR 2023). Zum anderen wird der Versuch unternommen, Ausbildungsgrundlagen und curriculare Rahmen den Herausforderungen anzupassen, wie z. B. bei der jüngst novellierten generalistischen Pflegeausbildung. Im Hinblick auf eine kompetenzorientierte und transformative Ausrichtung der Bildungsprozesse der Gesundheitsfachberufe, die konstitutiv ist, um digitale Kompetenzen aufzubauen und somit digitale Innovationen prozessintegrierend zu verankern, erscheinen diese Bemühungen bisher nicht ausreichend (Hofstetter et al. 2022). Dabei werden digitale Technologien zu einem zunehmend relevanten Bestandteil des zukünftigen Bildungs- und Gesundheitsangebots (Evans 2020). Die

digitale Transformation als Kulturwandel betrifft demnach den gesamten Bildungskontext der Gesundheitsfachberufe in fundamentaler Form (Mangiapane und Bender 2020). Diskurse um neue oder alternative Lehr- und Lernformen in den Gesundheitsfachberufen sind hierbei nicht neu, werden jedoch im Zuge der digitalen Möglichkeiten neu fokussiert (Peters 2019, S. 112). Vor allem die beiden Begriffe *Gamification* und *Serious Games* werden in diesem Zusammenhang häufig genannt. Zu beiden Begrifflichkeiten existiert jedoch keine einheitliche Definition (Schöbel und Söllner 2019, S. 124). Während bei *Gamification* vor allem die Verwendung und Kombination von Spieldesignelementen in nicht spielerischem Kontext beschrieben wird, lassen sich unter *Serious Games* voll entwickelte Spiele verstehen, die nicht zum Vergnügen eingesetzt werden, sondern stets ein Lernziel verfolgen. Demnach wird *Gamification* genutzt, um mithilfe einzelner spielerischer Elemente den realen Kontext interessanter und ansprechender zu gestalten (Deterding et al. 2011). Die Elemente Spiel, Design und nicht-spielerischer Kontext sind demnach maßgebend und beschreiben ein Spiel (engl. „game"), in dem ein regelbasiertes System vorherrscht und somit die Rahmenbedingung, in der ein Ergebnis zwar unvorhersehbar ist, aber der*die Spieler*in trotzdem Emotionen und Engagement einsetzt, um das Ergebnis durch Gewinnen zu beeinflussen (Schöbel und Söllner 2019, S. 124). Spiele spielen, also *play,* hingegen bedeutet freies Bewegen innerhalb eines vorgegebenen Rahmens und ist demnach nicht mit *Games* zu verwechseln (Deterding et al. 2011). Durch den Einsatz von Spieldesignelementen wird der Unterschied zwischen *Gamification* und den im ähnlichen Kontext stehenden und schon länger existierenden sogenannten *Serious Games* deutlich (Schöbel und Söllner 2019, S. 124).

Die Integration von ebensolchen spielerischen Elementen in die Bildungsprozesse der Gesundheitsfachberufe, die durch die digitale Gestaltung an Attraktivität gewinnen, erscheint hier vor allem hinsichtlich der Anbahnung berufsrelevanter Kompetenzen sowie der immersiven Herstellung von sicheren Lernumgebungen geeignet, um Lernziele einzubetten. Die spielerische Interaktion im digitalen Raum stellt hierbei eine erweiterte methodische Möglichkeit dar, die die Lernenden auf verschiedenen Kanälen und in verschiedenen Dimensionen ansprechen kann und dabei sowohl formelle als auch informelle Outcomes anvisiert (Peters 2019, S. 111). Neben methodischen Anwendungen, wie z. B. digitalen oder videobasierten Fallstudien, anatomischen Modellen, Rollenübernahme mit simulierten Patienten*innen in digitalen Umgebungen, können auch spezifische, simulationsbasierte Lernprozesse in virtuellen Welten umgesetzt werden. Die zunehmende digitale Durchdringung der Lehr- und Lernprozesse in den Gesundheitsfachberufen stellt dabei sowohl die Lernenden als auch die Lehrenden vor neue Möglichkeiten, die mit der Flexibilisierung von Lehr- und Lernorten und -zeit, Neudimensionierung von Präsentationen von Lehrinhalten sowie mit Herausforderungen, wie der Entgrenzung des Lernens, einhergehen (Hülsken-Giesler 2015).

In den Bildungsprozessen der Gesundheitsfachberufe werden zunehmend simulierte Szenarien eingesetzt, um Fertigkeiten zu trainieren oder zu unterstützen (Gasteiger et al. 2021, S. 3). Immersiven Medien sowie die Nutzung von *Gamification* oder die Umsetzung in Form von *Serious Games* wird dabei hohes Potenzial zur Verbesserung des Lehrens und Lernens und zur Realisierung neuartiger Lehr-Lernszenarien zugeschrieben. Immersion bezieht sich auf die Empfindung der Nutzenden, in die virtuelle Welt eintauchen zu können und den daraus resultierenden objektiven Grad an sensorischer Realitätsnähe, der durch eine computergenerierte Simulation erreicht werden kann. Hierdurch kann eine Reflexionstiefe adressiert werden, die für Entscheidungsprozesse am und mit Patient*innen wichtig ist (Browman und McMahan 2007). Dabei lässt sich der Grad der Realitätsdarstellung, der sich ursprünglich vor allem auf visuelle Darstellungen bezog und inzwischen auch auf haptische oder akustische Erfahrungen ausgedehnt wurde, auf einem „Virtualitätskontinuum" zwischen den Extremen der Realität und der virtuellen Realität einordnen. Die

sogenannten *Extended Reality* (XR)-Medien, unter denen auch *Augmented Reality* oder *Virtual Reality* subsumiert werden, lassen sich demnach anhand ihres „Realitätsgrades" in die Kategorien „low", „medium" und „high fidelity" einteilen (Steindorff et al. 2023). Ist jedoch entweder keine eindeutige Zuordnung zu VR oder AR möglich oder werden beide Techniken in einem größeren Anwendungskontext kombiniert, so wird häufig auch der Begriff Mixed Reality (MR) verwendet: „MR-Techniken zielen darauf ab, realistische immersive Umgebungen zu schaffen, die sich durch eine möglichst nahtlose Verschmelzung der realen und virtuellen Welt auszeichnen" (Stefan et al. 2018). Eine weitere Option sind sogenannte *Extended Reality* (XR) Technologien. Ähnlich wie MR soll dieser Begriff die Möglichkeit bieten, die Eindeutigkeit von VR und AR aufzuheben und die Gesamtheit der Technologien zu bezeichnen, die Realitätsbilder ermöglichen, ohne jedoch zu suggerieren, dass es sich um kombinierte Technologieformen handelt. Allen XR-Medien ist zudem gemeinsam, dass sie neben dem Merkmal der (abgestuften) Immersion auch die Prinzipien der Interaktion und der Nutzerpartizipation ansprechen (Lindwedel-Reime 2019). Das zentrale Element der virtuellen Realität ist vor allem durch eine dreidimensionale Computerumgebung gekennzeichnet, die den Nutzer*innen interaktive Erfahrungen in einer alternativen Realität bieten, die zudem durch die Entwickler*innen in einem gezielt definierten Handlungs- und Entscheidungskorridor beeinflussbar sind. Sie erhalten in dieser Umgebung so die Möglichkeit, sich als Avatare zu bewegen, Gefühle wahrzunehmen und simulierte Objekte, die real erscheinen, berühren und auf sie einwirken zu können (Ghanbarzadeh et al. 2014). Virtuelle Welten können demnach Handlungs- und Reflexionsaspekte abbilden, die im Rahmen der Ausbildung von Gesundheitsfachberufen wesentlich sind. Zwei Arten – dVRS (*desktop Virtual Reality System*) und iVRS (*immersive Virtual Reality System*)-Simulation – sind hierbei zu unterscheiden (Strangman und Hall 2003). Bei einer dVRS, die auch als nicht-iVRS bezeichnet wird, interagieren die Benutzer*innen mit einer auf einem Computermonitor angezeigten Umgebung mithilfe einer Maus, einer Tastatur, eines Touchscreens oder eines Joysticks (Choi et al. 2016). Im Gegensatz dazu bietet ein iVRS eine vollständige simulierte Umgebung, in der die Benutzer*innen mit mehreren sensorischen Ausgabegeräten wie einem kopfgetragenen Gerät, einer stereoskopischen Einheit, einem Audio- oder einem haptischen Gerät ausgestattet ist (Strangman und Hall 2003). Es beinhaltet einen höheren Grad an Interaktivität im Vergleich zu dVRS. Durch das Ausblenden vieler visueller Elemente der realen Umgebung und die Induzierung sensorischer Reize, die der virtuellen Umgebung entsprechen, ermöglicht es den Benutzer*innen, in die virtuelle Umgebung einzutauchen (Kilmon et al. 2010). Mithilfe von *Virtual Reality* (VR) ist es also möglich, dass Nutzer*innen in eine synthetische Umgebung eintauchen und diese über die Sinne Sehen, Hören und zunehmend auch über Bewegung und Berührung wahrnehmen. In dieser Umgebung können sie zum Beispiel kritische und komplexe Szenarien unter sicheren Bedingungen trainieren und Handgriffe oder Verhaltensweisen (Weiß et al. 2018) üben, die für die professionelle Pflege sowie in der gesundheitlichen Versorgung von Patient*innen von hoher Relevanz sind. Bisherige Ansätze beziehen sich vor allem darauf, virtuelle Realität zu nutzen, um abstrakte und komplizierte Inhalte zu vermitteln, indem das eigene Handeln und die Auswirkungen in den Fokus gerückt werden und die Lerninhalte als attraktiver wahrgenommen und über verschiedene Sinneskanäle parallel angesprochen werden (Lindwedel-Reime 2019). Vor diesem Hintergrund ist es naheliegend, das Potenzial von XR-Technologien als hilfreiche Ergänzung zu bestehenden Lehrformaten zu betrachten: In sicheren Lernräumen können Handlungsabläufe in Form von sogenannten „vivid second-hand-experiences" (Kleinknecht und Schneider 2013) wiederholt werden und die Lernenden können seltene und/oder komplexe praxisnahe Situationen ansehen, sequenzieren und diskutieren sowie die entsprechenden Handlungsoptionen effektiv und sicher zugleich erproben (Pfeifer et al. 2021,

S. 5). Die Nutzung der virtuellen Realität ermöglicht demnach ein Training ohne Gefahr für sich selbst oder die zu betreuende Person (Chen et al. 2022). Insbesondere das beliebig oft wiederholbare Verfahren zum Erlernen und Erwerben von Fähigkeiten und Kompetenzen fördert die neuronale Verknüpfung (Pfeifer et al. 2021) und die daraus resultierende Handlungssicherheit. Dabei entstehen Wege der Umsetzung von theoretischem Wissen in praktische Fertigkeiten und Fähigkeiten (Kleinknecht und Schneider 2013). Weiterhin bietet die somit erworbene Handlungssicherheit, sich sowohl in weiteren Lehr-Lernkontexten und/oder auch in der praktischen Umsetzung der erlernten Fähigkeiten, sich verstärkt auf kritisch-reflexive Momente in der realen Kontaktsituation mit Patient*innen in ihrer jeweiligen Individualität zu fokussieren.

Eine losgelöste Ergänzung zu bestehenden methodischen und didaktischen Ansätzen erscheint in diesem Zusammenhang dementsprechend jedoch nicht ausreichend. Vor allem der Theorie-Praxis-Transfer wird von Lernenden und Lehrenden gleichermaßen oft als kritisch und unzureichend beschrieben, wenn nur konventionelle Lehrmethoden eingesetzt werden (Lindwedel-Reime 2019). Dies gilt auch, wenn Auszubildende zwischen den einzelnen Methoden und den vermittelten Inhalten keine sinnvolle Verknüpfung herstellen können. Als Konsequenz könnte nicht nur eine unzureichende Versorgung, sondern auch Ausbildungsabbrüche folgen, da die Lernenden eine Überforderung mit den Lerninhalten und deren Übertragung auf die konkreten Praxisanforderungen aufweisen könnten, zumal die Anzahl und Regelmäßigkeit der Patient*innenkontakte während der Ausbildung oft unzureichend ist. Um immersive Lernerfahrungen zu arrangieren, sollten digitale und technologiegestützte Lehr-Lern-Entwicklungen folgende Aspekte berücksichtigen (Steindorff et al. 2023):

- Sie können das sich wandelnde Spektrum beruflicher Aufgaben der Gesundheitsversorgung aufgreifen, abbilden und die dafür erforderlichen Kompetenzen situativ und interaktiv in einem sicheren Lernsetting vermitteln bzw. den Erwerb unterstützen, indem sie Gelegenheiten zur Selbstbeobachtung und Selbstreflexion eröffnen; insbesondere auch für solche komplexen Handlungssituationen, die im Arbeitsalltag eher selten vorkommen und/oder in den Ausbildungsphasen nicht gewährleistet bzw. eingeübt werden können.

- Sie adressieren die intrinsische Lernmotivation und können so die Attraktivität der Ausbildung erhöhen und effektiver gestalten.
- Sie erfüllen indirekt die Forderung nach der Einbeziehung digitalbezogener Kompetenzanforderungen in den Curricula.

Virtuell unterstützte Lehr-Lern-Szenarien sind als unterstützendes Lehr-Lern-Werkzeug anzusehen, das den bestehenden Methodenkanon sowie die in den jeweiligen Versorgungsprozess eingesetzten Technologien miteinander in Beziehung stellt und so als verbindendes Element eine immersive Lernerfahrung evoziert. XR-Ansätze – insbesondere VR – eignet sich jedoch nicht als eigenständiger Lehransatz, der den Unterricht ohne gezielte Anleitung und Begleitung ersetzen kann oder soll (Saab et al. 2021). Vielmehr geht es darum, die Möglichkeiten immersiver virtueller Simulationen sinnvoll in die Lehre angehender oder auch in die Fort- und Weiterbildung bereits tätiger Pflegekräfte zu integrieren, sodass sowohl Noviz*innen als auch Expert*innen (Hara et al. 2021) von den nachfolgend beschriebenen Mehrwerten profitieren können, wenn es darum geht, z. B. *Soft Skills* wie Empathie, (inter-)professionelle Kommunikation und Zusammenarbeit zu trainieren. Dabei bietet sich die Funktion der expliziten Reflexion sowie des Perspektivwechsels oder die (ortsunabhängige) *Multiplayer*-Spieloption an, die die Lernenden in einem realistisch dargestellten Versorgungssetting in eine gezielte, z. B. kommunikativ herausfordernde Gesprächs- oder Angehörigenberatungssituation versetzt und damit herkömmliche Rollenspiele erweitert (Plotzky et al. 2021). Ebenso ist es in diesem Umfeld möglich, Kompetenzen wie Beobachtung und Reflexion fall- und handlungsorientiert zu erweitern oder zweifelhafte Situ-

ationen aus verschiedenen Perspektiven zu betrachten und dann gemeinsam mit der Lehrkraft oder im Klassenverband zu diskutieren (Hara et al. 2021). Der bewusste Einsatz von virtuellen Szenarien, z. B. in der generalistischen Pflegeausbildung ist demnach gut geeignet, neues Wissen erstmals multisensorisch zu erwerben, durch Wiederholung oder unterschiedliche Handlungsanforderungen zu festigen und abstrakte Konzepte erfahrungsbasiert und feedbackgestützt zu bilden.

Vor allem die Möglichkeit, theoretisch vermittelte Inhalte mit den dazu erforderlichen praktischen Fähigkeiten und Fertigkeiten der Pflege situationsorientiert und in Verbindung mit (virtuellen) zu versorgenden Personen anzuwenden, ermöglicht es den Lernenden, bereits vor ihren ersten klinischen Einsätzen praktische Erfahrungen zu sammeln und zu reflektieren. Dies wiederum kann dazu führen, dass sie mutiger, motivierter und engagierter in der aktiven Auseinandersetzung mit realen Patient*innen sind. Andererseits erleben sie auf diesem Weg auch ein Gefühl von größerer Kompetenz und Selbstwirksamkeit, das den oft als schwierig und defizitär empfundenen Theorie-Praxis-Transfer verringern kann (Steindorff et al. 2023).

Aktuelle Studien lassen daher den Schluss zu, dass das fallbezogene mehrdimensionale aktive Entdecken, Erleben und selbstständige Bewältigen von Versorgungssituationen, z. B. in der Rolle der Pflegekraft oder als beobachtende*r Teilnehmer*in der Entwicklung von vertieftem Wissen (Adhikari et al. 2021) in Form der genannten Konzepte oder der Kompetenz zum Abrufen und Abwägen von Handlungsalternativen dienen kann. Dieses können die Lernenden dann in der Praxis gezielter und reflektierter in Prozessen der (evidenzbasierten) Entscheidungsfindung oder Problemlösung anwenden (Steindorff et al. 2023).

Wenn die Gestaltung virtueller Szenarien weiterhin die Möglichkeit zur Demonstration, Aufzeichnung und Wiederholung von Handlungsabläufen erlaubt, unterstützt dies einerseits die didaktische Sequenzierung und korrekte Instruktion von und in komplexen Pflege- oder Versorgungssituationen zur besseren Einprägsamkeit der einzelnen Schritte im Hinblick auf prozedurale (u. a. Hara et al. 2021) und psychomotorische (u. a. Plotzky et al. 2021) Fähigkeiten. Andererseits hilft dies, zusätzlich zu einem Betrachten und Verstehen eingebetteter anatomischer und physiologischer Modelle das klinische Bild in seiner Gesamtheit besser nachvollziehen zu können (Saab et al. 2021).

Virtuell unterstützte Lehr-Lern-Szenarien bieten somit aufgrund der nahezu unbegrenzten Gestaltungsmöglichkeiten ein breites Spektrum an inhaltlichen Praxisfeldern für (angehende) Akteure in den Gesundheitsfachberufen, das von den bereits aufgezählten Möglichkeiten wie dem freien Üben und Reflektieren von Kommunikationsanlässen über technologiegestützte Patient*innenassessments und pflegerische Handlungen bis hin zu komplexen oder potenziell gefährlichen Situationen der professionellen Versorgung reichen kann, die die Lernenden jedoch mit reduzierten (ethischen) Bedenken oder Ängsten hinsichtlich der eigenen oder der Sicherheit der zu pflegenden Personen durchleben können (Plotzky et al. 2021). Während traditionelle Lehrmethoden, z. B. im Skills Lab, eine Beobachtung und anschließende Bewertung der Leistung durch eine Lehrkraft erfordern, ermöglicht VR den Lernenden, unbeobachtet und in einer Art Schutzraum Erfahrungen und Eindrücke zu sammeln und diese anschließend mit den Lehrenden zu diskutieren und zu analysieren (Breitkreuz et al. 2020). Aufgrund dieser vielfältigen Anwendungsvarianten gibt es verschiedene didaktische, (lern-) zielorientierte Anlässe für immersive virtuelle Pflegesimulationen, die zu mehreren Zeitpunkten in den Unterricht integriert werden können: Adhikari et al. (2021) und Saab et al. (2021) empfehlen VR beispielsweise vor und zwischen Lehr-Lern-Einheiten und praktischen Einsätzen zu nutzen, um neues Wissen und kinästhetische Fertigkeiten als eine Art Wiederholung oder Auffrischung zu vermitteln oder um das erworbene Wissen während der Theorie- und Praxisphasen zu testen. Auch Lee, Kim und Eom (2020) betrachten virtuell unterstützte Lehrszenarien als sinnvolle Vorbereitung auf die zukünftige Arbeit im klinischen Umfeld. Im Einklang mit diesen Lern- und Praxismöglichkeiten sieht das INACSL Standards Committee (2021) in VR sogar das Potenzial, z. B. die Qualität der Versorgung und der Pflege sowie die Patient:innensicherheit zu verbessern.

Aufgrund der vielfältigen Möglichkeiten, virtuelle Szenarien im Zuge der verschiedenen einbettbaren sensorischen, aber auch didaktischen Features zu gestalten und einzusetzen, ergibt sich ein vielschichtiger, umfassender Lernansatz, der den angestrebten Wissenserwerb für unterschiedliche Lerntypen erleichtern kann. Dementsprechend kann auf die Lernbedürfnisse der Auszubildenden gezielter eingegangen werden, sodass sie einen individuellen 1:1-Unterricht erleben, während die Ausbildenden eine gleichberechtigte Förderung der Lernenden bei reduzierter Arbeitsbelastung gewährleisten können (Breitkreuz et al. 2020). Dies wird auch dadurch beschleunigt, dass die Lernenden VR nutzen können, um ihren Wissens- und Kompetenzerwerb unabhängig von schulischen Ressourcen und flexibel an ihre eigenen (Lern-)Bedürfnisse anzupassen. So steht ihnen ein Medium zur Verfügung, das nicht nur zeitlich, räumlich und ohne Anleitung durchführbar ist, sondern ihnen auch ermöglicht, so schnell, so oft, so lange und so detailliert wie nötig zu üben, um ihr vertieftes Lernen selbständig steuern zu können. Der Wissenserwerb mit virtuell unterstützten Lehr-Lern-Szenarien basiert dabei zum einen auf der Theorie des situierten Lernens, um eine aktive Verbindung von didaktischen Prinzipien mit klinischen Kompetenzen zu fördern (Shorey 2021). Diesem Konzept wird VR dadurch gerecht, dass der Lernprozess nicht nur im Kontext spezifischer Handlungsziele, Kompetenzen, Strukturen und Regeln des simulierten pflegerischen Handelns stattfindet, sondern auch dadurch, dass „Interaktionen im sozialen Kontext einer ‚Community of Practice (CoP)' erlebt und eingeübt werden können" – sei es in der *Multiplayer*-Variante mit anderen Kommiliton*innen oder durch die Darstellung von Avataren, die verschiedene Teilnehmer*innen am Pflegeprozess repräsentieren können (Dehnbostel und Gießler 2023, S. 130). Zum anderen bietet VR einen Weg für erfahrungsorientiertes und konstruktives Lernen, indem sie den Lernenden ermöglicht, auch in stressigen, seltenen und gefährlichen Situationen sinnvolle und realistische Erfahrungen zu machen (Saab et al. 2021). Dies kommt vor allem dann zum Tragen, wenn herkömmliche Lehrmethoden diese Situationen kaum oder nur unzureichend abbilden können oder wenn es darauf ankommt, sie intensiver als in der Pflegewirklichkeit zu kontrollieren (Dean et al. 2023). Auf diese Weise wird ein sicheres, risikoarmes, berührungsloses sowie scham-, stress- und angstfreies Lernen möglich (Adhikari et al. 2021).

Der Einsatz von VR-gestützten Szenarien kann auch aus didaktischer Sicht das Selbstvertrauen und Selbstbewusstsein der Lernenden verstärken (Saab et al. 2021). Das Selbstbewusstsein und die Wahrnehmung einer gesteigerten Kompetenz der Lernenden sowie die spielerisch vermittelte Freude an der Herausforderung oder auch am Wettbewerb mit Mitschüler*innen kann, wie oben bereits erwähnt, auch die Aufmerksamkeit und Einprägsamkeit der Inhalte fördern (Adhikari et al. 2021). Im Hinblick auf die Aufmerksamkeit hat VR auch den Mehrwert, durch das Headset und die Immersion Ablenkungen und abschweifende Gedanken in der Lernsituation zu reduzieren und damit den Fokus und die Konzentration auf die Inhalte zu erhöhen (Hardie et al. 2020). Im Hinblick auf eine bessere Einprägsamkeit ergibt sich zudem mithilfe von VR das Potenzial, einzelne (pflegerelevante) Schritte beliebig oft abzurufen und standardisiert zu demonstrieren.

Auch die Pausen- und Aufzeichnungsfunktion, mit deren Hilfe die vermittelten Informationen sequenziert, rekapituliert und verarbeitet werden können, erleichtert die Leistungskontrolle der jeweiligen Lernenden (Chang und Lai 2021). Durch die Möglichkeit, Daten zu sammeln und Effekte zu visualisieren, erhalten sowohl die Lernenden selbst als auch die Lehrenden weiterhin eine Verdeutlichung und Dokumentation des Lernprozesses (Plotzky et al. 2021). Auf diese Weise kann ein Verständnis für die eigenen Lernbedürfnisse und -anforderungen erzeugt werden. VR unterstützt aber auch das Verständnis von und für die zu versorgende Person in ihrer jeweiligen Situation, da sie die Wahrnehmung der Patient*innen im Rahmen der virtuellen Falldarstellung nicht nur aus der Perspektive der Pflegeauszubildenden, sondern auch durch einen simulierten Perspektivenwechsel erlebbar macht (Saab et al., 2021). Diese interaktiven, emotionalen und sensorischen Eindrücke, die im realen Leben kaum reproduzierbar sind, können zu einer intensiveren Vertrautheit mit dem Fall sowie zu einer anderen Qualität von Sympathie und Empathie führen (Adhikari et al. 2021).

Virtuelle Lehr-Lern-Szenarien können somit ein sinnvolles Lehrmittel sein, um den Methodenkanon für die schulische und praktische Ausbildung von angehenden Akteuren in den Gesundheitsfachberufen zu ergänzen. Voraussetzung dafür ist jedoch ein ökonomischer, zielgerichteter, systematischer und flexibler, lernendenzentrierter Einsatz dieses Mediums, angepasst an die jeweilige Lerngruppe und deren Fähigkeits- und Wissensstand, den Lernerfahrungen sowie bisherigen Methodenkompetenz. Nach der Theorie der *deliberate practice* sollten die Übungen auf der Grundlage klar definierter, spezifischer, angemessener und messbarer Lernziele ausgewählt werden, die den realen Anforderungen der Versorgungspraxis entsprechen (Weiß et al. 2018). Die Lehrenden stehen somit vor der Aufgabe, die vorhandenen virtuellen Möglichkeiten didaktisch zu reduzieren, indem sie sich auf einzelne Aspekte und wesentliche Inhalte konzentrieren.

Aus diesem Grund und aufgrund verschiedener anderer Faktoren ist VR kein adäquater Ersatz für erfahrene Lehrende in der professionellen Versorgung (Saab et al. 2021). Lehrende müssen insbesondere auf die Bereitstellung der optimalen Rahmenbedingungen achten. Dementsprechend empfiehlt sich der Einsatz virtueller Szenarien vor allem für kleinere Klassen, damit die Organisation des Aufbaus der Simulationen sowie die Zuweisung und Erstellung von Rotationsplänen für die Lehrenden überschaubar und effizient ist. Unter Umständen ist zu überlegen, ob zusätzliche Lehrkräfte informiert oder einbezogen werden sollten oder ob speziell geschulte Ausbilder*innen bzw. Kommiliton*innen die Lernenden z. B. bei der Sicherung der Umgebung unterstützen (McConnel 2020). Dies wird auch dann relevant, wenn den Lernenden die Möglichkeit gegeben wird, die VR-Headsets in ihrer Freizeit in einem separaten Raum zum freiwilligen Üben zu nutzen oder auszuleihen (Saab et al. 2021).

Da angehende Fachpersonen in den Gesundheitsfachberufen im Zuge des zunehmenden Einsatzes von Technologien in der Praxis stets eine kritische und reflexive Haltung einnehmen und auch in ihrer Ausbildung dafür sensibilisiert werden sollten, gilt dies nicht nur für Lehrende, sondern auch für Lernende im Hinblick auf die Nutzung von virtuellen Szenarien. Dean et al. (2023) fordern dazu auf, trotz der dargestellten Mehrwerte und Anwendungsmöglichkeiten nicht zu passiven VR-Konsument*innen zu werden, sondern weiterhin eine kritisch-analytische und nachdenkliche Haltung für die Übertragbarkeit auf die Versorgungswirklichkeit zu bewahren.

6.3.1 Zusammenfassung

Die Realisierung immersiver Lehr- und Lernerfahrungen mithilfe von XR-Anwendungen als ergänzendes Lehr-Lern-Instrument im (Aus-) Bildungskontext der Gesundheitsfachberufe erfährt ein steigendes Interesse, da VR den Methodenkanon im Hinblick auf verschiedene Lehr-Lern-Outcomes sinnvoll erweitern kann: Einerseits könnten virtuelle Perspektivwechsel, Rollenspiele oder Teamaufgaben, z. B. in authentisch dargestellten Pflegeszenarien, das Erleben, Üben und Wiederholen der im Beziehungsberuf Pflege wichtigen personalen und sozialen Kompetenzen wie Empathie, heuristisches Fallverständnis oder gezieltes Beobachten unterstützen. Zum anderen können die Lernenden in virtuell unterstützten Pflegesituationen durch Demonstrationen, Schritt-für-Schritt-Anleitungen und verschiedene Feedback-Mechanismen prozedurale Fähigkeiten und Fertigkeiten festigen. Auf diese Weise können sie theoreti-

sche Inhalte vor, während oder auch nach einem praktischen Einsatz in einer konkreten Handlungssituation sicher anwenden und so ihr Wissen festigen oder auch überprüfen. Dies hat das Potenzial, einschränkende Rahmenbedingungen aufzuweichen und den Theorie-Praxis-Transfer zu erleichtern. Lehrende können vom gezielten Einsatz von VR profitieren, indem sie den Auszubildenden zeit- und ortsungebundene Lernaufgaben anbieten, die diese wiederum motivierter und engagierter in den teilweise selbstgesteuerten Unterricht einbringen. Zudem erhalten Lehrende und Auszubildende einen praxisnah veranschaulichten Inhalt, den sie so gemeinsam in neuer Qualität diskutieren und reflektieren können. Dennoch ist es wichtig festzuhalten, dass fast alle Studien übereinstimmend betonen, dass virtuell unterstützte Lehr-Lern-Szenarien nach wie vor kein omnipotenter Ersatz in der Lehre sind, sondern dass ihr Einsatz vielmehr kritisch reflektiert und wohlüberlegt an den Stellen erfolgen sollte, an denen herkömmliche Lehrmethoden an ihre Grenzen stoßen, um die Lernenden umfassend auf den zukünftigen Beruf einer professionell handelnden Pflegekraft vorzubereiten. Dazu gehört auch, den Lernenden nicht unkontrolliert VR-Brillen auszuhändigen, sondern die Anwendung methodisch und didaktisch sinnvoll in den Unterricht einzubetten, sodass Vor- und Nachbesprechungen sowie eine parallele fachliche und technische Unterstützung gewährleistet sind. Nur so können die präsentierten Inhalte das individuelle Lernen effektiv unterstützen.

Obwohl die Komplexität der Praxis nur annähernd abbildbar ist – aufgrund aktueller Restriktionen, wie z. B. Einschränkungen in der Haptik oder dem Geruchssinn, die aber im Pflegebereich von großer Relevanz sind – führt die Kombination von konventionellen und virtuell gestützten Lehr-Lern-Methoden zu einer hohen Ähnlichkeit mit der täglichen Pflegepraxis und der breiten Vorbereitung der Auszubildenden. Darüber hinaus wird sich die Technologie im Bereich der virtuellen Realität in Zukunft weiter entwickeln, sodass sich für diese noch bestehenden Unzulänglichkeiten Umsetzungsmöglichkeiten ergeben können. Im besten Fall geschieht dies auf der Grundlage der Bedürfnisse und Anforderungen der jeweiligen Zielgruppen in multiprofessionellen Entwicklungsteams sowie mithilfe partizipativer Verfahren. Damit zeichnen sich hier weitere perspektivische Forschungsfelder ab, die neben den aktuellen Desideraten zu Kosten-Nutzen-Analysen, größeren randomisierten kontrollierten Studien in verschiedenen Lehr-Lern-Settings sowie Erhebungen zu verbesserten Patient*innenoutcomes weitere Potenziale, aber auch kritisch zu betrachtende Untersuchungsschwerpunkte bieten werden.

Literatur

Adhikari, R., Kydonaki, C., Lawrie, J., O'Reilly, M., Ballantyne, B., Whitehorn, J. & Paterson R. A. (2021). Mixed methods feasibility study to assess the acceptability and applicability of immersive virtual reality sepsis game as an adjunct to nursing education. *Nurse Educ. Today* 2021:103:104944. https://doi.org/10.1016/j.nedt.2021.104944.

Andreae, S., Weniger, J. & von Hayek, D. (2015). *Gesundheits- und Krankheitslehre für die Altenpflege.* (4. Aufl.). Stuttgart: Thieme. Videos verfügbar unter: https://www.thieme.de/de/pflege/gesundheits-und-krankheitslehre-altenpflege-73250.htm.

Arnold, S. & Zech, J. (2019). *Kleine Didaktik des Erklärvideos. Erklärvideos für und mit Lerngruppen erstellen.* Braunschweig: Westermann.

Bowman, D.A. & McMahan, R.P. (2007). Virtual Reality: How Much Immersion Is Enough? *Computer* 2007:40:7:36–43. https://doi.org/10.1109/MC.2007.257.

Breitkreuz, K.R., Kardong-Edgren, S., Gilbert, G.E. & DeBlieck, C. (2020). A multi-site study examining the usability of a virtual reality game designed to improve retention of sterile catheterization skills in nursing students. *Simul. Gaming,* 52(2), 169–184. https://doi.org/10.1177/1046878120954891.

Carney, R.N. & Levin, J.R. (2002). Pictorial Illustrations Still Improve Students' Learning From Text. *Educational Psychology Review, 14*(1), 5–26. https://doi.org/10.1023/A:1013176309260.

Chang, Y.M. & Lai, C.L. (2021). Exploring the experiences of nursing students in using immersive virtual reality to learn nursing skills. *Nurse Educ. Today* 2021:97. https://doi.org/10.1016/j.nedt.2020.104670.

Chen, F.Q., Leng, Y.F., Ge, J.F., Wang, D.W., Li, C., Chen, B. & Sun, Z.L. (2020). Effectiveness of Virtual Reality in Nursing Education: Meta-Analysis. *JMIR* 2020:22:9, e18290. https://doi.org/10.2196/18290.

Choi, D.H., Dailey-Hebert, A. & Simmons Estes, J. (2016). *Emerging tools and applications of virtual reality in education.* Hershey, PA, USA: Inf. Sci.

Dean, S., Halpern, J., McAllister, M. & Lazenby M. (2023). Nursing education, virtual reality and empathy? *Nurs. Open* 2020:7(6):2056–2059. https://doi.org/10.1002/nop2.551.

Dehnbostel, P. & Gießler, W. (2023). Arbeitsintegrierte Berufsqualifizierung in der Pflege. Lernen im Prozess der Arbeit in neuen Lernformen und erweiterten Lernorten. In: Marchwaka, M.A. (Hrsg.): *Handbuch Pflegebildung.* Bern: Hogrefe, 130–138.

Deterding, S., Dixon, D., Khaled, R., & Nacke, L. (2011). From game design elements to gamefulness: Defining „Gamification". In: *Proceedings of the 15th international academic MindTrek conference envisioning future media environments,* 9–15.

Dorgerloh, S. & Wolf, K.D. (Hrsg.) (2020). *Lehren und Lernen mit Tutorials und Erklärvideos.* Weinheim: Beltz.

Dorgerloh, S. (2020). Mit Erklärvideos unterrichten? – Erfahrungsberichte aus der Schulpraxis. In: Dorgerloh, S. & Wolf, K.D. (Hrsg.): *Lehren und Lernen mit Tutorials und Erklärvideos.* Weinheim: Beltz, 87–115.

Ebner, M. & Schön, S. (2017). Lern- und Lehrvideos: Gestaltung, Produktion, Einsatz. In: Wilbers, K. & Hohenstein, A. (Hrsg.): *Handbuch E-Learning. Expertenwissen aus Wissenschaft und Praxis. Strategien, Instrumente, Fallstudien,* 4.61, 1–14.

Evans, M. (2020). Soziale Dienstleistungsarbeit im Spiegel der Digitalisierung. Ein Impuls zur Analyse der Arrangements von Organisationen, Profession und Klient. In: Ernst G., Zühlke-Robinet K., Finking G. & Bach, U. (Hrsg.): *Digitale Transformation. Arbeit in Dienstleistungssystemen.* Baden-Baden: Nomos, 275–287.

Gasteiger, N., van der Veer S.N., Wilson, P. & Dowding, D. (2021). Upskilling health and care workers with augmented and virtual reality: protocol for a realist review to develop an evidence-informed programme theory. *BMJ open* 2021:11:7, e050033. https://doi.org/10.1136/bmjopen-2021-050033.

Ghanbarzadeh, R., Ghapanchi, A.H., Blumenstein, M. & Talaei-Khoei A. (2014). Decade of Research on the Use of Three-Dimensional Virtual Worlds in Health Care: A Systematic Literature Review. *J Med Internet Res, 16*(2):e47. https://doi.org/10.2196/jmir.3097.

Hara, C.Y.N., Goes, F.S.N., Camargo, R.A.A, Fonseca, L.M.M. & Aredes N. (2021). Design and evaluation of a 3D serious game for communication learning in nursing education. *Nurse Educ. Today* 2021:100:104846. https://doi.org/10.1016/j.nedt.2021.104846.

Hardie, P., Darley, A., Carroll, L., Redmond, C., Campbell, A. & Jarvis, S. (2020). Nursing & Midwifery students' experience of immersive virtual reality storytelling: an evaluative study. *BMC Nurs.* 2020:19:78. https://doi.org/10.1186/s12912-020-00471-5.

Hofstetter, S., Lehmann, L., Zilezinski, M., Steindorff, J.V., Jahn, P. & Paulicke, D. (2022). Vermittlung digitaler Kompetenzen in der Pflegeausbildung – eine Vergleichsanalyse der Rahmenpläne von Bund und Ländern. 2022. *Bundesgesundheitsblatt, 65*, 891–899. https://doi.org/10.1007/s00103-022-03575-2.

Hülsken-Giesler, M. (2015). Technik und Neue Technologien in der Pflege. In: Brandenburg, H. (Hrsg.): *Pflegewissenschaft: Lehr- und Arbeitsbuch zur Einführung in die Pflegewissenschaft.* Bern: Hogrefe, 262–294.

INACSL (2021). Standards Committee. Healthcare Simulation Standards of Best Practice TM Simulation Design. *Clin. Simul. Nurs.* 2021:58(1):14–21. https://doi.org/10.1016/j.ecns.2021.08.009.

Kerres, M. (2018). *Mediendidaktik. Konzeption und Entwicklung digitaler Lernangebote.* (5. Aufl.). Berlin: de Gruyter.

Kilmon, C.A., Brown, L., Ghosh, S. & Mikitiuk, A. (2010). Immersive virtual reality simulations in nursing education. *Nurs. Educ. Perspect.* 2010:31:5:314–318.

Kleinknecht, M. & Schneider, J. (2013). What do teachers think and feel when analyzing videos of themselves and other teachers teaching? *Teach Teach Educ.* 2013:33, 13–23. https://doi.org/10.1016/j.tate.2013.02.002.

Krammer, K., Lipowsky, F., Pauli, C., Schnetzler, C.L. & Reusser, K. (2012). Unterrichtsvideos als Medium zur Professionalisierung und als Instrument der Kompetenzerfassung von Lehrpersonen. In: Kobarg, M., Fischer, C., Dalehefte, I. M., Trepke, F. & Menk, M. (Hrsg.): *Lehrerprofessionalisierung wissenschaftlich begleiten – Strategien und Methoden.* Münster: Waxmann.

Kuh, G.D. (2009). The national survey of student engagement: Conceptual and empirical foundations. *New Directions for Institutional Research, 141*, 5–20.

Kulgemeyer, C. & Peters, C.H. (2016). Exploring the explaining quality of physics online explanatory videos. *European Journal of Physics, 37*(6), 1–14.

Kulgemeyer, C. (2020). Didaktische Kriterien für gute Erklärvideos. In: Dorgerloh, S. & Wolf, K.D. (Hrsg.): *Lehren und Lernen mit Tutorials und Erklärvideos.* Weinheim: Beltz, 70–75.

Lindwedel-Reime U. (2019). Einsatz von Virtual Reality gestützten Absaugtraining für professionell Pflegende in Ausbildung und Praxis. https://www.pflege-kongress.at/html/publicpages/Vortraege2019/Lindewedel-Reime_pflegekongress19.pdf (abgerufen am 16.08.2023).

Mangiapane, M. & Bender, M. (2020). Die vier Pfeiler der digitalen Transformation. In: *Patientenorientierte Digitalisierung im Krankenhaus.* Wiesbaden, Springer Vieweg.https://doi.org/10.1007/978-3-658-26787-2_3.

Matzat, U., Kleingeld, A., Snijders, C. & Conijn, R. (2020). The Corona transition and student learning. What works, what doesn't work, and what needs im-provement? *First Report (express Report) July 2020.* https://www.4tu.nl/cee/innovation/project/13163/corona-transition-and-student-learning *(abgerufen am 01.10.2023).*

Mayer, R.E. (2014) (Hrsg.). *The Cambridge Handbook of Multimedia Learning.* (2. Aufl.). Cambridge (MA): Cambridge University Press.

McConnell, K. (2020). Nursing students' engagement and experiences with virtual reality in an undergraduate bioscience course. *Int. J. Nurs. Educ* 2020:17(1). https://doi.org/10.1515/ijnes-2019-0081.

Medienpädagogischer Forschungsverbund Südwest (mpfs) (2022 & 2020). *JIM-Studie 2022. Jugend, Information, Medien. Basisuntersuchung zum Medienumgang 12- bis 19-Jähriger.* Stuttgart: Medienpädagogischer Forschungsverbund Südwest. https://www.mpfs.de/fileadmin/files/Studien/JIM/2022/JIM_2022_Web_final.pdf. & https://www.mpfs.de/fileadmin/files/Studien/JIM/2020/JIM-Studie-2020_Web_final.pdf(abgerufen am 07.09.2023).

Merkt, M., Mayrberger, K., Schulmeister, R., Sommer, A. & Berk, I. van den (Hrsg.) (2007). *Studieren neu erfinden – Hochschule neu denken.* Münster u. a.: Waxmann. https://nbn-resolving.org/urn:nbn:de:0111-pedocs-113828 (abgerufen am 07.09.2023).

Neiske, I., Osthushenrich, J., Schaper, N., Trier, U. & Vöing, N. (2021). *Hochschule auf Abstand. Ein multiperspektivischer Zugang zur digitalen Lehre.* Bielefeld. Transcript.

Ortmann-Welp, E. (2021). Digitale Kompetenzen für Lehrende und Lernende. *Pflegezeitschrift, 74*(4), 40–44.

Pammer, E. (2015). Individualisierung, Differenzierung, Diversität, Inklusion. In: Akin-Hecke, M., Röthler, D., Eiselmair, P. & Andraschko, M. (Hrsg.): *Lehrende arbeiten mit dem Netz.* Wien: Edition mono/monochrom. http://editionmono.at/fileadmin/template/images/DownloadPDF/WerdeDigital_dig.pdf (abgerufen am 30.10.2023).

Peters, M. (2019). Digitales Lernen in der Pflegeausbildung – Serious Games als spielerischer Zugang. In: Hauck, C. & Uzarewicz, C. (2019). *I, Robot – I, Care. Möglichkeiten und Grenzen neuer Technologien in der Pflege.* Oldenburg: De Gruyter.

Pfeifer, L., Nauerth, A., Raschper, P., Freese, C. & Bräkling, S. (2021). Innovative Lehr-/Lernszenarien in den Pflege- und Gesundheitsberufen. *Working Paper-Reihe der Projekte DiViFaG und ViRDiPA; 2. updated edition.* https://doi.org/10.4119/unibi/2954330.

Plotzky, C., Lindwedel, U., Sorber, M., Loessl, B., König, P. & Kunze, C. (2021). Virtual reality simulations in nurse education: A systematic mapping review. *Nurse Educ. Today* 2021:101:104868. https://doi.org/10.1016/j.nedt.2021.104868.

Rat für Kulturelle Bildung (2019): *Studie Jugend/YouTube/Kulturelle Bildung.* https://www.rat-kulturelle-bil-dung.de/fileadmin/user_upload/pdf/Studie_YouTubeYouTube_Webversion_final.pdf (abgerufen am 30.10.2023).

Redecker, C. (2017). *European framework for the digital competence of educators: DigCompEdu.* Seville: Joint Research Centre. https://ec.europa.eu/jrc/sites/jrcsh/files/digcompedu_german_final.pdf (abgerufen am 30.10.2023).

Saab, M.M., Hegarty, J., Murphy, D. & Landers M. (2021). Incorporating virtual reality in nurse education: A qualitative study of nursing students' perspectives. *Nurse Educ. Today* 2021:105:105045. https://doi.org/10.1016/j.nedt.2021.105045.

Scheiter, K. (2014). The learner control principle in multimedia learning. Mayer, R.E. (Hrsg.): *The Cambridge Handbook of Multimedia Learning.* (2. Aufl.) Cambridge: Cambridge University Press, 487–512.

Schmidt-Borcherding, F. (2020). Zur Lernpsychologie von Erklärvideos: Theoretische Grundlagen. In: Dorgerloh, S. & Wolf, K.D. (Hrsg.): *Lehren und Lernen mit Tutorials und Erklärvideos.* Weinheim: Beltz, 63–70.

Schöbel, S. & Söllner, M. (2019). Die Bedeutung von Präferenzen für Spielelemente – Analyse und Empfehlungen für die Anpassung von Spielelementen durch Nutzerpräferenzen. In: Leimeister, J.M. & David, K. (Hrsg.): *Chancen und Herausforderungen des digitalen Lernens Methoden und Werkzeuge für innovative Lehr-Lern-Konzepte.* Berlin. Springer.

Sekretariat der Ständigen Konferenz der Kultusminister der Länder in der Bundesrepublik Deutschland (KMK) (2017). *Strategiepapier „Bildung in der digitalen Welt".* https://www.kmk.org/fileadmin/Dateien/pdf/PresseUndAktuelles/2017/Strategie_neu_2017_datum_1.pdf (abgerufen am 30.10.2023).

Shernoff, D.J. (2013). *Optimal Learning Environments to Promote Student Engagement, Advancing Responsible Adolescent Development.* New York: Springer.

Shorey, S. & Ng E.D. (2021). The use of virtual reality simulation among nursing students and registered nurses: A systematic review. *Nurse Educ. Today* 2021:98. https://doi.org/10.1016/j.nedt.2020.104662.

SimpleShow (2023). *Videomaker.* https://simpleshow.com/de/ (abgerufen am 30.10.2023).

Steindorff, J.V., Redlich, L.M., Paulicke, D. & Jahn, P. (2023). Use and design of Virtual Reality (VR)-supported learning scenarios in the vocational qualification of nursing professionals – a Scoping Review. *JMIR Preprint.* https://preprints.jmir.org/preprint/53356.

Stefan, P., Pfandler, M. & Wucherer, P. (2018). Teamtraining und Assessment im Mixed-reality-basierten simulierten OP. *Unfallchirurg* 2018:121:271–277. https://doi.org/10.1007/s00113-018-0467-x.

Stevens, T., den Brook, P., Biemans, H. & Noroozi, O. (2020). The transition to Online Education. A case study of Wageningen. *University & Research 2/6.* https://www.4tu.nl/cee/innovation/project/13042/the-transition-to-online-education-during-the-corona-crisis-situation *(abgerufen am 01.10.2023).*

Strangman, N. & Hall T. (2003). Virtual reality/simulations. *National Center on Accessing the General Curriculum,* 1–20.

Traus, A., Höffken, K., Thomas, S., Mangold, K. & Schröer, W. (2020). *Stu.diCo. – Studieren digital in Zeiten von Corona. Erste Ergebnisse der bundesweiten Studie Stu.diCo.* Hildesheim: Universitätsverlag. https://nbn-resolving.org/urn:nbn:de:gbv:hil2-opus4-11269 (abgerufen am 12.10.2023).

Weiß, S., Bongartz, H., Boll, S. & Heuten W. (2018). Applications of Immersive Virtual Reality in Nursing Education – A Review. *Conference Paper: 1 Clusterkonferenz Zukunft der Pflege – Innovative Technologien für die Praxis.* Oldenburg.

Wissenschaftsrat (WR) (2023). *Perspektiven für die Weiterentwicklung der Gesundheitsfachberufe. Wissenschaftliche Potenziale für die Gesundheitsversorgung erkennen und nutzen.* Saarbrücken. https://doi.org/10.57674/6exf-am35.

Wissenschaftsrat (WR) (Hrsg.) (2022). *Empfehlungen zur Digitalisierung in Lehre und Studium.* Köln. https://doi.org/10.57674/sg3e-wm53.

Wolf, K.D. (2015). Bildungspotenziale von Erklärvideos und Tutorials auf YouTube. *merz 1(59),* 30–36.

Wolf, K.D. (2020). Sind Erklärvideos das bessere Bildungsfernsehen? In: Dorgerloh, S. & Wolf, K.D. (Hrsg.): *Lehren und Lernen mit Tutorials und Erklärvideos.* Weinheim: Beltz, 17-24.

YouTube (2023a). *Deutsch für die Pflege.* https://www.youtube.com/@DeutschLernenPflege (abgerufen am 30.10.2023).

YouTube (2023b). *Khan-Academy* (Official Channel). https://www.youtube.com/@khanacademy (abgerufen am 30.10.2023).

YouTube (2023c). *Pflege Kanal.*https://www.youtube.com/@pflegekanal6829/ *(abgerufen am 30.10.2023).*

Zillien, N. (2009). *Digitale Ungleichheit: Neue Technologien und alte Ungleichheiten in der Informations- und Wissensgesellschaft.* (2. Aufl.). Wiesbaden: VS Verlag für Sozialwissenschaften.

Zocher, U. (2000). *Entdeckendes Lernen lernen. Zur praktischen Umsetzung eines pädagogischen Konzepts in Unterricht und Lehrerfortbildung.* Donauwörth: Auer.

Ortmann-Welp, E. (2020). *Digitale Lernangebote in der Pflege: Neue Wege der Mediennutzung in der Aus-, Fort- und Weiterbildung.* Heidelberg: Springer.

Lee Y., Kim, S.K. & Eom, M.-R. (2020). Usability of mental illness simulation involving scenarios with patients with schizophrenia via immersive virtual reality: A mixed methods study. *PLoS ONE,* 15(9): e0238437. https://doi.org/10.1371/journal.pone.0238437.

Fachkommission (2019). *Rahmenpläne der Fachkommission nach § 53 PflBG.* www.bibb.de/dokumente/pdf/geschst_pflgb_rahmenplaene-der-fachkommission.pdf (abgerufen am 21.10.2023).

Digitale Zukunftskompetenzen für Gesundheitsfachberufe

Gordon Heringshausen

7.1 Gesundheitsfachberufe in Deutschland im Jahr 2023

Schon seit Jahren stehen Gesundheitsfachberufe im Mittelpunkt vielfältiger gesellschaftlicher und berufspolitischer Diskussionen. In ihrer Vielfalt zielt der Diskurs auf notwendige zukunftsfähige Reformen in den Ausbildungen, auf den Sachstand der Modernisierung und auf die notwendige Weiterentwicklung bzw. Entwicklung gänzlich neuer Berufe im Gesundheitsbereich (Zöller 2022). Trotz dessen wird aber im direkten Abgleich mit anderen Berufsgruppen den Debatten über die Reformen der Berufsbildung in den Gesundheitsfachberufe immer noch nicht die Bedeutung zugemessen wird, die sie aufgrund ihrer wichtigen gesellschaftlichen und „systemrelevanten" Position bräuchten (Weiß 2017). Ganz im Gegenteil, der öffentliche Diskurs der diversen Akteure ist regelmäßig interessengetrieben und selten konstruktiv. Dazu kommt, dass in Diskussionen Begriffe wie Akademisierung, Professionalisierung und Profession oft wahllos und unspezifisch verwendet werden (Bollinger und Gerlach 2015). Ein häufig formuliertes Ziel dieser politischen Diskurse ist es aber, die Weichen für zeitgemäße und zukunftsfähige Ausbildungen in den Gesundheitsfachberufen zu stellen um den vielfältigen Anforderungen, die mit den Novellierungen der Berufsgesetze und der neuen gesetzlichen Regelungen einhergehen, gerecht zu werden. Als zentraler Fokus aller Anstrengungen lassen sich die Absicht, die aktuellen Entwicklungen in der beruflichen Aus-, Fort- und Weiterbildung wie digitales Lehren, Lernen und Prüfen, die Weiterentwicklung der interprofessionellen Kompetenz als notwendige und berufsübergreifende Kompetenz sowie die Sicherung des perspektivischen Fachkräftebedarfs vor dem Hintergrund bereits vorhandener Personalengpässe identifizieren (Zöller 2022). Diese Engpässe auf dem Arbeitsmarkt der Gesundheitsberufe dürften sich nach heutigem Wissensstand in den nächsten Jahren zudem weiter verschärfen. Denn bereits im aktuellen Arbeitsmarkt ist die Arbeitslosigkeit in diesen Berufs- und Arbeitsfeldern durchweg gering. Es herrscht weitgehend Vollbeschäftigung und Fachkräfte sind bundesweit händeringend gesucht (Weiß 2017; Bundesagentur für Arbeit 2023). Die Zahl der Beschäftigten steigt weiter stetig an (Abb. 7.1) und vor dem Hintergrund der erwarteten demografischen Entwicklung in Deutschland ist eine kurz- bis mittelfristige Entspannung nicht zu erwarten (Bundesagentur für Arbeit 2023). Aktuell arbeiten im Gesundheitswesen in Deutschland 6,01 Mio. Menschen (Stand 2021). Seit dem Jahr 2012 hat sich die Zahl der Erwerbstätigen im Gesundheitswesen, um ca. eine Million erhöht (GENESIS 2023).

Dieser Trend wird sich angesichts der demografischen Entwicklung mit einem prognostizierten hohen Anteil pflegebedürftiger Menschen und einer Zunahme des Anteils von

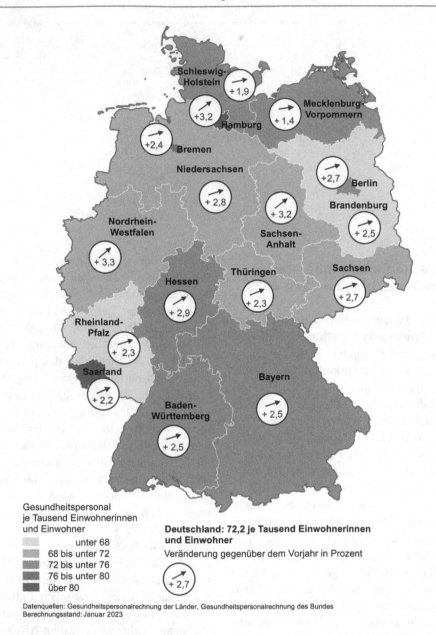

Gesundheitspersonal
je Tausend Einwohnerinnen
und Einwohner

unter 68
68 bis unter 72
72 bis unter 76
76 bis unter 80
über 80

Deutschland: 72,2 je Tausend Einwohnerinnen und Einwohner
Veränderung gegenüber dem Vorjahr in Prozent

+ 2,7

Datenquellen: Gesundheitspersonalrechnung der Länder, Gesundheitspersonalrechnung des Bundes
Berechnungsstand: Januar 2023

Abb. 7.1 Gesundheitspersonal 2021 in den Ländern sowie Veränderung gegenüber dem Vorjahr (Statistikportal 2023)

chronisch- oder multimorbid erkrankten Bevölkerungsgruppen fortsetzen (Gödecker et al. 2017). Daher ist neben einer qualitativen hochwertigen Ausbildung auch die Weiterentwicklung der wichtigen systemrelevanten Gesundheitsfachberufe (Tab. 7.1) von wachsender gesellschafts-, bildungs- und arbeitsmarktpolitischer Bedeutung (Zöller 2022). Der sich daraus ergebende Modernisierungsbedarf in der Aus-, Fort- und Weiterbildung der Gesundheitsfachberufen erfordert einen Modernisierungsprozess, der die Nachwuchssicherung und die Qualitätsentwicklung in der Berufsausbildung, die Akademisierung der Gesundheitsberufe sowie die Gestaltung in der Kooperation zwischen Gesundheitsfachschulen und Hochschulen

Tab. 7.1 Bundesrechtlich geregelte Gesundheitsfachberufe (Stand 01.01.2023). (Eigene Erstellung in Anlehnung an Zöller 2022)

Anästhesietechnische/-r Assistent/-in
Diätassistent/-in
Ergotherapeut/-in
Hebamme
Logopädin/Logopäde
Masseur/-in und medizinische/-r Bademeister/-in
Medizinische Technologin/Medizinischer Technologe für Funktionsdiagnostik
Medizinische Technologin/Medizinischer Technologe für Laboratoriumsanalytik
Medizinische Technologin/Medizinischer Technologe für Radiologie
Medizinische Technologin/Medizinischer Technologe für Veterinärmedizin
Notfallsanitäter/-in
Operationstechnische/-r Assistent/-in
Orthoptist/-in
Pflegefachfrau/Pflegefachmann
Pharmazeutisch-technische/-r Assistent/-in
Physiotherapeut/-in
Podologin/Podologe

zum Thema und zum Inhalt von Veränderungen macht (Weiß 2017) (Abb. 7.2). Gleichzeitig kommt der kompetenzorientierten Gestaltung

von Fort- und Weiterbildungsangeboten für Gesundheitsfachberufe als auch der Qualifizierung der jeweiligen Lehrkräfte in der beruflichen Aus-, Fort- und Weiterbildung eine gewichtige Bedeutung zu (vgl. Abschn. 4.2.2).

Im Hinblick auf die Notwendigkeit der Akademisierung in den Gesundheitsberufen, durch die zunehmende Komplexität der Aufgaben und durch höhere Anforderungen, lässt sich feststellen, dass dieser Trend längst – zumindest partiell – eingesetzt hat. Bereits 2012 hat der Wissenschaftsrat in seinen „Empfehlungen zu hochschulischen Qualifikationen für das Gesundheitswesen" empfohlen, künftig zehn bis 20 % eines Ausbildungsjahrganges akademisch zu qualifizieren (Wissenschaftsrat 2012, S. 85). Die Erwartungen an die Ausbildungsreformen und an die Kompetenzen der zukünftigen Fachkräfte sind hoch (Zöller 2022). So wird auch im Koalitionsvertrag der aktuellen Bundesregierung (Koalitionsvertrag SPD/ BÜNDNIS 90/Die Grünen/FDP 2021–2025) dem Themenkomplex „Pflege und Gesundheit" die notwendige Bedeutung eingeräumt: „Alle Menschen in Deutschland sollen gut versorgt und gepflegt werden – in der Stadt und auf dem Land. Wir wollen einen Aufbruch in eine

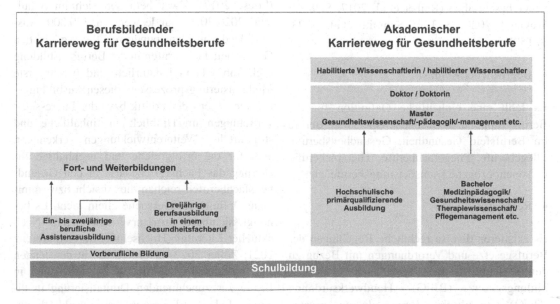

Abb. 7.2 Laufbahnkonzept der beruflichen Bildung der Gesundheitsberufe. (Eigene Erstellung in Anlehnung an Telieps et al. 2022)

moderne sektorenübergreifende Gesundheits-
und Pflegepolitik und ziehen Lehren aus der
Pandemie, die uns die Verletzlichkeit unseres
Gesundheitswesens vor Augen geführt hat. Wir
sorgen für eine bedarfsgerechte Gesundheitsversorgung und eine menschliche und qualitativ
hochwertige Medizin und Pflege" (Koalitionsvertrag SPD/BÜNDNIS 90/Die Grünen/FDP,
2021, S. 80).

Eine Übersicht über alle geregelten und nicht
geregelten Gesundheitsberufe inkl. der entsprechenden aktuell gültigen Bundesgesetze
oder des Berufsbildungsgesetzes (BBiG)
bzw. der Handwerksordnung (HwO), findet
sich auf der Website des Bundesgesundheits-
ministeriums:

→ https://www.bundesgesundheitsministerium.
de/themen/gesundheitswesen/gesundheitsberufe/
gesundheitsberufe-allgemein

Innerhalb des Berufsbildungssystems (in
Deutschland werden mit Stand 07/2023 über
320 Berufe im dualen System systematisch aus-
gebildet, KMK 2023) nehmen die Gesundheitsberufe (17 Gesundheitsfachberufe, vgl. Tab. 7.1)
aber immer noch Sonderstellung ein (Weyland
2020). Dies lässt sich u. a. mit den beruflichen
Sonderwegen dieser Berufsgruppe, die sich entlang der nachfolgend aufgeführten Aspekte
näher beschreiben (Reiber et al. 2017, S. 9–12;
Weyland 2020, S. 3 ff.; Schmitt et al. 2023,
S. 139):

- Begrifflicher Kontext

Es fehlt eine einheitliche Definition für die
Berufsgruppe, u. a. Gesundheitspersonal, Berufe
im Berufsfeld Gesundheit, Gesundheitsberufe,
Pflegeberufe, Pflegefachberufe, Therapieberufe,
personenbezogene Dienstleistungsberufe, etc.

- Rechtsgrundlagen

Es existieren diverse rechtliche Regelungen der
Berufsgesetze und Verordnungen mit Bezug zu
den Gesundheits(-fach)-berufen, z. B. Berufs-
bildungsgesetz (BBiG), Handwerksordnung
(HwO), spezifische Berufszulassungsgesetze
(Landes- oder Bundesrecht) etc.

- Curricularer Rahmen

Die Bildungslandschaft ist vielgestaltig und
die Orientierung aufgrund der teilweise fehlenden verbindlichen und bzw. einheitlichen Vorgaben erschwert die Übersicht. Zwar existiert
eine bundeseinheitliche Ausbildungsordnung für
den betrieblichen Ausbildungsteil und ein orien-
tierender Rahmenlehrplan gemäß der KMK für
den schulischen Teil, allerdings können länder-
spezifisch die curricularen Lehrpläne davon wieder abweichen.

- Professionalisierung des Bildungspersonals

Die Vorgaben für die Bildung und Qualifizierung der Lehrkräfte unterscheiden sich in
Abhängigkeit vom jeweiligen Gesundheitsberuf
und von Bundesland zu Bundesland.

Im Ergebnis wächst einerseits der Bedarf nach Fachkräften für den Gesundheits-
sektor, da sich die Nachfrage nach personen-
bezogenen Dienstleistungen demografiebedingt
zukünftig noch stärker ausweiten wird, und zugleich stehen dieser Bedarfsausweitung aber
fehlende Qualitäts- und Professionsstandards
in der Ausbildungs- und Beschäftigungs-
struktur der Gesundheitsberufe gegenüber
(Friese 2017). Zwar befanden sich im Schul-
jahr 2020/2021 bundesweit ca. 200.000 Auszubildende in den bundesrechtlich geregelten
Gesundheitsfachberufen in der Berufsausbildung
(vgl. Tab. 7.1) und natürlich sind bereits erste
Modernisierungsprozesse in diesen Ausbildungsberufen seitens der Politik bzw. der Interessens-
vertretungen im Hinblick auf inhaltliche und
strukturelle Weiterentwicklungen erkennbar,
aber für die erfolgreiche und nachhaltige Sicherung das Fachkräftebedarfs in den Gesundheitsfachberufen reichen die Absicht bzw. mini-
male Optimierungsversuche allein nicht. Es benötigt sichtbare Strukturveränderungen. Nach
aktueller Literatur (Hochschulrektorenkonferenz
2021; Zöller 2022) erfordern die in den letzten
Jahren sichtbar gewordenen Entwicklungen in
Bezug zur zunehmenden Digitalisierung in diversen Lehr- und Lernprozessen (inkl. digitaler Prüfungssituationen) der beruflichen Bildung

die Entwicklung und Implementierung neuer gesetzlicher Regelungen. Zusätzlich gilt es die interprofessionelle Kompetenz als eine wichtige berufsübergreifende Kompetenz zu stärken und zugleich den Fachkräftebedarfs vor dem Hintergrund der bestehenden Engpässe zu sichern (Hochschulrektorenkonferenz 2021; Zöller 2022).

Daneben müssten die aktuellen Megatrends z. B. die Themenkomplexe Nachhaltigkeit und Digitalisierung, bezüglich ihrer Relevanz für die einzelnen Berufsbilder in den Gesundheitsfachberufen und darüber hinaus auch die geregelte berufliche Weiterbildung in den Gesundheitsfachberufen noch stärker berücksichtigt werden (Zöller 2022) (vgl. Abschn. 7.2).

7.2 Kompetenzpotenziale in der Aus-, Fort- und Weiterbildung – Eine Zukunftsvision

Im Hinblick auf den durch die digitale Transformation angestoßenen Veränderungsprozess, auf das Zukunftspotenzial der Gesundheitsversorgung und auf den perspektivischen Gegenstand von Aus-, Fort- und Weiterbildungsprozessen in den Gesundheitsberufen sind digitale Kompetenzen zur Ausübung bestimmter beruflicher und qualifizierter Tätigkeiten zwingend notwendig und werden daher zukünftig noch relevanter werden (Kolcava und Pabst 2021, Healthcare Engineering 2022). Im klassischen grundständigen Begriffsverständnis ist dabei der eigentliche Kompetenzbegriff deutlich weiter gefasst als der reine Qualifikationsbegriff, der sich nur auf relativ präzise definierte berufliche Fertigkeiten, Kenntnisse und Fähigkeiten bezieht (Erpenbeck und Sauter 2013). Demnach schließen Kompetenzen auch fach- und berufsübergreifende sowie persönlichkeitsnahe Leistungsvoraussetzungen mit ein, die Menschen zur Bewältigung von Aufgaben befähigen, für die sie noch keine fertigen und direkt abrufbaren Handlungsprogramme und/oder Wissensvoraussetzungen besitzen (Schaper 2014). Kompetenz wird zunehmend zum wichtigsten Lernziel in allen Bereichen der beruflichen Bildung

(Erpenbeck und Sauter 2013). Bereits im Jahr 1996 wurde der Begriff „Kompetenz" im Kontext der Aus-, Fort- und Weiterbildung, durch das von der Kultusministerkonferenz eingeführte Lernfeldkonzept, verankert (Telieps et al. 2022). In der themenbezogenen Literatur lassen sich seitdem vielfältige Kompetenzdefinitionen finden (Jäser und Herkula 2023). Als derzeit umfassendste Kompetenzdefinition kann die Definition von Kappelhoff aus dem Jahr 2004 angesehen werden. Nach Kappelhoff sind Kompetenzen: „… evolutionär entstandene, generalisierte Selbstorganisationdispositionen komplexer, adaptiver Systeme – insbesondere menschlicher Individuen – zu reflexivem, kreativem Problemlösungshandeln in Hinblick auf allgemeine Klassen von komplexen, selektiv bedeutsamen Situationen …" (Kappelhoff 2004, zit. n. Erpenbeck und Sauter 2010, S. 79). Vor dem Hintergrund des Begriffes der Selbstorganisationsdisposition lässt sich Kompetenz aber auch als die Fähigkeit sehen, sich in „… offenen und unüberschaubaren, komplexen und dynamischen Situationen kreativ und selbstorganisiert zurechtzufinden." (Erpenbeck und Heyse 2007, zit. n. Sauter und Staudt 2016, S. 1). Diese Fähigkeit ist aktuell und perspektivisch für Gesundheitsfachberufe von besonderer Relevanz, da sich Arbeits-, Lebens- und Lernkontexte im Gesundheitswesen ständig wandeln. So gehen beispielsweise mit der Digitalisierung und der Weiterentwicklung von medizinischen Technologien vielfältige und andauernde Veränderungsprozesse einher, die eine kontinuierliche Anpassung von Strategien und Maßnahmen erfordern (Ehlers 2020, S. 32). Die handelnden Akteurinnen und Akteure in den Gesundheitsberufen müssen sich daher zukünftig stetig weiterentwickeln und eine spürbare individuelle Anpassungsleistung erbringen, um weiterhin erfolgreich in ihren Berufen handeln zu können. Dazu gehört auch die Bereitschaft die eigenen Kompetenzen regelmässig auf den Prüfstand zu stellen und gegebenenfalls einen Wandel ihres eigenen professionellen Selbstbilds und Berufsverständnisses zuzulassen (Kolcava und Pabst 2021). In einer idealen Zukunftsvision in der berufliche Handlungskompetenzen die Grundlage für eine selbstständige und weit-gehend eigenverantwortliche Bewältigung von berufstypischen Aufgaben und Handlungs-feldern sind (Frank 2009), zeichnen sich hand-lungskompetente Mitarbeitende durch ein hohes Maß an Selbstwirksamkeit und die Fähigkeit, selbständig und autonom lernen zu können, aus. Sie sind zudem in der Lage, sich in ihrer Arbeit selbst zu organisieren und jeweils ihre eigene Rolle und ihre Positionierung zu reflektieren. Im Rahmen der Notwendigkeit der Beziehungs-gestaltung kommt ebenso der kommunikativen Fähigkeit (u. a. eigene Ziele sowie eigene Be-dürfnisse zu artikulieren) eine besondere Be-deutung zu (Ehlers 2020). Die zu erwartenden Herausforderungen bedingen aber nicht nur Ver-änderungen auf der individuellen Ebene, sondern erfordern auch von Organisationen einen Wan-del (zu agilen, vernetzten, teamorientierten Or-ganisationen, mit flachen Hierarchien, partizi-pativen und mitarbeiterorientierten Leitungs-und Organisationsstrukturen (vgl. Kap. 4). Vor diesem Hintergrund und aus den im voran-gegangenen Kapitel skizzierten Notwendigkeiten zur Weiterentwicklung der beruflichen Aus-, Fort- und Weiterbildung in den Gesundheitsfach-berufen lassen sich vier Leitmarken für die Zu-kunftsgestaltung kompetenz- und zielgruppen-orientierter Bildungsangebote ableiten (Friese 2017). Es gilt erstens die im Ansatz begonnenen Qualitäts- und Professionsentwicklungen nun auf einem hohen Niveau in den Ausbildungs-strukturen als auch im Arbeits- und Erwerbssys-tem zu verankern und stetig weiter auszubauen. Zudem sollten die Ausbildungsstrukturen stan-dardisiert und damit vereinheitlicht werden (z. B. durch ordnungsrechtliche einheitliche Regelun-gen) und zugleich sollten Instrumente der hori-zontalen und vertikalen Durchlässigkeit in den Ausbildungsgängen entwickelt und implemen-tiert werden. Als dritten Eckpunkt lässt sich die Forderung nach einer Erweiterung der Qualifi-kations- und Kompetenzbeschreibungen (z. B. professionstheoretisch, berufspolitisch, curri-cular) in den jeweiligen Handlungsfeldern der Gesundheitsberufe bestimmen. Vor dem Hinter-grund der geforderten Notwendigkeit nach Aka-demisierung (vgl. Wissenschaftsrat 2012) ist

viertens die Hochschulinfrastruktur sowohl qua-litativ als auch quantitativ weiter auszubauen. Dazu benötigt es aber auch neue Konzepte für die Entwicklung und Umsetzung von Hoch-schulcurricula zur Kompetenzentwicklung und Professionalisierung des pädagogischen Per-sonals für Gesundheitsfachschulen und für alle Bereiche der Aus-, Fort- und Weiterbildung der Gesundheitsfachberufe (Friese 2017). Um die eingangs aufgezeigten Perspektiven nach-haltig umzusetzen, bedarf es wirklich gewollter und umfassender bildungs- und beschäftigungs-politischer Reformen auf der Grundlage berufs-bildungswissenschaftlicher und fachdidaktischer Forschung (Friese 2017).

7.2.1 Digital Literacy als notwendige Zukunftskompetenz für Lehrende und Lernende

Spätestens seit der Coronapandemie ist ein er-heblicher Nachholbedarf beim Aufbau einer di-gitalen Infrastruktur in verschiedenen Bildungs-und Arbeitsbereichen (besonders deutlich aber an Schulen, Berufsschulen und Hochschulen) sichtbar geworden. Zudem hat die Pandemie ge-zeigt, dass digitale Grundkompetenzen weder bei Lernenden noch bei Lehrenden flächen-deckend in dem notwendigen Maße entwickelt sind (Bachmann et al. 2021). Der Begriff der di-gitalen Grundfähigkeit (Tab. 7.2) bzw. der digita-len Kompetenz beschreibt die Fähigkeiten, „… durch die Menschen in der Lage sind, sich in einer digitalisierten Umwelt zurechtzufinden und aktiv an ihr teilzunehmen" (Kirchherr et al. 2018, S. 5). In der internationalen Literatur werden dazu die Begriffe „Digital Literacy" bzw. „ICT-Skills" (ICT-Information and Communication Technology) verwendet. Gilster (1997) hat in sei-nem gleichnamigen Buch den Begriff der „Digi-tal Literacy" bereits 1997 geprägt: „… the ability to understand and use information in multiple formats from a wide range of sources when it is presented via computers" (Gilster 1997, S. 1).

Zukünftig werden sowohl im Berufsleben als auch für eine gesellschaftliche (digitale) Teil-habe diese Grundfähigkeiten immer stärker

Tab. 7.2 Future Skills – Digitale Grundfähigkeiten. (Eigene Erstellung in Anlehnung an Kirchherr et al. 2018, S. 6)

Digitale Grund-fähigkeiten	Digital Literacy	Grundlegende digitale Skills beherrschen, z. B. sorgsamer Umgang mit digitalen persönlichen Daten, Nutzen gängiger Software, Interagieren mit KI
	Digitale Interaktion	Bei Interaktion über Online-Kanäle andere verstehen und sich ihnen gegenüber angemessen verhalten („Digitaler Knigge")
	Kollaboration	Unabhängig von räumlicher Nähe und über verschiedene Disziplinen und Kulturen hinweg effektiv und effizient in Projekten zusammenarbeiten, um als Team bessere Resultate als Einzelpersonen zu erzielen
	Agiles Arbeiten	In einem für ein Endprodukt verantwortlichen Team iterativ („Rapid Prototyping") genau das erarbeiten, was dem Kunden Mehrwert stiftet
	Digital Learning	Aus einer Vielzahl digitaler Informationen valides Wissen zu aus-gewählten Themengebieten aufbauen
	Digital Ethics	Digitale Informationen sowie Auswirkungen des eigenen digitalen Han-delns kritisch hinterfragen und entsprechende ethische Entscheidungen treffen

benötigt. In der Arbeitswelt werden sie bereits heute von vielen Arbeitgebern bei ihren Mitarbeitenden zunehmend als Selbstverständlichkeit vorausgesetzt (Kirchherr et al. 2018). Insbesondere erfordert die Arbeitswelt, mit ihren diversen Anforderungen zum kollaborativen Arbeiten, von ihren Beschäftigten die Fähigkeit zum digitalen Lernen und zum informierten und sensiblen Umgang mit digitalen Daten (z. B. Mail, Intranet, digitale Meetings etc.) um in aktuellen beruflichen Prozessen wirkungsvoll agieren und interagieren zu können. In einer zukünftig immer stärker digital geprägten Arbeitswelt lässt sich nur dann der Forderung nach Kooperation und Agilität nachkommen, wenn Mitarbeitende diese Fähigkeiten beherrschen (Kirchherr et al. 2018). Es stellt sich allerdings immer wieder die Frage über welche konkreten Kompetenzen sowohl Lernende als auch Lehrende vor dem Hintergrund der vielfältigen Digitalisierung in allen Arbeits- und Lebensbereichen verfügen müssen. Die KMK gab im Jahr 2016 mit ihrer Strategie „Bildung in der digitalen Welt" und dem darin ausgewiesenen Kompetenzrahmen eine Orientierung und formulierte die folgenden sechs Kompetenzbereiche (Tab. 7.3):

Die Ausführungen zum Kompetenzrahmen in der KMK-Strategie geben dadurch auch für die Ableitungen von Konsequenzen für die Aus-, Fort- und Weiterbildung von Lehrenden die Rahmenbedingungen und mögliche Maßnahmen vor (Eickelmann 2017). Dies ist dahingehend gewichtig, da seit langem bekannt ist, dass der entscheidende Faktor aller pädagogischen Innovationen in Bildungsorganisationen die Lehrperson ist. Die Lehrperson steht im Mittelpunkt der Wirksamkeit aller Bildungsinterventionen (Steffens und Höfer 2013). Für den gewünschten Lernerfolg muss diese daher Lernprozesse (analog oder digital, mit Medien oder ohne) so gestalten, dass sie anregungs- und gehaltvoll sind und Lernenden hinreichend Raum für Interaktion und Reflexion bieten. In Anbetracht der Tatsache, dass sich Bildungskontexte immer stärker digitalisieren, kommt somit zukünftig der gezielten digitalen Kompetenzentwicklung der Lehrperson, mit ihrer individuellen Expertise, Einstellungen und allen Vorerfahrungen, eine gewichtige Bedeutung zu (Eickelmann 2017).

→ Literaturhinweis
Der Europäische Rahmenplan für digitale Kompetenz von Lehrenden (DigCompEdu) beschreibt wissenschaftlich fundiert, was es für Lehrende bedeutet, digital kompetent zu sein (Abb. 7.3). Er bietet einen allgemeinen Bezugsrahmen zur Unterstützung der Entwicklung pädagogischer digitaler Kompetenzen in Europa. DigCompEdu richtet sich an Bildungspersonen auf allen Bildungsebenen, von der frühkindlichen bis

Tab. 7.3 Kompetenzbereiche „Strategie in der digitalen Welt". (Eigene Erstellung in Anlehnung an KMK 2017, 16–19)

Kompetenzbereich	Inhalt
Suchen, Verarbeiten und Aufbewahren	• Suchen und Filtern • Auswerten und Bewerten • Speichern und Abrufen
Kommunizieren und Kooperieren	• Interagieren • Teilen • Zusammenarbeiten • Umgangsregeln kennen und einhalten • An der Gesellschaft aktiv teilhaben
Produzieren und Präsentieren	• Entwickeln und Produzieren • Weiterverarbeiten und Integrieren • Rechtliche Vorgaben beachten
Schützen und sicher Agieren	• Sicher in digitalen Umgebungen agieren • Persönliche Daten und Privatsphäre schützen • Gesundheit schützen • Natur und Umwelt schützen
Problemlösen und Handeln	• Technische Probleme lösen • Werkzeuge bedarfsgerecht einsetzen • Eigene Defizite ermitteln und nach Lösungen suchen • Digitale Werkzeuge und Medien zum Lernen, Arbeiten und Problemlösen nutzen • Algorithmen erkennen und formulieren
Analysieren und Reflektieren	• Medien analysieren und bewerten • Medien in der digitalen Welt verstehen und reflektieren

zur Hochschul- und Erwachsenenbildung, einschließlich der allgemeinen und beruflichen Bildung und Ausbildung, der Sonderpädagogik und des nicht-formalen Lernens (www.bildungsserver.de).

Link:
https://www.bildungsserver.de/onlineressource.html?onlineressourcen_id=60947
https://publications.jrc.ec.europa.eu/repository/bitstream/JRC107466/pdf_digcomedu_a4_final.pdf
Youtube: https://www.youtube.com/watch?-v=cIDOrZuJzVU
Mit dem DigCompEdu-Kompetenzmodell (vgl. Abschn. 1.3) wird versucht darzustellen, welche Kompetenzen Lehrende benötigen, um digitale Medien sinnvoll einzusetzen. Das Modell bietet Lehrenden Ansätze, sich didaktisch, methodisch und pädagogisch weiterzuentwickeln, um sich so passende Strategien für den Einsatz digitaler Medien anzueignen. Ein spannendes Interview zu diesem Kompetenzmodell mit Dr. Christine Redecker von der Ge-

meinsamen Forschungsstelle der Europäischen Kommission (Joint Research Center) findet sich unter folgendem Link:
https://hochschulforumdigitalisierung.de/blog/digital-competence-framework-for-educators-digcompedu-ein-interview-mit-dr-christine-redecker/

7.2.2 Digital Literacy als notwendige Zukunftskompetenz für Bildungsorganisationen

Bildungsorganisationen müssen sich vor dem Hintergrund der sich verändernden Anforderungen, die mit der Digitalisierung einhergehen, strategisch neu ausrichten. Diese Veränderungen, die die Digitalisierung innerhalb von Organisationen mit sich bringt, stellen für diese selbst einen Lernprozess dar (vgl. Abschn. 4.2.1). Sie betreffen alle Ebenen innerhalb der Institution und haben Auswirkungen auf diverse interne Arbeitsbereiche, auf bisher bekannte Abläufe sowie auf erprobte Prozesse (Nieding & Klaudy

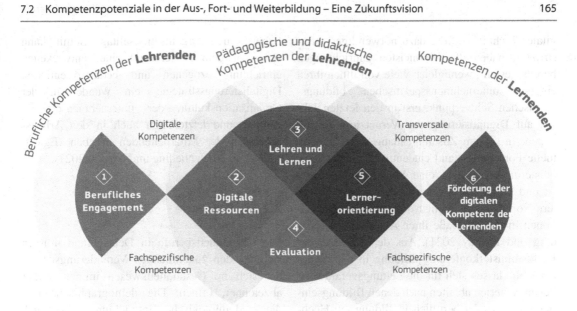

Abb. 7.3 DigCompEdu-Kompetenzmodell für Lehrende (Hochschulforum Digitalisierung o. J.)

2021). Die dadurch erforderliche Neugestaltung der zunehmend digitalen Lernprozesse bedingt, dass Lernen sowohl für Lernende als auch für Lehrende orts- und zeitunabhängiger gestaltet werden muss. Dabei muss eine digital kompetente Organisation im Hinblick auf ihre eigene digitale Handlungsfähigkeit mehr leisten als nur auseichend Ressourcen den Lernenden und Lehrenden zur Verfügung zu stellen. Wesentlich ist für sie, neben einer digitalen Strategie, auch die Formulierung und transparente Kommunikation derselben und die nachhaltige Umsetzung einer solchen Strategie innerhalb der eigenen Bildungseinrichtung (Nieding und Klaudy 2021; Hoffmann und Neumann 2019). Dies ist insgesamt hochrelevant für den Bildungsbereich, wird doch bereits seit mehreren Jahren verstärkt auf die Digitalisierung hingewiesen (vgl. Häßlich und Dyrna 2019). So wird aus Sicht von Organisationen in den nächsten Jahren der stärkste Bedeutungszuwachs für Lernformen wie Blended Learning, Mobile Learning und Online-Lehren sowie für Informationsangebote im Internet und Videokonferenzen erwartet. Dagegen prognostizieren Organisationen in den kommenden Jahren für alle Lernformen und Bildungsressourcen, die einen eher geringen bzw. keinen Technologieeinsatz erfordern, eine sinkende Relevanz

für Fort- und Weiterbildungsangebote (Häßlich und Dyrna 2019). Diese Perspektive und die sich daraus ergebenen Erfordernisse dürften mit den Erfahrungen der letzten Jahre (Coronapandemie, Homeoffice) noch deutlicher geworden sein. Zukunftsfähige Bildungseinrichtungen benötigen neben digitalem Basisinventar für Lehrende und Lernende (z. B. Intra- und Internet, PCs, Laptops, Beamer, White- oder Smartboards, Kamera- und Mikroausstattung, Clud-Anwendungen) auch digitale Lernmaterialien und ein praktikables und interaktives Lernmanagementsystem (Hoffmann und Neumann 2019). Zu diesen harten Facts kommen aber als Grundvoraussetzung zwei Faktoren, die einen entscheidenden Einfluss auf die digitale Kompetenz (Digital Literacy) von Organisationen haben. Das ist zum einen die computerbezogene Einstellung der Lehrenden (Einstellung zur Digitalisierung allgemein) und zum zweiten die Motivation zum Einsatz von digitalen Möglichkeiten in Lehr- und Lernsituationen (Hoffmann und Neumann 2019). Bildungsorganisationen sehen sich demnach vor die Notwendigkeit gestellt, pädagogisch-didaktische und technisch-infrastrukturelle Weichenstellungen vorzunehmen, um sich zukunftsfähig aufzustellen (KMK 2017). Die ersten Weichen, im Hinblick auf Implementierung digitaler Technik und die dazu notwendiger Infrastruktur, haben die allermeisten Einrichtungen bereits gestellt, wenngleich viele von ihnen ihren eigenen unternehmensspezifischen bildungspolitischen Schwerpunkt erst in den letzten Jahren auf Digitalisierung und Vernetzung gesetzt haben. In diesem Zusammenhang weist der aktuelle Forschungsstand eindeutig aus, dass Digitalisierung vor allem eine Managementaufgabe ist und Leitungskräfte am Gelingen oder Scheitern von Digitalisierungsvorhaben in Organisationen in hohem Maße ihren Anteil haben (Nieding und Klaudy 2021). Aus der Strategie der Kultusministerkonferenz „Bildung in der digitalen Welt" lassen sich für die Leitungsverantwortlichen Kriterien ableiten nach denen Bildungseinrichtungen in der beruflichen Bildung, an Hochschulen und in der Weiterbildung ihre (digitale) Infrastruktur prüfen können (KMK 2017).

- Breitbandanschluss
- Beratung und konzeptionelle Unterstützung für Lehrende und Kooperationspartnern
- Beratung von Lernenden
- Vernetzung innerhalb der Organisation
- Netzwerk/WLAN
- Technischer Support
- Digitale Endgeräte
- Präsentationstechnik
- Arbeits- und Kommunikationsplattformen
- Identitätsmananagement-Systeme
- Campus- und Learning-Management-Systeme
- Cloudstruktur
- Langfrist gesicherte Finanzierung
- Digitale Bibliotheken

Die Chancen, die Digitalisierung und digitale Technologien für Bildungsorganisationen bieten, sind vielfältig und ermöglichen in ihrer Funktion in gleicher Weise den Organisationen selbst wichtige Funktionen im Rahmen der eigenen Weiterentwicklung im Sinne des Organisationslernen. Digital kompetente Bildungsorganisationen bieten Ihren Mitarbeitenden (u. a. den Lehrenden) zudem neue Optionen für die methodische Gestaltung von Lehr- und Lernprozessen und veränderten Arbeitsbedingungen durch ihre Offenheit, Transparenz und Partizipation den eigenen

Lebens- und Organisationsalltag. Somit kann sich, vor dem Hintergrund einer entwickelten einrichtungsbezogenen und bedarfsorientierten Digitalisierungsstrategie, ein Wandel in der Organisationskultur, der unternehmenseigenen Haltung und letztendlich auch in den Arbeitsprozessen der Mitarbeitenden ergeben (Egloffstein et al. 2019; Nieding und Klaudy 2021).

7.2.3   Resümee

Die Gesundheitsberufe in Deutschland müssen sich für den zunehmenden Veränderungsdruck, der sich im Gesundheitswesen immer stärker abzeichnet, öffnen. Die demographische und die epidemiologische Entwicklung, aber auch neue digitale Technologien im medizinisch-diagnostischen und therapeutischen Bereich sowie kommunikationstechnologische Innovationen, steigern einerseits die Nachfrage nach qualitativ hochwertigen Gesundheitsleistungen und erfordern zugleich neue bzw. erweiterte Kompetenzen im Bereich der digitalen Fähigkeiten der Gesundheitsfachberufe (Hochschulrektorenkonferenz 2021). Dazu müssen sich die Berufsgruppen im Gesundheitswesen fortlaufend weiterentwickeln um auch zukünftig eine kooperative, verantwortungsvolle und somit professionelle Versorgung der Bevölkerung gewährleisten zu können (Weyland 2020). Neben neuen (digitalen) Konzepten in den Bereichen der beruflichen Aus-, Fort- und Weiterbildung ist insbesondere auch die Entwicklung der individuellen als auch der organisationalen digitalen Kompetenz notwendig. Dabei lässt sich die Digitalisierung nicht als ein temporärer, sondern als ein kontinuierlicher Veränderungsprozess einschätzen, der eine fortwährende Anpassung von Strategien und Maßnahmen erfordert und indem sich Technologien stetig weiterentwickeln. Daraus ergibt sich für Lehrende und Lernende als auch für Organisationen eine Notwendigkeit die eigenen Kompetenzen regelmässig zu reflektieren und mit den Erfordernissen, die gesellschaftliche und regulatorische Rahmenbedingungen mit sich bringen, abzugleichen und gegebenenfalls Ihre Kompetenzen zu erweitern bzw. neue

Kompetenzen zu erwerben (Healthcare Engineering 2022). Innerhalb der Organisationen regt
die Digitalisierung im besten Fall einen kulturellen Wandel an, indem Potenziale der Vernetzung
und der Automatisierung genutzt werden. Zugleich werden sich die Angebote der Aus-, Fort-
und Weiterbildung dezentralisieren und um digitale Kompetenzinhalte erweitern müssen, damit
sich die Gesundheitsfachberufe durch die Aneignung neuer Kompetenzen den künftigen
Rahmenbedingungen anpassen können. In der
Gesamtheit wird durch diese Eckpunkte so die
Entwicklung notwendiger digitaler Zukunftskompetenzen für die Gesundheitsfachberufe ermöglicht (Kolcava und Pabst 2021).

Literatur

Bachmann, R. et al. (2021). Digitale Kompetenzen in
Deutschland – eine Bestandsaufnahme. *RWI Materialien, No. 150.* RWI – Leibniz- Institut für Wirtschafts-
forschung.

Bollinger, H. & Gerlach, A. (2015). Profession und Professionalisierung im Gesundheitswesen Deutschlands – zur Reifikation soziologischer Kategorien. In:
Pundt, J. & Kälble, K. (2015). *Gesundheitsberufe und
gesundheitsberufliche Bildungskonzepte* (S. 83–103).
APOLLON University Press.

Egloffstein, M., Heilig, T. & Ifenthaler, D. (2019). Entwicklung eines Reifegradmodells der Digitalisierung für Bildungsorganisationen. In: E. Wittmann, D. Frommberger & U. Weyland (Hrsg.), *Jahrbuch der berufs- und wirtschaftspädagogischen
Forschung 2019* (S. 31–44). Opladen. DOI: https://
doi.org/10.25656/01:18434.

Ehlers, U.-D. (2020). *Future Skills Lernen der Zukunft
– Hochschule der Zukunft.* Springer. https://doi.
org/10.1007/978-3-658-29297-3.

Eickelmann, B. (2017). *Konzepte und Entwicklungs-
perspektiven – Kompetenzen in der digitalen
Welt.* Friedrich-Ebert-Stiftung, Abteilung Studien-
förderung.

Erpenbeck, J. & Sauter, W. (2010). *Kompetenzentwicklung ermöglichen. Studientext EB0820 Erwachsenenbildung.* Technische Universität Kaiserslautern.

Erpenbeck, J. & Sauter, W. (2013). So werden wir ler-
nen! Kompetenzentwicklung in einer Welt fühlender
Computer, kluger Wolken und sinnsuchender Netze.
Springer.

Bundesagentur für Arbeit (2023). *Fachkräfteengpassana-
lyse 2022.* Statistik/Arbeitsmarktberichterstattung,
Berichte: Blickpunkt Arbeitsmarkt. https://statistik.

arbeitsagentur.de/SiteGlobals/Forms/Suche/Einzel-
heftsuche_Formular.html;jsessionid=A59080EB-
6848809DADEB3306E41C1B58?nn=27096&topic_
f=fachkraefte-engpassanalyse.

Frank, I. (2009). Berufsbildung in Deutschland – Aktuelle Entwicklungen und strukturelle Herausforderungen. *BWP 3/2009 (38).* 5–8.

Friese, M. (2017). Care Work. Eckpunkte der Professionalisierung und Qualitätsentwicklung in personen-
bezogenen Dienstleistungsberufen. In: U. Weyland
& K. Reiber (Hrsg.) *Entwicklungen und Perspektiven in den Gesundheitsberufen – aktuelle Handlungs-
und Forschungsfelder* (S. 29–49). Bundesinstitut für
Berufsbildung (BIBB).

GENESIS (2023). Gesundheitspersonal: Deutschland, Jahre, Einrichtungen, Geschlecht. Statistisches
Bundesamt. https://www-genesis.destatis.de/gene-
sis/online?sequenz=tabelleErgebnis&selectionna-
me=23621-0001&zeitscheiben=10#abreadcrumb.

Gilster, P. (1997), Digital literacy: John Wiley & Sons,
Inc.

Gödecker, L., Shamsul, B. & Babitsch, B. (2017). Zukünftig erforderliche Kompetenzen für Angehörige
der Gesundheitsberufe – Entwicklung eines Er-
hebungsinstrumentes zur Erfassung aktueller und
zukünftiger Anforderungen im Kontext der Weiterbildung. In: U. Weyland & K. Reiber (Hrsg.) *Entwicklungen und Perspektiven in den Gesundheitsberufen – aktuelle Handlungs- und Forschungsfelder* (S. 165–183). Bundesinstitut für Berufsbildung
(BIBB).

Häßlich, L. & Dyrna, J. (2019). Digitale betriebliche
Weiterbildung – wo geht die Reise hin? Conference
Paper. Conference: Communities in New Media. Re-
searching the Digital Transformation in Science,
Business, Education & Public Administration. TU
Dresden.

Healthcare Engineering (2022). *Digitale Kompetenzen
für Gesundheitsberufe.* FH Campus Wien. https://he-
althcareengineering.at/digitale-kompetenzen-fuer-ge-
sundheitsberufe.

Hochschulforum Digitalisierung (o. J.). Digital Competence Framework for Educators (DigCompEdu) – Ein
Interview mit Dr. Christine Redecker. https://hoch-
schulforumdigitalisierung.de/blog/digital-compe-
tence-framework-for-educators-digcompedu-ein-in-
terview-mit-dr-christine-redecker/.

Hoffmann, L. & Neumann, J. (2019). Die „digitale" Realität in Bildungseinrichtungen des Han-
dels. Ergebnisse aus dem Forschungsprojekt
VOM_Handel. In: J. Hafer, Ma. Mauch & M.
Schumann (Hrsg.). *Teilhabe in der digitalen
Bildungswelt* (S. 66–77). Waxmann 2019, DOI:
https://doi.org/10.25656/01:18010.

Hochschulrektorenkonferenz (2021). Akademisierung
der Gesundheitsberufe. Beschluss des HRK-Präsi-
diums vom 26.4.2021. https://www.hrk.de/positionen/
beschluss/detail/akademisierung-der-gesundheits-
berufe/.

Jäser, K. & Herkula, H. (2023). Die Relevanz von Kompetenzen für die Entwicklung innovativer Weiterbildungsplattformen. Monografie, Pedocs. https://doi.org/10.25656/01:26567.

Kirchherr, J., Klier, J., Lehmann-Brauns, C. & Winde, M. (2018). Future Skills. Welche Kompetenzen in Deutschland fehlen. Future Skills – Diskussionspapier 1. Stifterverband für die Deutsche Wissenschaft e.V.

KMK (2017). Strategie der Kultusministerkonferenz. Bildung in der digitalen Welt. Beschluss der Kultusministerkonferenz vom 08.12.2016 in der Fassung vom 07.12.2017. https://www.kmk.org/fileadmin/Dateien/veroeffentlichungen_beschluesse/2016/2016_12_08-Bildung-in-der-digitalen-Welt.pdf.

KMK (2023). *Neue und modernisierte Berufe im Ausbildungsjahr 2023.* https://www.kmk.org/aktuelles/artikelansicht/neue-und-modernisierte-berufe-im-ausbildungsjahr-2023.

Koalitionsvertrag SPD/BÜNDNIS 90/Die Grünen/FDP (Hrsg.) (2021). *Mehr Fortschritt wagen. Bündnis für Freiheit, Gerechtigkeit und Nachhaltigkeit. Koalitionsvertrag 2021 – 2025 zwischen der Sozialdemokratischen Partei Deutschlands, Bündnis 90/Die Grünen und den Freien Demokraten.* https://www.spd.de/fileadmin/Dokumente/Koalitionsvertrag/Koalitionsvertrag_2021-2025.pdf.

Kolcava, D. & Pabst, S. (2021). *Abschlussbericht – Einfluss der Digitalisierung auf die Gesundheitsberufe. Künftige Kompetenzen für die Aus-/Weiter-/Fortbildung von Gesundheitsfachpersonen in einem digitalisierten Gesundheitswesen.* Eidgenössisches Department des Innern, Schweizerisches Bundesamt für Gesundheit. https://www.bag.admin.ch/dam/bag/de/dokumente/nat-gesundheitspolitik/Forum-medizinische-Grundversorgung/schlussbericht-wire-studie.pdf.download.pdf/FIN_20211123_Report_BAG_WIRE_DT.pdf.

Nieding, I., Klaudy, E.-K. (2021). Die Umsetzung von Digitalisierung in Organisationen der non-formalen Bildung. In: *A. Wilmers, Achenbach, M. & Keller, C. (Hrsg.). Bildung im digitalen Wandel. Organisationsentwicklung in Bildungseinrichtungen.* S. 33–66. Waxmann. https://doi.org/10.25656/01:23604.

Reiber, K., Weyland, U. & Burda-Zoyke, A. (2017). Herausforderungen und Perspektiven für die Gesundheitsberufe aus Sicht der Berufsbildungsforschung. In: U. Weyland & K. Reiber (Hrsg.) *Entwicklungen und Perspektiven in den Gesundheitsberufen – ak-*

tuelle Handlungs- und Forschungsfelder (S. 9–27). Bundesinstitut für Berufsbildung (BIBB).

Sauter, W. & Staudt F.-P. (2016). *Strategisches Kompetenzmanagement 2.0 Potenziale nutzen – Performance steigern.* Springer.

Schaper, N. (2014). Aus- und Weiterbildung: Konzepte der Trainingsforschung. In: Nerdinger, F., Blickle, G. & Schaper, N. (Hrsg.). *Arbeits- und Organisationspsychologie* (S. 461–470). Springer.

Schmitt, N., Pfingsten, A., Hertle, D. & Bopp, K. (2023). Sechs-Punkte-Plan für mehr Verantwortung und Augenhöhe für die Gesundheitsfachberufe. In: U. Repschläger, C. Schulte & N. Osterkamp (Hrsg.). *Beiträge und Analysen Gesundheitswesen aktuell 2023* (S.138–165). bifg. DOI: https://doi.org/10.30433/GWA2023-138.

Statistikportal (2023). Gesundheitspersonal 2021 in den Ländern sowie Veränderung gegenüber dem Vorjahr. Statistische Ämter des Bundes und der Länder. https://www.statistikportal.de/sites/default/files/2023-05/Abb2_Grafik_GPR_Karte_2021_1.pdf.

Steffens, U. & Höfer, D. (2013). Die Hattie-Studie – Forschungsbilanz und Handlungsperspektiven. In: H. Börner (Hrsg.) *Lehrerhandeln und Lernerfolg – Die Hattie Studie, Ergebnisse und Perspektiven* (S. 10–35). Thüringer Institut für Lehrerfortbildung, Lehrplanentwicklung und Medien (Thillm).

Telieps, J., Peters, M., Falkenstern, M. & Saul, S. (2022). *Kompetenzen für die Digitalisierung in der pflegeberuflichen Bildung.* Bundesinstitut für Berufsbildung (BIBB).

Weiß, R. (2017). Forschungs- und Handlungsfeld: Gesundheits- und Pflegeberufe. In: U. Weyland & K. Reiber (Hrsg.) *Entwicklungen und Perspektiven in den Gesundheitsberufen – aktuelle Handlungs- und Forschungsfelder* S. 5–8. Bundesinstitut für Berufsbildung (BIBB).

Weyland, U. (2020). Blickpunkt Gesundheitsberufe. *Zeitschrift für Berufs- und Wirtschaftspädagogik 116, (3),* 337–359. DOI: https://doi.org/10.25162/zbw-2020-0015.

Wissenschaftsrat (Hrsg.) (20129). *Empfehlungen zu hochschulischen Qualifikationen für das Gesundheitswesen.* Drs. 2411–12. https://www.wissenschaftsrat.de/ download/archiv/2411-12.html.

Zöller, M. (2022). *Reformen in Ausbildungen der Gesundheitsfachberufe: Akademisierung – Modernisierung – Neue Berufe (Stand 2022).* Wissenschaftliche Diskussionspapiere, No. 240, Bundesinstitut für Berufsbildung (BIBB).

Printed in the United States
by Baker & Taylor Publisher Services